现代
常见病护理与康复

张长美 等 主编

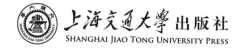

上海交通大学出版社

SHANGHAI JIAO TONG UNIVERSITY PRESS

内容提要

本书以护理程序为框架，先对心内科、呼吸内科、消化内科、神经内科、神经外科、胸心外科常见病与多发病的护理进行了全面的讲解，然后对康复护理进行了重点介绍。本书适合各级医院护理人员参考、研读。

图书在版编目（CIP）数据

现代常见病护理与康复 / 张长美等主编. --上海 ：
上海交通大学出版社，2023.3
ISBN 978-7-313-24223-5

Ⅰ．①现… Ⅱ．①张… Ⅲ．①常见病－护理②常见病
－康复医学 Ⅳ．①R47②R49

中国版本图书馆CIP数据核字（2020）第235237号

现代常见病护理与康复

XIANDAI CHANGJIANBING HULI YU KANGFU

主　　编：张长美 等
出版发行：上海交通大学出版社　　　　　　地　　址：上海市番禺路951号
邮政编码：200030　　　　　　　　　　　　电　　话：021-64071208
印　　制：广东虎彩云印刷有限公司
开　　本：710mm×1000mm 1/16　　　　　经　　销：全国新华书店
字　　数：264千字　　　　　　　　　　　　印　　张：15
版　　次：2023年3月第1版　　　　　　　　插　　页：2
书　　号：ISBN 978-7-313-24223-5　　　　印　　次：2023年3月第1次印刷
定　　价：198.00元

版权所有 侵权必究
告读者：如发现本书有印装质量问题请与印刷厂质量科联系
联系电话：010-84721811

编委会

主 编

张长美 段 潇 朱月华 张 娟

王 巧 李金梅 金 玲

副主编

孙冬梅 刘文杰 邢晓霞 贺立英

褚丕美 周玉霞 周庆美 高彦如

赵爱丽

编 委（按姓氏笔画排序）

王 巧 井维霞 冯 禹 邢晓霞

朱月华 刘凤斋 刘文杰 孙冬梅

杜纪美 李金梅 李慧慧 张 娟

张长美 金 玲 周玉霞 周庆美

赵爱丽 段 潇 贺立英 高 媛

高彦如 褚丕美

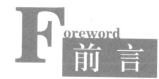

前　言

护理学是医药卫生领域中一门独立的学科,是以自然科学、社会科学理论为基础的,研究有关维护、促进、恢复人类健康的护理理论、知识、技术及其发展的综合性应用学科。随着科学技术、社会的发展和人民生活水平的提高,人们对健康的需求不断增加,护理学也由简单的生活卫生护理发展为以人的健康为中心的护理,通过不断地实践、充实和完善,发展成为健康科学中一门独立的学科。目前我国护理人员部分在基层卫生机构中从事保健工作,少数人在护校担负护理教育,绝大多数护理人员在医院承担着临床护理任务。护理人员的工作量大,涉及面广,在医院工作中发挥着巨大作用。

护理人员需要充分利用现有条件以规范护理操作技术,同时要获取、吸取和掌握最先进的护理理论、技术及现代护理仪器,要有科研的基本知识基础以提高独立或与他人共同进行护理科研的能力。随着高科技时代的到来,医学迅速发展,面对这种机遇和挑战,护理人员的素质及理论技术也应日臻完善和提高。为了更好地培养护理专业人才,以适应21世纪我国社会发展和卫生保健事业发展的需要,我们在繁忙的工作之余,参阅了大量相关资料和文献,结合自身工作体会,编写了《现代常见病护理与康复》。

本书在编写过程中,以护理程序为框架,强调临床常见病的护理和康复,避免与内科、外科学有关内容重叠,突出护理专业特色。全书共7章,首先对心内科、呼吸内科、消化内科、神经内科、神经外科、胸心外科常见病与多发病的护理进行了全面的讲解,然后对现代常见病的康复护理知识进行了重点论述。本书内容丰富且无赘述,对于各科疾病的病因、临床表现、诊断、鉴别等内容做了简要概括,重点讲述了各科临床常见病和多发病的护理评估、护理诊断、护理措施与护理评价。本书资料翔实,内容简明扼要,结构统一合理,还融入了国内外护理学的新进展、新技术、新成果,注重科学性和实用性,是一本较好的护理学参考书。

由于时间和学识水平有限,书中难免有疏漏和不足之处,恳请广大医务工作者不吝指正。

《现代常见病护理与康复》编委会

2020 年 6 月

Contents
目　录

第一章 心内科护理

第一节 心 绞 痛

心绞痛是冠状动脉供血不足,导致心肌出现急剧的、暂时的缺血与缺氧所引起的临床综合征。其特点为阵发性的前胸压榨性疼痛感觉,主要位于胸骨后部,可放射至心前区和左上肢,常发生于劳动或情绪激动时,持续数分钟,休息或用硝酸酯制剂后消失。

一、病因和发病机制

本病多见于男性,多数患者在 40 岁以上,劳累、情绪激动、饱食、受寒、阴雨天气、急性循环衰竭等为常见诱因。除冠状动脉粥样硬化外,本病还可由主动脉瓣狭窄或关闭不全、梅毒性主动脉炎、原发性肥厚型心肌病、先天性冠状动脉畸形、风湿性冠状动脉炎等引起。

对心脏予以机械性刺激并不引起疼痛,但心肌缺血与缺氧则引起疼痛。当冠状动脉的供血与心肌的需血之间发生矛盾,冠状动脉血流量不能满足心肌代谢的需要,引起心肌急剧的、暂时的缺血与缺氧时,即产生心绞痛。

心肌耗氧的多少由心肌张力、心肌收缩强度和心率所决定。心肌张力＝左室收缩压(动脉收缩压)×心室半径。心肌收缩强度和心室半径经常不变,因此常用"心率×收缩压"(二重乘积)作为估计心肌氧耗的指标。心肌能量的产生要求大量的氧供,心肌细胞摄取血液氧含量的 $65\% \sim 75\%$,而身体其他组织仅摄取 $10\% \sim 25\%$,因此心肌平时对血液中氧的吸收已接近于最大量,氧需要增加时已难以从血液中更多地摄取氧,只能依靠增加冠状动脉的血流量来提供。在正常情况下,冠状循环有很大的储备力,其血流量可增加到休息时的 $6 \sim 7$ 倍。缺氧时,冠状动脉也扩张,能使其流量增加 $4 \sim 5$ 倍。动脉粥样硬化而致冠状动脉狭窄或部分分支闭塞时,其扩张性减弱,血流量减少,且对心肌的供血量相对地比较稳定。心肌的血液供给如降低到尚能应付心脏平时的需要,则休息时可无症状。一旦心脏负荷突然增加,如劳累、激动、左心衰竭等,使心肌张力增加(心腔容积增加、心室舒张末期压力增高)、心肌收缩力增加(收缩压增高、心室压力曲线量大压力随时间变化率增加)和心率增快等而致心肌氧耗量增加时,心肌对血液的需求增加;或当冠状动脉发生痉挛(如吸烟过度或神经体液调节障碍)时,冠状动脉血流量进一步减少;或在突然发生循环血流量减少的情况下(如休克、极度心动过速等),心肌血液供求之间的矛盾加深,心肌血液供给不足,遂引起心绞痛。严重贫血的患者,在心肌供血量虽未减少的情况下,可由于红细胞减少,血液携氧量不足而引起心绞痛。

在多数情况下,劳累诱发的心绞痛常在同一"心率×收缩压"值的水平上发生。产生疼痛的直接因素,可能是在缺血缺氧的情况下,心肌内积聚过多的代谢产物,如乳酸、丙酮酸、磷酸等酸性物质;或类似激肽的多肽类物质,刺激心脏内自主神经的传入纤维末梢,经第1～5胸交感神经节和相应的脊髓段,传至大脑,产生疼痛的感觉。这种痛觉反应在与自主神经进入水平相同脊髓的脊神经所分布的皮肤区域,即胸骨后及两臂的前内侧与小指,尤其是在左侧,而多不在心脏解剖位置处。有学者认为,在缺血区内富有神经供应的冠状血管的异常牵拉和收缩,可以直接产生疼痛冲动。

病理解剖检查显示心绞痛的患者,至少有一支冠状动脉的主支管腔显著狭窄达横切面的75%以上。有侧支循环形成者,其冠状动脉的主支有更严重的阻塞才会发生心绞痛。另一方面,冠状动脉造影发现5%～10%的心绞痛患者,其冠状动脉的主要分支无明显病变,提示这些患者的心肌血供和氧供不足,可能是冠状动脉痉挛、冠状循环的小动脉病变、血红蛋白和氧的离解异常、交感神经过度活动、儿茶酚胺分泌过多或心肌代谢异常等所致。

患者在心绞痛发作之前,常有血压增高、心率增快、肺动脉压增高和肺毛细血管压增高的变化,反映心脏和肺的顺应性减低,发作时可有左心室收缩力和收缩速度降低、喷血速度减慢、左心室收缩压下降、心搏量和心排血量降低、左心室舒张末期压和血容量增加等左心衰竭的病理生理变化。左心室壁可呈收缩不协调或部分心室壁有收缩减弱的现象。

二、临床表现

(一)症状

1.典型发作

突然发生的胸骨后上、中段可波及心前区压榨性、闷胀性或窒息性疼痛,可放射至左肩、左上肢前内侧及无名指和小指。重者有濒死的恐惧感和冷汗,往往迫使患者停止活动。疼痛历时1~5分钟,很少超过15分钟,休息或含化硝酸甘油多在2分钟内(很少超过5分钟)缓解。

2.不典型发作

(1)疼痛部位可出现在上腹部、颈部、下颌、左肩胛部或右前胸、左大腿内侧等。

(2)疼痛轻微或无疼痛,而出现胸部闷感、胸骨后烧灼感等,称为心绞痛的早起症状。上述症状亦应为发作型,休息或含化硝酸甘油可缓解。

心前区刺痛,手指能明确指出疼痛部位,以及持续性疼痛或胸闷,多不是心绞痛。

(二)体征

平时一般无异常体征。心绞痛发作时可出现心率增快、血压增高、表情焦虑、出汗,有时出现第四或第三心音奔马律,可有暂时性心尖区收缩期杂音(乳头肌功能不全)。

(三)心绞痛严重程度的分级

根据加拿大心血管学会分类分为四级。①Ⅰ级:一般体力活动(如步行和登楼)不受限,仅在强、快或长时间劳力时发生心绞痛。②Ⅱ级:一般体力活动轻度受限。快步、饭后、寒冷或刮风中、精神应激或醒后数小时内步行或登楼;步行两个街区以上、登楼一层以上和爬山,均引起心绞痛。③Ⅲ级:一般体力活动明显受限,步行1~2个街区,登楼一层引起心绞痛。④Ⅳ级:一切体力活动都引起不适,静息时可发生心绞痛。

三、分型

(一)劳累性心绞痛

劳累性心绞痛由活动和在其他可引起心肌耗氧增加的情况下而诱发。

1.稳定型劳累性心绞痛特点

(1)病程>1个月。

(2)胸痛发作与心肌耗氧量增加多有固定关系,即心绞痛阈值相对不变。

(3)诱发心绞痛的劳力强度相对固定,并可重复。

(4)胸痛发作在劳力当时,被迫停止活动,症状可缓解。

(5)心电图运动试验多呈阳性。

此型冠脉固定狭窄度超过管径70%,多支病变居多,冠脉动力性阻塞多不明显,粥样斑块无急剧增大或破裂出血,故临床病情较稳定。

2.初发型劳力性心绞痛特点

(1)病程<1个月。

(2)年龄较轻。

(3)男性居多。

(4)临床症状差异大。①轻型:中等度劳力时偶发。②重型:轻微用力或休息时频发;梗死前心绞痛为回顾性诊断。

此型单支冠脉病变多,侧支循环少,因冠脉痉挛或粥样硬化进展迅速,斑块破裂出血,血小板聚集,甚至有血栓形成,导致病情不稳定。

3.恶化型劳累性心绞痛特点

(1)心绞痛发作次数、持续时间、疼痛程度在短期内突然加重。

(2)活动耐量较以前明显降低。

(3)日常生活中轻微活动均可诱发,甚至安静睡眠时也可发作。

(4)休息或用硝酸甘油对缓解疼痛作用差。

(5)发作时心电图有明显的缺血性 ST-T 改变。

(6)血清心肌酶正常。

此型多属多支冠脉严重粥样硬化,并存在左主干病变,病情突然恶化可能因斑块脂质浸润急剧增大或破裂或出血,血小板凝聚血栓形成,使狭窄管腔更堵塞,至活动耐量降低。

(二)自发性心绞痛

心绞痛发作与心肌耗氧量增加无明显关系,而与冠状血流储备量减少有关,可单独发生或与劳累性心绞痛并存。与劳累性心绞痛相比,疼痛持续时间一般较长,程度较重,且不易为硝酸甘油所缓解。包括以下几种。

1.卧位型心绞痛特点

(1)有较长的劳累性心绞痛史。

(2)平卧时发作,多在午夜前,即入睡 2 小时内发作。

(3)发作时需坐起,甚至需站立。

（4）疼痛较剧烈，持续时间较长。

（5）发作时 ST 段下降显著。

（6）预后差，可发展为急性心肌梗死或发生严重心律失常而死亡。

此型发生机制尚有争论，可能与夜梦、夜间血压降低或发生未被察觉的左心室衰竭，以致狭窄的冠状动脉远端心肌灌注不足；或平卧时静脉回流增加，心脏工作量增加，需氧增加等有关。

2.变异型心绞痛特点

（1）发病年龄较轻。

（2）发作与劳累或情绪多无关。

（3）易于午夜到凌晨时发作。

（4）几乎在同一时刻呈周期性发作。

（5）疼痛较重，历时较长。

（6）发作时心电图示有关导联的 ST 段抬高，与之相对应的导联则 ST 段可压低。

（7）含化硝酸甘油可使疼痛迅速缓解，抬高的 ST 段随之恢复。

（8）血清心肌酶正常。

本型心绞痛是由于在冠状动脉狭窄的基础上，该支血管发生痉挛，引起一片心肌缺血所致。冠状动脉造影正常的患者，也可由于该动脉痉挛而引起。冠状动脉痉挛可能与 α 肾上腺素能受体受到刺激有关，患者迟早会发生心肌梗死。

3.中间综合征

中间综合征亦称急性冠状动脉功能不全，其特点如下。

（1）心绞痛发作持续时间长，可达 30 分钟甚至 1 小时以上。

（2）常在休息或睡眠中发作。

（3）心电图、放射性核素和血清学检查无心肌坏死的表现。本型心绞痛的性质介于心绞痛与心肌梗死之间，常是心肌梗死的前奏。

4.梗死后心绞痛

梗死后心绞痛是急性心肌梗死发生后 1 个月内（不久或数周）又出现的心绞痛。由于供血的冠状动脉阻塞发生心肌梗死，但心肌尚未完全坏死，一部分未坏死的心肌处于严重缺血状态下又发生疼痛，随时有再发生梗死的可能。

（三）混合性心绞痛

混合性心绞痛的特点如下。

(1)劳累性心绞痛与自发性心绞痛并存,如兼有大支冠状动脉痉挛,除劳累性心绞痛外可并存变异型心绞痛;如兼有中等大冠脉收缩,则劳累性心绞痛可在通常能耐受的劳动强度以下发生。

(2)心绞痛阈值可变性大,临床表现为在当天不同时间、当年不同季节的心绞痛阈值有明显变化,如伴有 ST 段压低的心绞痛患者运动能力的昼夜变化,或一天中首次劳累性发作的心绞痛。劳累性心绞痛患者遇冷诱发及餐后发作的心绞痛多属此型。

此类心绞痛为一支或多支冠脉有临界固定狭窄病变限制了最大冠脉储备力,同时有冠脉痉挛收缩的动力性阻塞使血流减少,故心肌耗氧量增加与心肌供氧量减少两个因素均可诱发心绞痛。

近年"不稳定型心绞痛"一词在临床上被广泛应用,指介于稳定型劳累性心绞痛与急性心肌梗死和猝死之间的中间状态。它包括了除稳定型劳累性心绞痛外的上述所有类型的心绞痛,还包括冠状动脉成形术后心绞痛、冠状动脉旁路术后心绞痛等新近提出的心绞痛类型。其病理基础是在原有病变基础上发生冠状动脉内膜下出血、粥样硬化斑块破裂、血小板或纤维蛋白凝集、形成血栓、冠状动脉痉挛等。

四、辅助检查

(一)心电图

1.静息时心电图

约半数患者在正常范围,也可有非特异性 ST-T 异常或陈旧性心肌梗死图形,有时有房室或束支传导阻滞、期前收缩等。

2.心绞痛发作时心电图

绝大多数患者可出现暂时性心肌缺血引起的 ST 段移位;ST 段水平或下斜压低≥1 mm,ST 段抬高≥2 mm(变异型心绞痛);T 波低平或倒置,平时 T 波倒置者发作时变直立(伪改善)。可出现各种心律失常。

3.心电图负荷试验

用于心电图正常或可疑时。有双倍二级梯运动试验(Master 试验)、活动平板运动试验、蹬车试验、潘生丁试验、心房调搏和异丙肾上腺素静脉滴注试验等。

4.动态心电图

24 小时持续记录以证实胸痛时有无心电图缺血改变及无痛性禁忌缺血发作。

(二)放射性核素检查

1.铊-201(^{201}TI)心肌显像或兼做负荷(运动)试验

休息时铊显像所示灌注缺损主要见于心肌梗死后瘢痕部位。而缺血心肌常在心脏负荷后显示灌注缺损,并在休息后复查出现缺损区再灌注现象。近年用^{99m}Tc-MIBI做心肌灌注显像(静息或负荷)取得良好效果。

2.放射性核素心腔造影

静脉内注射焦磷酸亚锡被细胞吸附后,再注射^{99m}Tc,即可使红细胞被标记上放射性核素,得到心腔内血池显影。可测定左心室射血分数及显示室壁局部运动障碍。

(三)超声心动图

二维超声心动图可检出部分冠状动脉左主干病变,结合运动试验可观察到心室壁节段性运动异常,有助于心肌缺血的诊断。静息状态下心脏图像呈阴性,尚可通过负荷试验确定。近年三维、经食管、血管内和心内超声检查增加了其诊断的阳性率和准确性。

(四)心脏 X 线检查

无异常发现或见心影增大、肺充血等。

(五)冠状动脉造影

冠状动脉造影可直接观察冠状动脉解剖及病变程度与范围,是确诊冠心病最可靠的方法。但它是一种有一定危险的有创检查,不宜作为常规诊断手段。其主要指征如下;①胸痛疑似心绞痛不能确诊者。②内科治疗无效的心绞痛,需明确冠状病变情况而考虑手术者。

(六)激发试验

为诊断冠脉痉挛,常用冷加压、过度换气及麦角新碱做激发试验,前两种试验较安全,但敏感性差,麦角新碱可引起冠脉剧烈收缩,仅适用于造影时冠脉正常或固定狭窄病变<50%的可疑冠脉痉挛患者。

五、诊断要点

根据典型的发作特点和体征,含用硝酸甘油后缓解,结合年龄和存在冠心病易患因素,除外其他原因所致的心绞痛,一般即可建立诊断。下列几方面有助于临床上判别心绞痛。

(一)性质

心绞痛应是压榨紧缩、压迫窒息、沉重闷胀性疼痛,而非刀割样尖锐痛或抓痛、短促的针刺样或触电样痛或昼夜不停的胸闷感觉。其实也并非"绞痛",在少数患者可为烧灼感、紧张感或呼吸短促伴有咽喉或气管上方紧窄感。疼痛或不适感开始时较轻,逐渐增剧,然后逐渐消失,很少为体位改变或呼吸所影响。

(二)部位

疼痛或不适处常位于胸骨或其邻近,也可发生在上腹部至咽部之间的任何水平处,但极少在咽部以上。有时可位于左肩或左臂,偶尔也可位于右臂、下颌、下颈椎、上胸椎、左肩胛骨间或肩胛骨上区,然而位于左腋下或左胸下者很少。对于疼痛或不适感分布的范围,患者常需用整个手掌或拳头来指示,仅用一手指的指端来指示者极少。

(三)时限

为 1～15 分钟,多数 3～5 分钟,偶有达 30 分钟的(中间综合征除外)。疼痛持续仅数秒钟或不适感(多为闷感)持续整天或数天者均不是心绞痛。

(四)诱发因素

以体力劳累为主,其次为情绪激动,再次为寒冷环境、进冷饮及身体其他部位的疼痛。在体力活动后而不是在体力活动的当时发生的不适感,不是心绞痛。体力活动再加情绪激动则更易诱发,自发性心绞痛可在无任何明显诱因下发生。

(五)硝酸甘油的效应

舌下含用硝酸甘油片如有效,心绞痛应于 2 分钟内缓解(也有需 5 分钟的,要考虑到患者可能对时间的估计不够准确),对卧位型的心绞痛,硝酸甘油可能无效。在评定硝酸甘油的效应时,还要注意患者所用的药物是否已经失效或接近失效。

(六)心电图

发作时心电图检查可见以 R 波为主的导联中,ST 段压低,T 波平坦或倒置(变异型心绞痛者则有关导联 ST 段抬高),发作过后数分钟内逐渐恢复。心电图无改变的患者可考虑做负荷试验。发作不典型者,诊断要依靠观察硝酸甘油的疗效和发作时心电图的改变;如仍不能确诊,可多次复查心电图、心电图负荷试验或 24 小时动态心电图连续监测,如心电图出现阳性变化或负荷试验诱致心绞痛发作时亦可确诊。

六、鉴别诊断

(一)X 综合征

目前临床上被称为 X 综合征的有两种情况:一是 1973 年 Kemp 所提出的原

因未明的心绞痛,二是 1988 年 Keaven 所提出的与胰岛素抵抗有关的代谢失常。心绞痛需与 Kemp 的 X 综合征相鉴别。X 综合征(Kemp)目前被认为是小的冠状动脉舒缩功能障碍所致,以反复发作劳累性心绞痛为主要表现,疼痛亦可在休息时发生,发作时或负荷后心电图可示心肌缺血表现、核素心肌灌注可示灌注缺损、超声心动图可示节段性室壁运动异常。但本病多见于女性,冠心病的易患因素不明显,疼痛症状不甚典型,冠状动脉造影阴性,左心室无肥厚表现,麦角新碱试验阴性,治疗反应不稳定而预后良好,与冠心病心绞痛不同。

(二)心脏神经官能症

心脏神经官能症多发于青年或更年期的女性患者,心前区刺痛或经常性胸闷,与体力活动无关,常伴心悸及叹息样呼吸,手足麻木等。过度换气或自主神经功能紊乱时可有 T 波低平或倒置,但心电图普萘洛尔试验或氯化钾试验时,T 波多能恢复正常。

(三)急性心肌梗死

本病疼痛部位与心绞痛相仿,但程度更剧烈,持续时间多在半小时以上,硝酸甘油不能缓解。常伴有休克、心律失常及心力衰竭;心电图面向梗死部位的导联 ST 段抬高,常有异常 Q 波;血清心肌酶增高。

(四)其他心血管病

如主动脉夹层形成、主动脉窦瘤破裂、主动脉瓣病变、肥厚型心肌病、急性心包炎等。

(五)颈胸疾患

如颈椎病、胸椎病、肋软骨炎、肩关节周围炎、胸肌劳损、肋间神经痛、带状疱疹等。

(六)消化系统疾病

如食管裂孔疝、贲门痉挛、胃及十二指肠溃疡、急性胰腺炎、急性胆囊炎及胆石症等。

七、治疗

预防主要是防止动脉粥样硬化的发生和发展。治疗原则是改善冠状动脉的供血和减轻心肌的耗氧,同时治疗动脉粥样硬化。

(一)发作时的治疗

1.休息

发作时立刻休息,一般患者在停止活动后症状即可消除。

2.药物治疗

较重的发作,可使用作用快的硝酸酯制剂。这类药物除扩张冠状动脉、降低其阻力、增加其血流量外,还通过对周围血管的扩张作用,减少静脉回心血量,降低心室容量、心腔内压、心排血量和血压,降低心脏前后负荷和心肌的需氧,从而缓解心绞痛。

(1)硝酸甘油:可用0.3～0.6 mg片剂,置于舌下含化,使其迅速为唾液所溶解而吸收,1～2分钟即开始起作用,约半小时后作用消失,对约92%的患者有效,其中76%在3分钟内见效。延迟见效或完全无效时提示患者并非患冠心病或患严重的冠心病,也可能所含的药物已失效或未溶解,如属后者可嘱患者轻轻嚼碎药物继续含化。长期反复应用可由于产生耐药性而使效力降低,停用10天以上可恢复有效性。近年还有喷雾剂和胶囊制剂,能达到更迅速起效的目的。不良反应有头昏、头涨痛、头部跳动感、面红、心悸等,偶尔有血压下降,因此第一次用药时,患者宜取平卧位,必要时吸氧。

(2)硝酸异山梨酯(消心痛):可用5～10 mg,舌下含化,2～5分钟见效,作用维持2～3小时。或用喷雾剂喷到口腔两侧黏膜上,每次1.25 mg,1分钟见效。

(3)亚硝酸异戊酯:为极易气化的液体,盛于小安瓿内,每安瓿0.2 mL,用时以小手帕包裹敲碎,立即盖于鼻部吸入。作用快而短,在15秒内开始,几分钟即消失。本药作用与硝酸甘油相同,其降低血压的作用更明显,有引起昏厥的可能,目前多数学者不推荐使用。同类制剂还有亚硝酸辛酯。

在应用上述药物的同时,可考虑用镇静药。

(二)缓解期的治疗

宜尽量避免各种确知足以诱导疾病发作的因素。调节饮食,特别是一次进食不应过饱,禁烟酒;调整日常生活与工作量;减轻精神负担;保持适当的体力活动,但以不致发生疼痛症状为度;有血脂异常者积极调整血脂;一般不需卧床休息。在初次发作(初发型)或发作增多、加重(恶化型)或卧位型、变异型、中间综合征、梗死后心绞痛等,疑为心肌梗死前奏的患者,应予休息一段时间。

使用作用持久的抗心绞痛药物,应防止心绞痛发作,可单独选用、交替应用或联合应用下列作用持久的药物。

1.硝酸酯制剂

(1)硝酸异山梨酯。①硝酸异山梨酯:口服后半小时起作用,持续3～5小时,常用量为10～20 mg/4～6 h,初服时常有头痛反应,可将单剂改为5 mg,以后逐渐加量。②单硝酸异山梨酯:口服后吸收完全,解离缓慢,药效达 8 小时,常用量为 20～40 mg/8～12 h。近年倾向于应用缓释制剂减少服药次数,硝酸异山梨酯的缓释制剂 1 次口服作用持续 8 小时,可用 20～60 mg/8 h;单硝酸异山梨酯的缓释制剂用量为 50 mg,每天 1～2 次。

(2)长效硝酸甘油制剂。①硝酸甘油缓释制剂:口服后使硝酸甘油部分药物得以逃逸肝脏代谢,进入体循环而发挥其药理作用。一般服后半小时起作用,时间可长达 8～12 小时,常用剂量为 2.5 mg,每天 2 次。②硝酸甘油软膏和贴片制剂:前者为 2% 软膏,均匀涂于皮肤上,每次直径 2～5 cm,涂药 60～90 分钟起作用,维持 4～6 小时;后者每贴含药 20 mg,贴于皮肤上后 1 小时起作用,维持 12～24 小时。胸前或上臂皮肤为最合适涂或贴药的部位。

患青光眼、颅内压增高、低血压或休克者不宜选用本类药物。

2.β 肾上腺素能受体阻滞剂(β 受体阻滞剂)

β 受体有 β_1 和 β_2 两个亚型。心肌组织中 β_1 受体占主导地位而支气管和血管平滑肌中以 β_2 受体为主。所有 β 受体阻滞剂对两型 β 受体都能抑制,但对心脏有些制剂有选择性作用。它们具有阻断拟交感胺类对心率和心收缩力受体的刺激作用,减慢心率,降低血压,减弱心肌收缩力和降低氧耗量,从而缓解心绞痛的发作。此外,还减低运动时血流动力的反应,使在同一运动量水平上心肌耗氧量减少;使不缺血的心肌区小动脉(阻力血管)缩小,从而使更多的血液通过极度扩张的侧支循环(输送血管)流入缺血区。国外学者建议用量要大。不良反应有心室射血时间延长和心脏容积增加,这虽可能使心肌缺血加重或引起心力衰竭,但其使心肌耗氧量减少的作用远超过其不良反应。

常用制剂有以下几种。①普萘洛尔:每天 3～4 次,开始时每次 10 mg,逐步增加剂量,达每天 80～200 mg;其缓释制剂用 160 mg,1 次/天。②氧烯洛尔:每天 3～4 次,每次 20～40 mg。③阿普洛尔:每天 2～3 次,每次 25～50 mg。④吲哚洛尔:每天 3～4 次,每次 5 mg,逐步增至 60 mg/d。⑤索他洛尔:每天 2～3 次,每次 20 mg,逐步增至 200 mg/d。⑥美托洛尔:每天 2 次,每次 25～100 mg;其缓释制剂用 200 mg,1 次/天。⑦阿替洛尔:每天 2 次,每次 12.5～75 mg。⑧醋丁洛尔:每天 200～400 mg,分 2～3 次服。⑨纳多洛尔:每天 1 次,每次 40～80 mg。⑩噻吗洛尔:每天 2 次,每次 5～15 mg。

本类药物有引起心动过缓、降低血压、抑制心肌收缩力、引起支气管痉挛等作用,长期应用有些可以引起血脂增高,故选用药物时和用药过程中要加以注意和观察。新的一代制剂中塞利洛尔具有心脏选择性 β_1 受体阻滞作用,同时部分地激动 β_2 受体。其减缓心率的作用较轻,甚至可使夜间心率增快;有轻度兴奋心脏的作用;有轻度扩张支气管平滑肌的作用;使血胆固醇、低密度脂蛋白和甘油三酯降低,而高密度脂蛋白胆固醇增高;使纤维蛋白降低而纤维蛋白原增高;长期应用对血糖无影响,因而更适用于老年冠心患者。剂量为 200~400 mg,每天 1 次。我国患者对降受体阻滞剂的耐受性较差,宜用低剂量。

β 受体阻滞剂可与硝酸酯合用,但要注意以下几点:①β 受体阻滞剂可与硝酸酯有协同作用,因而剂量应偏小,开始剂量尤其要注意减小,以免引起直立性低血压等不良反应。②停用 β 受体阻滞剂时应逐步减量,如突然停用有诱发心肌梗死的可能。③心功能不全,支气管哮喘以及心动过缓者不宜用。由于其有减慢心律的不良反应,因而限制了剂量的加大。

3.钙通道阻滞剂

此类药物抑制钙离子进入细胞内,也抑制心肌细胞兴奋和收缩耦联中钙离子的利用。因此,其能抑制心肌收缩,减少心肌耗氧;扩张冠状动脉,解除冠状动脉痉挛,改善心内膜下心肌的血供;扩张周围血管,降低动脉压,减轻心脏负荷;还降低血液黏度,抗血小板聚集,改善心肌的微循环。常用制剂有以下几种。

(1)苯烷胺衍生物:最常用的是维拉帕米(异搏定)80~120 mg,每天 3 次;其缓释制剂 240~480 mg,每天 1 次。不良反应有头晕、恶心、呕吐、便秘、心动过缓、PR 间期延长、血压下降等。

(2)二氢吡啶衍生物。①硝苯地平(心痛定):10~20 mg,每 4~8 小时 1 次口服;舌下含用 3~5 分钟后起效;其缓释制剂用量为 20~40 mg,每天 1~2 次。②氨氯地平(络活喜):5~10 mg,每天 1 次。③尼卡地平:10~30 mg,每天 3~4 次。④尼索地平:10~20 mg,每天 2~3 次。⑤非洛地平(波依定):5~20 mg,每天 1 次。⑥伊拉地平:2.5~10 mg,每 12 小时 1 次。

本类药物的不良反应有头痛、头晕、乏力、面部潮红、血压下降、心率增快、下肢水肿等,也可有胃肠道反应。

(3)苯噻氮䓬衍生物:最常用的是地尔硫䓬(恬尔心、合心爽),30~90 mg,每天 3 次,其缓释制剂用量为 45~90 mg,每天 2 次。

不良反应有头痛、头晕、皮肤潮红、下肢水肿、心率减慢、血压下降、胃肠道不适等。

以钙通道阻滞剂治疗变异型心绞痛的疗效最好。本类药可与硝酸酯同服,其中二氢吡啶衍生物类(如硝苯地平)尚可与β阻滞剂同服,但维拉帕米和地尔硫䓬与β阻滞剂合用时有过度抑制心脏的危险。停用本类药时也宜逐渐减量然后停服,以免发生冠状动脉痉挛。

4.冠状动脉扩张剂

冠状动脉扩张剂为能扩张冠状动脉的血管扩张剂,从理论上说,其能增加冠状动脉的血流,改善心肌的血供,缓解心绞痛。但由于冠心病时冠状动脉病变情况复杂,有些血管扩张剂如双嘧达莫,可能扩张无病变或轻度病变的动脉较扩张重度病变的动脉较为显著,减少侧支循环的血流量,引起所谓"冠状动脉窃血",增加了正常心肌的供血量,使缺血心肌的供血量反而更减少,因而不再用于治疗心绞痛。目前仍用的有以下几种。

(1)吗多明:1～2 mg,每天 2～3 次,不良反应有头痛、面红、胃肠道不适等。

(2)胺碘酮:100～200 mg,每天 3 次,也用于治疗快速心律失常,不良反应有胃肠道不适、药疹、角膜色素沉着、心动过缓、甲状腺功能障碍等。

(3)乙氧黄酮:30～60 mg,每天 2～3 次。

(4)卡波罗孟:75～150 mg,每天 3 次。

(5)奥昔非君:8～16 mg,每天 3～4 次。

(6)氨茶碱:100～200 mg,每天 3～4 次。

(7)罂粟碱:30～60 mg,每天 3 次。

(三)中医中药治疗

根据中医学辨证论治,采用治标和治本两法。治标,主要在疼痛期应用,以"通"为主,有活血、化瘀、理气、通阳、化痰等法;治本,一般在缓解期应用,以调整阴阳、脏腑、气血为主,有补阳、滋阴、补气血、调理脏腑等法。其中以"活血化瘀"法(常用丹参、红花、川芎、蒲黄、郁金等)和"芳香温通"法(常用苏合香丸、苏冰滴丸、宽胸丸、保心丸、麝香保心丸等)最为常用。此外,针刺或穴位按摩治疗也有一定疗效。

(四)其他药物和非药物治疗

右旋糖酐 40 或羟乙基淀粉注射液:250～500 mL/d,静脉滴注,14～30 天为一个疗程。作用为改善微循环的灌流,可能改善心肌的血流灌注,可用于心绞痛的频繁发作。高压氧治疗增加全身的氧供应,可使顽固的心绞痛得到改善,但疗效不易巩固。体外反搏治疗可能增加冠状动脉的血供,也可考虑应用。兼有早期心力衰竭者,治疗心绞痛的同时宜用快速作用的洋地黄类制剂。鉴于不稳定型心绞痛的病理基础是在原有冠状动脉粥样硬化病变上发生冠状动脉内膜下出血、斑块破裂、血小板或纤维蛋白凝集形成血栓,近年对其采用抗凝血、溶血栓和抗血小板药物治疗,收到较好的效果。

(五)冠状动脉介入性治疗

1.经皮冠状动脉腔内成形术(PTCA)

用带球囊的心导管经周围动脉送到冠状动脉,在导引钢丝的引导下进入狭窄部位,向球囊内注入造影剂使之扩张,在有指征的患者中可收到与外科手术治疗同样的效果。过去认为理想的指征为以下几点:①心绞痛病程(<1 年)药物治疗效果不佳,患者失健。②1 支冠状动脉病变,且病变在近端、无钙化或痉挛。③有心肌缺血的客观证据。④患者有较好的左心室功能和侧支循环。施行本术如不成功需做紧急主动脉-冠状动脉旁路移植手术。

近年随着技术的改进,经验的累积,手术指征已扩展到以下几个方面:①治疗多支或单支多发病变。②治疗近期完全闭塞的病变,包括发病 6 小时内的急性心肌梗死。③治疗病情初步稳定 3 周后的不稳定型心绞痛。④治疗主动脉-冠状动脉旁路移植术后血管狭窄。无血供保护的左冠状动脉主干病变为用本手术治疗的禁忌。本手术即时成功率在 90% 左右,但术后 6 个月内,25%～35% 的患者可再发生狭窄。

2.冠状动脉内支架安置术(ISI)

以不锈钢、钴合金或钽等金属和高分子聚合物制成的筛网状、含槽的管状和环绕状的支架,通过心导管置入冠状动脉,由于支架自行扩张或借球囊膨胀作用使其扩张,支撑在血管壁上,从而维持血管内血流畅通。其适应证如下:①改善PTCA 的疗效,降低再狭窄的发生率,尤其适用于 PTCA 扩张效果不理想者。②PTCA 术时,由于冠状动脉内膜撕脱、血管弹性而回缩、冠状动脉痉挛或血栓形成而出现急性血管闭塞者。③慢性病变冠状动脉近于完全阻塞者。④旁路移植血管段狭窄者。⑤急性心肌梗死者。术后使用抗血小板治疗预防支架内血栓形成,目前认为新一代的抗血小板制剂-血小板 GPⅡb/Ⅲ受体阻滞剂有较好效果,可用 abciximab 静脉注射,0.25 mg/kg,然后静脉滴注 10 μg/(kg·h),共 12 小时;或 eptifibatibe 静脉注射,180 μg/kg,然后静脉滴注每分钟 2 μg/kg,共 96 小时;或 tirofiban,静脉滴注每分钟 0.4 μg/kg,共 30 分钟,然后每分钟 0.1 μg/kg,滴注 48 小时。常用口服制剂为 xemilofiban:5～20 mg,每天 2 次。也可口服常用的抗血小板药物,如阿司匹林、双嘧达莫、噻氯吡啶或较新的氯吡格雷等。

3.其他介入性治疗

尚有冠状动脉斑块旋切术、冠状动脉斑块旋切吸引术、冠状动脉斑块旋磨术、冠状动脉激光成形术等,这些在 PTCA 的基础上发展的方法,期望使冠状动脉再通更好,使再狭窄的发生率降低。近年还有用冠状动脉内超声、冠状动脉内放射治疗的介入性方法,其结果有待观察。

(六)运动锻炼疗法

谨慎安排进度适宜的运动锻炼有助于促进侧支循环的发展,提高体力活动的耐受量,改善症状。

(七)不稳定型心绞痛的处理

各种不稳定型心绞痛的患者均应住院卧床休息,在密切监护下,进行积极的内科治疗,尽快控制症状和防止发生心肌梗死。需取血测血清心肌酶和观察心电图变化以除外急性心肌梗死,并注意胸痛发作时的 ST 段改变。胸痛时可先含硝酸甘油 0.3～0.6 mg,如反复发作可舌下含硝酸异山梨酯 5～10 mg,每 2 小时 1 次,必要时加大剂量,以收缩压不过快下降为度,症状缓解后改为口服。如无心力衰竭可加用 β 受体阻滞剂和/或钙通道阻滞剂,剂量可偏大些。胸痛严重而频繁或难以控制者,可静脉内滴注硝酸甘油,以 1 mg 溶于 5％葡萄糖液 50～100 mL 中,开始时 10～20 μg/min,需要时逐步增加至 100～200 μg/min;也可用硝酸异山梨酯 10 mg 溶于 5％葡萄糖 100 mL 中,以 30～100 μg/min 静脉滴注。对发作时 ST 段抬高或有其他证据提示其发作主要由冠状动脉痉挛引起者,宜用钙通道阻滞剂取代 β 受体阻滞剂。鉴于本型患者常有冠状动脉内粥样斑块破裂、血栓形成、血管痉挛及血小板聚集等病变基础,近年主张用阿司匹林口服和肝素或低分子肝素皮下或静脉内注射以预防血栓形成。情况稳定后行选择性冠状动脉造影,考虑介入或手术治疗。

八、护理

(一)护理评估

1.病史

询问有无高血压、高脂血症、吸烟、糖尿病、肥胖等危险因素,以及劳累、情绪激动、饱食、寒冷、吸烟、心动过速、休克等诱因。

2.身体状况

主要评估胸痛的特征,包括诱因、部位、性质、持续时间、缓解方式及心理感受等。典型心绞痛的特征如下：①发作在劳力等诱因的当时。②疼痛部位在胸骨体上段或中段之后，可波及心前区约手掌大小范围，甚至横贯前胸，界限不很清楚，常放射至左肩臂内侧达无名指和小指，或至颈、咽、下颌部。③疼痛性质为压迫、紧缩性闷痛或烧灼感，偶伴濒死感，迫使患者立即停止原来的活动，直至症状缓解。④疼痛一般持续3～5分钟，经休息或舌下含化硝酸甘油，几分钟内缓解，可数天或数周发作1次，或每天发作多次。⑤发作时多有紧张或恐惧，发作后有焦虑、多梦。

发作时体检常有心率加快、血压升高、面色苍白、冷汗，部分患者有暂时性心尖部收缩期杂音、舒张期奔马律、交替脉。

3.实验室及其他检查

(1)心电图检查：主要是在 R 波为主的导联上，ST 段压低，T 波平坦或倒置等。

(2)心电图负荷试验：通过增加心脏负荷及心肌耗氧量，激发心肌缺血性ST-T 改变，有助于临床诊断和疗效评定等。常用的方法有饱餐试验、双倍阶梯运动试验及次极量运动试验(蹬车运动试验、活动平板运动试验)等。

(3)动态心电图：可以连续 24 小时记录心电图，观察缺血时的 ST-T 改变，有助于诊断、观察药物治疗效果及有无心律失常。

(4)超声波检查：二维超声显示：左主冠状动脉及分支管腔可能变窄，管壁不规则增厚及回声增强。心绞痛发作时或运动后，局部心肌运动幅度降低或无运动及心功能减退。超声多普勒于二尖瓣上取样，可测出舒张早期血流速度减慢，舒张末期流速增加，表示舒张早期心肌顺应性降低。

(5)X 线检查：冠心病患者在合并有高血压病或心功能不全时，可有心影扩大、主动脉弓屈曲延长；心力衰竭重时，可合并肺充血改变；有陈旧心肌梗死合并室壁瘤时，X 线下可见心室反向搏动(记波摄影)。

(6)放射性核素检查：静脉注射^{201}TI，心肌缺血区不显像。^{201}TI 运动试验以运动诱发心肌缺血，可使休息时无异常表现的冠心病患者呈现不显像的缺血区。

(7)冠状动脉造影：可发现中动脉粥样硬化引起的狭窄性病变及其确切部位、范围和程度，并能估计狭窄处远端的管腔情况。

(二)护理目标

(1)患者主诉疼痛次数减少，程度减轻。

(2)患者能够掌握活动规律并保持最佳活动水平，表现为活动后不出现心律失常和缺氧表现。心率、血压、呼吸维持在预定范围。

(3)患者能够运用有效的应对机制减轻或控制焦虑。

(4)患者能了解本病防治常识,说出所服用药物的名称、用法、作用和不良反应。

(5)无并发症发生。

(三)护理措施

1.一般护理

(1)患者应卧床休息,嘱患者避免突然用力的动作,饭后不宜进行体力活动,防止精神紧张、情绪激动、受寒、饱餐及吸烟酗酒,宜少量多餐、清淡饮食,不宜进食含动物脂肪及高胆固醇的食物。

(2)对有恐惧和焦虑心理的患者,应向患者解释冠心病的性质,只要注意生活保健,坚持治疗,可以防止病情的发展;对情绪不稳定者,可适当应用镇静剂。

(3)保持大小便通畅,做好皮肤及口腔的护理。

2.病情观察与护理

(1)不稳定型心绞痛患者应安排在监护室予以监护,密切观察病情和心电图变化,观察胸痛持续的时间、次数,并注意观察硝酸盐类等药物的不良反应。发现异常,及时报告医师,并协助进行相应的处理。

(2)患者心绞痛发作时,嘱其安静卧床休息,做心电图检查观察其 ST-T 的改变,并给予舌下含化硝酸甘油 0.6 mg,吸氧。对有频繁发作的心绞痛或属自发型心绞痛的患者,需提高警惕,用心电监护观察有无发展为心肌梗死。如有上述变化,应及时报告医师。

(四)健康教育

(1)向患者及家属讲解有关疾病的病因、诱发因素,防止过度脑力劳动,适当参加体力活动;合理搭配饮食结构,肥胖者需限制饮食,戒烟酒。积极防治高血压、高脂血症和糖尿病。有上述疾病家族史的青年,应早期注意血压及血脂变化,争取早期发现,及时治疗。

(2)心绞痛症状控制后,应坚持服药治疗。避免导致心绞痛发作的诱因。对不经常发作者,需鼓励做适当的体育锻炼,如散步、打太极拳等,这样有利于冠状动脉侧支循环的建立。随身携带硝酸甘油片或亚硝酸异戊酯等药物,以备心绞痛发作时自用。

(3)出院时指导患者根据病情调整饮食结构,坚持医师、护士建议的合理化饮食。教会家属正确测量血压、脉搏、体温的方法。教会患者及家属识别与自身有关的诱发因素,如吸烟、情绪激动等。

(4)出院带药,给患者提供有关的书面材料,指导患者正确用药。

(5)教会患者门诊随访知识。

第二节　急性心肌梗死

急性心肌梗死(acute myocardial infarction,AMI)是急性心肌缺血性坏死,是在冠状动脉病变的基础上,发生冠状动脉血供急剧减少或中断,使相应的心肌产生严重而持久的急性缺血所致。通常是在冠状动脉样硬化病变的基础上继发血栓形成所致。非动脉粥样硬化所导致的心肌梗死可由感染性心内膜炎、血栓脱落、主动脉夹层形成、动脉炎等引起。

本病在欧美常见,20世纪50年代,美国本病病死率>300/10万人口,20世纪70年代以后降到<200/10万人口。美国35~84岁人群中,男性年发病率为71‰,女性为22‰;每年约有80万人发生心肌梗死,45万人发生再梗死。在我国,本病远不如欧美多见,20世纪70年代到80年代,北京、河北、哈尔滨、黑龙江、上海、广州等省份年发病率仅0.2‰~0.6‰,其中以华北地区最高。

一、病因和发病机制

急性心肌梗死绝大多数(90%以上)是由冠状动脉粥样硬化所致。由于冠状动脉有弥散而广泛的粥样硬化病变,使管腔有>75%的狭窄。侧支循环尚未充分建立,一旦由于管腔内血栓形成、劳力、情绪激动、休克、外科手术或血压剧升等诱因导致血供进一步急剧减少或中断,使心肌发生严重而持久的急性缺血达1小时以上,即可发生心肌梗死。

冠状动脉闭塞后约半小时,心肌开始坏死,1小时后心肌凝固性坏死,心肌间质充血、水肿、炎性细胞浸润。以后坏死心肌逐渐溶解,形成肌溶灶,随后渐有肉芽组织形成,坏死组织1~2周后开始吸收,逐渐纤维化,在6~8周形成瘢痕而愈合,即为陈旧性心肌梗死。坏死心肌波及心包可引起心包炎。心肌全层坏死可产生心室壁破裂,游离壁破裂或室间隔穿孔,也可引起乳头肌断裂。若仅有心内膜下心肌坏死,在心室腔压力的冲击下,外膜下层向外膨出,形成室壁膨胀瘤,造成室壁运动障碍甚至矛盾运动,严重影响左心室射血功能。冠状动脉可有一支或几支闭塞而引起所供血区部位的梗死。

急性心肌梗死时,心脏收缩力减弱,顺应性降低,心肌收缩不协调,心排血量下降,严重时发生泵衰竭、心源性休克及各种心律失常,病死率高。

二、病理生理

主要出现左心室舒张和收缩功能障碍的一些血流动力学变化,其严重度和持续时间取决于梗死的部位、程度和范围。心脏收缩力减弱、顺应性降低、心肌收缩不协调,左心室压力曲线最大上升速度(dp/dt)降低,左心室舒张末期压增高、舒张和收缩末期容量增多。射血分数降低,心搏量和心排血量下降,心率增快或有心律失常,血压下降,静脉血氧含量降低。心室重构出现心壁厚度改变、心脏扩大和心力衰竭(先左心衰竭,然后全心衰竭),可发生心源性休克。右心室梗死在心肌梗死患者中少见,其主要病理生理改变是右心衰竭的血流动力学变化,右心房压力增高,高于左心室舒张末期压,心排血量减少,血压下降。

急性心肌梗死引起的心力衰竭称为泵衰竭,按 Killip 分级法可分为以下4级:Ⅰ级尚无明显心力衰竭,Ⅱ级有左心衰竭,Ⅲ级有急性肺水肿,Ⅳ级有心源性休克等不同程度或阶段的血流动力学变化。心源性休克是泵衰竭的严重阶段。但如兼有肺水肿和心源性休克则情况最严重。

三、临床表现

(一)病史

发病前常有明显诱因,如精神紧张、情绪激动、过度体力活动、饱餐、高脂饮食、糖尿病未控制、感染、手术、大出血、休克等。少数在睡眠中发病。有半数以上的患者过去有高血压及心绞痛史。部分患者则无明确病史及先兆表现,首次发作即是急性心肌梗死。

(二)症状

1.先兆症状

急性心肌梗死多突然发病,少数患者起病症状轻微。1/2～2/3 的患者起病前 1～2 天至 1～2 周或更长时间有先兆症状,其中最常见的是稳定性心绞痛转变为不稳定型;或既往无心绞痛,突然出现心绞痛,且发作频繁,程度较重,用硝酸甘油难以缓解,持续时间较长。伴恶心、呕吐、血压剧烈波动。心电图显示 ST 段一时性明显上升或降低,T 波倒置或增高。这些先兆症状如诊断及时,治疗得当,半数以上患者可免于发生心肌梗死;即使发生,症状也较轻,预后较好。

2.胸痛

胸痛为最早出现而突出的症状。其性质和部位多与心绞痛相似,但程度更为剧烈,呈难以忍受的压榨、窒息,甚至"濒死感",伴有大汗淋漓及烦躁不安。持续时间可长达1～2小时甚至10小时以上,或时重时轻达数天之久。用硝酸甘油无效,需用麻醉性镇痛药才能减轻。疼痛部位多在胸骨后,但范围较为广泛,常波及整个心前区,约10%的病例波及剑突下及上腹部或颈、背部,偶尔到下颌、咽部及牙齿处。约25%的病例无明显的疼痛,多见于老年、糖尿病(感觉迟钝)或神志不清患者,或有急性循环衰竭者,疼痛被其他严重症状所掩盖。15%～20%的病例在急性期无症状。

3.心律失常

心律失常见于75%～95%的患者,多发生于起病后1～2周内,而以24小时内最多见。经心电图观察可出现各种心律失常,可伴乏力、头晕、昏厥等症状,且为急性期引起死亡的主要原因之一。其中最严重的心律失常是室性异位心律(包括频发性期前收缩、阵发性心动过速和颤动)。频发(>5次/分)、多源、成对出现,或R波落在T波上的室性期前收缩可能为心室颤动的先兆。房室传导阻滞和束支传导阻滞也较多见,严重者可出现完全性房室传导阻滞。室上性心律失常则较少见,多发生于心力衰竭患者。前壁心肌梗死易发生室性心律失常,下壁(膈面)梗死易发生房室传导阻滞。

4.心力衰竭

主要是急性左心衰竭,为心肌梗死后收缩力减弱或不协调所致,可出现呼吸困难、咳嗽、烦躁及发绀等症状。严重时两肺满布湿啰音,形成肺水肿,进一步则导致右心衰竭。右心室心肌梗死者可一开始就出现右心衰竭。

5.低血压和休克

仅于疼痛剧烈时血压下降,未必是休克。但如疼痛缓解而收缩压仍低于10.7 kPa(80 mmHg),伴有烦躁不安、大汗淋漓、脉搏细快、尿量减少(<20 mL/h)、神志恍惚甚至昏厥时,则为休克,主要为心源性,由于心肌广泛坏死、心排血量急剧下降所致。神经反射引起的血管扩张尚属次要,有些患者还有血容量不足的因素参与。

6.胃肠道症状

疼痛剧烈时,伴有频繁的恶心呕吐、上腹胀痛、肠胀气等,与迷走神经张力增高有关。

7.坏死物质吸收引起的症状

主要是发热,一般在发病后1～3天出现,体温38 ℃左右,持续约1周。

(三)体征

(1)约半数患者心浊音界轻度至中度增大,有心力衰竭时较显著。

(2)心率多增快,少数可减慢。

(3)心尖区第一心音减弱,有时伴有奔马律。

(4)10％～20％的患者在病后2～3天出现心包摩擦音,多数在几天内又消失,是坏死波及心包面引起的反应性纤维蛋白性心包炎所致。

(5)心尖区可出现粗糙的收缩期杂音或收缩中晚期喀喇音,为二尖瓣乳头肌功能失调或断裂所致。

(6)可听到各种心律失常的心音改变。

(7)常见到血压下降到正常以下(病前高血压者血压可降至正常),且可能不再恢复到起病前水平。

(8)还可有休克、心力衰竭的相应体征。

(四)并发症

心肌梗死除可并发心力衰竭及心律失常外,还有下列并发症。

1.动脉栓塞

动脉栓塞主要由左室壁血栓脱落引起。根据栓塞的部位,可能产生脑部或其他部位的相应症状,常在起病后1～2周发生。

2.心室膨胀瘤

梗死部位在心脏内压的作用下显著膨出。心电图常示持久的ST段抬高。

3.心肌破裂

少见。可在发病1周内出现,患者常突然休克,甚至造成死亡。

4.乳头肌功能不全

乳头肌功能不全的病变可分为坏死性与纤维性2种,在发生心肌梗死后,心尖区突然出现响亮的全收缩期杂音,第一心音减弱。

5.心肌梗死后综合征

发生率约10％,于心肌梗死后数周至数月内出现,可反复发生,表现为发热、胸痛、心包炎、胸膜炎或肺炎等症状,可能为机体对坏死物质的变态反应。

四、诊断要点

(一)诊断标准

诊断AMI必须至少具备以下标准中的两条。

(1)缺血性胸痛的临床病史,疼痛常持续 30 分钟以上。

(2)心电图的特征性改变和动态演变。

(3)心肌坏死的血清心肌标记物浓度升高和动态变化。

(二)诊断步骤

对疑为 AMI 的患者,应争取在 10 分钟内完成。

(1)临床检查(问清缺血性胸痛病史,如疼痛性质、部位、持续时间、缓解方式、伴随症状;查明心、肺、血管等的体征)。

(2)描记 18 导联心电图(常规 12 导联加 $V_7 \sim V_9$、$V_{3R} \sim V_{5R}$),并立即进行分析、判断。

(3)迅速进行简明的临床鉴别诊断后做出初步诊断(老年人突发原因不明的休克、心力衰竭、上腹部疼痛伴胃肠道症状、严重心律失常或较重而持续性胸痛或胸闷,应慎重考虑有无本病的可能)。

(4)对病情做出基本评价并确定即刻处理方案。

(5)尽快进行相关的诊断性检查和监测,如血清心肌标记物浓度的检测,结合缺血性胸痛的临床病史、心电图的特征性改变,做出 AMI 的最终诊断。

此外,尚应进行血常规、血脂、血糖、凝血时间、电解质等检测,二维超声心动图检查,床旁心电监护等。

(三)危险性评估

(1)伴下列任意一项者,如高龄(>70 岁)、既往有心肌梗死史、心房颤动、前壁心肌梗死、心源性休克、急性肺水肿或持续低血压等可确定为高危患者。

(2)病死率随心电图 ST 段抬高导联数的增加而增加。

(3)血清心肌标志物浓度与心肌损害范围呈正相关,有助于估计梗死面积和患者预后。

五、鉴别诊断

(一)不稳定型心绞痛

疼痛的性质、部位与心肌梗死相似,但发作持续时间短、次数频繁、含服硝酸甘油有效。心电图的改变及酶学检查是与心肌梗死鉴别的主要依据。

(二)急性肺动脉栓塞

大块的栓塞可引起胸痛、呼吸困难、咯血、休克,但多出现右心负荷急剧增加的表现,如有心室增大,P_2 亢进、分裂和有心力衰竭体征。无心肌梗死时的典型心电图改变和血清心肌酶的变化。

（三）主动脉夹层

该病也具有剧烈的胸痛,有时出现休克,其疼痛常为撕裂样,一开始即达高峰,多放射至背部、腹部、腰部及下肢。两上肢的血压和脉搏常不一致是本病的重要体征。可出现主动脉瓣关闭不全的体征,心电图和血清心肌酶学检查无AMI时的变化。X线和超声检查可出现主动脉明显增宽。

（四）急腹症

急性胆囊炎、胆石症、急性坏死性胰腺炎、溃疡病穿孔等常出现上腹痛及休克的表现,但应有相应的腹部体征,心电图及酶学检查有助于鉴别。

（五）急性心包炎

尤其是非特异性急性心包炎,也可出现严重胸痛、心电图ST段抬高,但该病发作前常有上呼吸道感染,呼吸和咳嗽时疼痛加重,早期即有心包摩擦音。无心电图的演变及酶学异常。

六、处理

（一）治疗原则

改善冠状动脉血液供给,减少心肌耗氧,保护心脏功能,挽救因缺血而濒死的心肌,防止梗死面积扩大,缩小心肌缺血范围,及时发现、处理、防治严重心律失常、泵衰竭和各种并发症,防止猝死。

（二）院前急救

流行病学调查发现,50%的患者发病后1小时在院外猝死,死因主要是可救治的心律失常。因此,院前急救的重点是尽可能缩短患者就诊延误的时间和院前检查、处理、转运所用的时间;尽量帮助患者安全、迅速地转送到医院;尽可能及时给予相关急救措施,如嘱患者停止任何主动性活动和运动,舌下含化硝酸甘油,高流量吸氧,镇静止痛(吗啡或哌替啶),必要时静脉注射或滴注利多卡因,或给予除颤治疗和心肺复苏;缓慢性心律失常给予阿托品肌内注射或静脉注射;及时将患者情况通知急救中心或医院,在严密观察、治疗下迅速将患者送至医院。

（三）住院治疗

急诊室医师应力争在20分钟内完成病史、临床检数记录18导联心电图,尽快明确诊断。ST段抬高者,应在30分钟内收住冠心病监护病房(CCU)并开始溶栓,或在90分钟内开始行急诊PTCA治疗。

1.休息

患者应卧床休息,保持环境安静,减少探视,防止不良刺激。

2.监测

在冠心病监护室进行心电图、血压和呼吸的监测,持续5～7天,必要时进行床旁血流动力学监测,以便于观察病情和指导治疗。

3.护理

第1周完全卧床,加强护理,进食、洗漱、大小便、翻身等都需要别人帮助。第2周可从床上坐起,第3～4周可逐步离床和室内缓步走动。但病重或有并发症者,卧床时间宜适当延长。食物以易消化的流质或半流质为主,病情稳定后逐渐改为软食。便秘3天者,可服轻泻剂或用甘油栓等,必须防止用力大便造成病情突变。焦虑、不安患者可用地西泮等镇静剂。禁止吸烟。

4.吸氧

在急性心肌梗死早期,即便未合并有左侧心力衰竭或肺疾病,也常有不同程度的动脉低氧血症。可能是由于细支气管周围水肿,使小气道狭窄,增加小气道阻力,气流量降低,局部换气量减少,特别是两肺底部最为明显。有些患者虽未测出动脉低氧血症,但由于增加肺间质液体,肺顺应性一过性降低,而有气短症状。因此,应给予吸氧,通常在发病早期用鼻塞给氧24～48小时,3～5 L/min。有利于氧气运送到心肌,可能减轻气短、疼痛或焦虑症状。在严重左侧心力衰竭、肺水肿和合并有机械并发症的患者,多伴有严重低氧血症,需面罩加压给氧或气管插管并机械通气。

5.补充血容量

心肌梗死患者,由于发病后出汗、呕吐或进食少,以及应用利尿药等因素,引起血容量不足和血液浓缩,从而加重缺血和血栓形成,有导致心肌梗死面积扩大的危险。因此,如每天摄入量不足,应适当补液,以保持出入量的平衡。一般可用极化液。

6.缓解疼痛

急性心肌梗死时,剧烈胸痛使患者交感神经过度兴奋,产生心动过速、血压升高和心肌收缩力增强,从而增加心肌耗氧量。易诱发快速性室性心律失常,应迅速给予有效镇痛药。本病早期疼痛难以区分是坏死心肌疼痛还是可逆性心肌缺血疼痛,两者常混杂在一起。先予含服硝酸甘油,随后静脉点滴硝酸甘油,如疼痛不能迅速缓解,应立即用强镇痛药,吗啡和派替啶最为常用。吗啡是解除急性心肌梗死后疼痛最有效的药物。其作用于中枢阿片受体而发挥镇痛作用,并阻滞中枢交感神经冲动的传出,导致外周动、静脉扩张,从而降低心脏前后负荷及心肌耗氧量。通过镇痛,减轻疼痛引起的应激反应,使心率减慢。1 次给药后 10～20 分钟发挥镇痛作用,1～2 小时作用最强,持续 4～6 小时。通常静脉注射吗啡 3 mg,必要时每 5 分钟重复 1 次,总量不宜超过 15 mg。吗啡治疗剂量时即可发生不良反应,随剂量增加,发生率增加。不良反应有恶心、呕吐、低血压和呼吸抑制。其他不良反应有眩晕、嗜睡、表情淡漠、注意力分散等。一旦出现呼吸抑制,可每隔 3 分钟静脉注射纳洛酮(有拮抗吗啡的作用),剂量为 0.4 mg,总量不超过 1.2 mg。一般用药后呼吸抑制症状可很快消除,必要时采用人工辅助呼吸。哌替啶有消除迷走神经作用和镇痛作用,其血流动力学作用与吗啡相似,75 mg 哌替啶相当于 10 mg 吗啡,不良反应有致心动过速和呕吐,但较吗啡轻。可用阿托品 0.5 mg 对抗。临床上可肌内注射 25～75 mg,必要时 2～3 小时重复,过量出现麻醉作用和呼吸抑制,当引起呼吸抑制时,也可应用纳洛酮治疗。对重度烦躁者可应用冬眠疗法,经肌内注射哌替啶 25 mg、异丙嗪(非那根)12.5 mg,必要时 4～6 小时重复 1 次。

中药可用复方丹参滴丸、麝香保心丸口服,或复方丹参注射液 16 mL 加入 5%葡萄糖液 250～500 mL 中静脉滴注。

(四)再灌注心肌

起病 3～6 小时内,使闭塞的冠状动脉再通,心肌得到再灌注,濒临坏死的心肌可能得以存活或使坏死范围缩小,预后改善,是一种积极的治疗措施。

1.急诊溶栓治疗

溶栓治疗是 20 世纪 80 年代初兴起的一项新技术,其治疗原理是针对急性心肌梗死发病的基础,即大部分穿壁性心肌梗死是由于冠状动脉血栓性闭塞引起的。血栓是由于凝血酶原在异常刺激下被激活,形成凝血酶,使纤维蛋白原转化为纤维蛋白,然后与其他有形成分如红细胞、血小板一起形成的。机体内存在一个纤维蛋白溶解系统,它是由纤维蛋白溶解原和内源性或外源性激活物组成的。在激活物的作用下,纤维蛋白溶酶原被激活,形成纤维蛋白溶酶,它可以溶解稳定的纤维蛋白血栓,还可以降解纤维蛋白原,促使纤维蛋白裂解、使血栓溶解。但是纤维蛋白溶酶的半衰期很短,要想获得持续的溶栓效果,只有依靠连续输入外源性补给激活物的办法。现在临床常用的纤溶激活物有两类,一类为非选择性纤溶剂,如链激酶、尿激酶。它们除了激活与血栓相关的纤维蛋白溶酶原外,还激活循环中的纤溶酶原,导致全身的纤溶状态,因此可以引起出血并发症。另一类为选择性纤溶剂,有重组组织型纤溶酶原激活剂(rt-PA),单链尿激酶型纤溶酶原激活剂(SCUPA)及乙酰纤溶酶原-链激酶激活剂复合物（APSAC）。它们选择性地激活与血栓有关的纤溶酶原,而对循环中的纤溶酶原仅有中等度的作用。这样可以避免或减少出血并发症的发生。

(1)溶栓疗法的适应证:①持续性胸痛超过半小时,含服硝酸甘油片后症状不能缓解。②相邻两个或更多导联 ST 段抬高>0.2 mV。③发病 6 小时内,或虽超过 6 小时,患者仍有严重胸痛,并且 ST 段抬高的导联有 R 波者,也可考虑溶栓治疗。

(2)溶栓治疗的禁忌证:①近 10 天内施行过外科手术者,包括活检、胸腔或腹腔穿刺和心脏体外按压术等。②10 天内进行过动脉穿刺术者。③颅内病变,包括出血、梗死或肿瘤等。④有明显出血或潜在的出血性病变,如溃疡性结肠炎、胃十二指肠溃疡或有空洞形成的肺部病变。⑤有出血性或脑梗死倾向的疾病,如各种出血性疾病、肝肾疾病、心房纤颤、感染性心内膜炎、收缩压 > 24.0 kPa (180 mmHg)和舒张压>14.7 kPa(110 mmHg)等。⑥妊娠期和分娩后头 10 天。⑦在半年至 1 年内进行过链激酶治疗者。⑧年龄>65 岁,因为高龄患者溶栓疗法引起颅内出血者多,而且冠脉再通率低于中年。

链激酶(streptokinase SK):SK 是 C 类乙型链球菌产生的酶,在体内将前活化素转变为活化素,后者将纤溶酶原转变为纤溶酶。有抗原性,用前需做皮肤过敏试验。静脉滴注常用量为(50~100)×10⁴ U 加入 5%葡萄糖液 100 mL 内,30~60 分钟滴完,后每小时给予 10×10⁴ U,滴注 24 小时。治疗前半小时肌内注射异丙嗪 25 mg,加少量(2.5~5 mg)地塞米松同时滴注可减少变态反应的发生。用药前后进行凝血方面的化验检查,用量大时尤应注意出血倾向。冠脉内注射时先做冠脉造影,经导管向闭塞的冠状动脉内注入硝酸甘油 0.2~0.5 mg,后注入 SK 2×10⁴ U,继之每分钟 2 000~4 000 U,共 30~90 分钟,至再通后继用每分钟 2 000 U 30~60 分钟。患者胸痛突然消失,ST 段恢复正常,心肌酶峰值提前出现为再通征象,可每分钟注入 1 次造影剂观察是否再通。

尿激酶(urokinase UK):作用于纤溶酶原使之转变为纤溶酶。本品无抗原性,作用较 SK 弱。(5~100)×10⁴ U 静脉滴注,60 分钟滴完。冠状动脉内应用时每分钟 6 000 U,持续 1 小时以上,至溶栓后再维持 0.5~1 小时。

rt-PA:本品对血凝块有选择性,故疗效高于 SK。冠脉内滴注 0.375 mg/kg,持续 45 分钟。静脉滴注用量为 0.75 mg/kg,持续 90 分钟。

其他制剂还有单链尿激酶型纤维蛋白溶酶原激活剂(SCUPA)、异化纤维蛋白溶酶原链激酶激活剂复合物(APSAC)等。

(3)以上溶栓剂的选择:文献资料显示,用药2~3小时的开通率,rt-PA为65%~80%,SK为65%~75%,UK为50%~68%,APSAC为68%~70%。究竟选用哪一种溶栓剂,不能根据以上数据武断地选择,而应根据患者的病变范围、部位、年龄、起病时间的长短及经济情况等因素选择。比较而言,如患者年轻(年龄<45岁)、大面积前壁急性心肌梗死、到达医院时间较早(2小时内)、无高血压,应首选rt-PA。如果年龄较大(>70岁)、下壁急性心肌梗死、有高血压,应选SK或UK。由于APSAC的半衰期最长(70~120分钟),因此它可在患者家中或救护车上一次性快速静脉注射;rt-PA的半衰期最短(3~4分钟),需静脉持续滴注90~180分钟;SK的半衰期为18分钟,给药持续时间为60分钟;UK半衰期为40分钟,给药时间为30分钟。SK与APSAC可引起低血压和变态反应,UK与rt-PA无这些不良反应。rt-PA需要联合使用肝素,SK、UK、APSAC除具有纤溶作用外,还有明显的抗凝作用,不需要积极使用静脉肝素。另外,rt-PA价格较贵,SK、UK较低廉。以上这些因素在临床选用溶栓剂时应予以考虑。

(4)溶栓治疗的并发症。①出血:轻度出血,皮肤、黏膜、肉眼及显微镜下血尿或小量咯血、呕血等(穿刺或注射部位少量瘀斑不作为并发症);重度出血,大量咯血或消化道大出血,腹膜后出血等引起失血性休克或低血压,需要输血者;危及生命部位的出血,颅内、蛛网膜下腔、纵隔内或心包出血。②再灌注心律失常,注意其对血流动力学的影响。③一过性低血压及其他的变态反应。

溶栓治疗急性心肌梗死的价值是肯定的。加速血管再通,减少和避免冠脉早期血栓性再堵塞,可望进一步增加疗效。已证实有效的抗凝治疗可加速血管再通和有助于保持血管通畅。今后研究应着重于改进治疗方法或使用特异性溶栓剂,以减少纤维蛋白分解、防止促凝血活动和纤溶酶原偷窃;研制合理的联合使用的药物和方法。如此,可望使现已明显降低的急性心肌梗死病死率进一步下降。

2.经皮腔内冠状动脉成形术(PTCA)

(1)直接PTCA(direct PTCA):急性心肌梗死发病后直接做PTCA。指征:静脉溶栓治疗有禁忌证者;合并心源性休克者(急诊PTCA挽救生命是作为首选治疗);诊断不明患者,如急性心肌梗死病史不典型或左束支传导阻滞(LBBB)者,可从直接冠状动脉造影和PTCA中受益;有条件在发病后数小时内行

PTCA 者。

（2）补救性 PTCA（rescue PTCA）：在发病 24 小时内，静脉溶栓治疗失败，患者胸痛症状不缓解时，行急诊 PTCA，以挽救存活的心肌，限制梗死面积进一步扩大。

（3）半择期 PTCA（semi-elective PTCA）：溶栓成功患者在梗死后 7～10 天内，有心肌缺血指征或冠脉再闭塞者。

（4）择期 PTCA（elective PTCA）：在急性心肌梗死后 4～6 周，用于再发心绞痛或有心肌缺血客观指征，如运动试验、动态心电图、^{201}Tl 运动心肌断层显像等证实有心肌缺血。

（5）冠状动脉旁路移植术（CABG）：适用于溶栓疗法及 PTCA 无效，而仍有持续性心肌缺血者；急性心肌梗死合并有左房室瓣关闭不全或室间隔穿孔等机械性障碍需要手术矫正和修补，同时进行 CABG；多支冠状动脉狭窄或左冠状动脉主干狭窄。

（五）缩小梗死面积

急性心肌梗死是心肌氧供/氧需的严重失衡，纠正这种失衡，就能挽救濒死的心肌，限制梗死的扩大，有效地减少并发症和改善患者的预后。控制心律失常，适当补充血容量和治疗心力衰竭，均有利于减少梗死区。目前多主张采用以下几种药物。

1.扩血管药物

扩血管药物必须应用于梗死初期的发展阶段，即起病后 6 小时之内。一般首选硝酸甘油静脉滴注或硝酸异山梨酯舌下含化，也可在皮肤上用硝酸甘油贴片或软膏。使用时应注意：静脉给药时，最好有血流动力学监测，当肺动脉楔压 <2.0 kPa（15 mmHg）、动脉压正常或增高时，其疗效较好，反之，则可使病情恶化；应从小剂量开始，在应用过程中保持肺动脉楔嵌压不低于 2.0 kPa（15 mmHg），且动脉压不低于正常底限，以保证必须的冠状动脉灌注。

2.β受体阻滞剂

大量临床资料表明，在急性心肌梗死发生后的 12 小时内，给普萘洛尔或阿普洛尔、阿替洛尔、美托洛尔等药治疗（最好是早期静脉内给药），常能明显降低患者的最高血清酶（CPK，CK-MB 等）水平，提示有限制梗死范围扩大的作用。但因这些药的负性肌力、负性频率作用，临床应用时，当心率低于每分钟 60 次，收缩压 $\leqslant14.6$ kPa（110 mmHg），有心力衰竭及下壁心肌梗死者应慎用。

3.低分子右旋糖苷及复方丹参等活血化瘀药物

一般可选用低分子右旋糖苷每天静脉滴注 250～500 mL,7～14 天为一个疗程。在低分子右旋糖苷内加入活血化瘀药物,如血栓通 4～6 mL、川芎嗪 80～160 mg 或复方丹参注射液 12～30 mL,疗效更佳。心功能不全者,低分子右旋糖苷慎用。

4.极化液

极化液可减少心肌坏死,加速缺血心肌的恢复。但近几年因其效果不显著,已趋向不用,仅用于急性心肌梗死伴有低血容量者。其他改善心肌代谢的药物有维生素 C(3～4 g)、辅酶 A(50～100 U)、肌苷(0.2～0.6 g)、维生素 B_6(50～100 mg),每天 1 次静脉滴注。

5.其他

有学者提出用大量激素(氢化可的松 150 mg/kg)或透明质酸酶(每次 500 U/kg,每 6 小时 1 次,每天 4 次),或用钙通道阻滞剂(硝苯地平 20 mg,每 4 小时 1 次)治疗急性心肌梗死,但对此分歧较大,尚无统一结论。

(六)严密观察,及时处理并发症

1.左心功能不全

急性心肌梗死时,左心功能不全因病理生理改变的程度不同,可表现轻度肺淤血、急性左心衰竭(肺水肿)、心源性休克。

(1)急性左心衰竭(肺水肿)的治疗:可选用吗啡、利尿剂(呋塞米等)、硝酸甘油(静脉滴注),尽早口服 ACEI 制剂(以短效制剂为宜)。肺水肿合并严重高血压时应静脉滴注硝普钠,由小剂量(10 μg/min)开始,据血压调整剂量。伴严重低氧血症者,可行人工机械通气治疗。洋地黄制剂在急性心肌梗死发病 24 小时内不主张使用。

(2)心源性休克:在严重低血压时应静脉滴注多巴胺 5～15 μg/(kg·min),一旦血压升至 12.0 kPa(90 mmHg)以上,可同时静脉滴注多巴酚丁胺 3～10 μg/(kg·min),以减少多巴胺用量。如血压不升,应使用大剂量多巴胺[≥15 μg/(kg·min)]。大剂量多巴胺无效时,可静脉滴注去甲肾上腺素,每次 2～8 μg/min。轻度低血压时,可用多巴胺或与多巴酚丁胺合用。药物治疗无效者,应使用主动脉内球囊反搏(Intra-aortic balloon pump,IABP)。急性心肌梗死合并心源性休克提倡 PTCA 再灌注治疗。中药可酌情选用独参汤、参附汤、生脉散等。

2.抗心律失常

急性心肌梗死有 90% 以上出现心律失常,绝大多数发生在梗死后 72 小时内,不论是快速性还是缓慢性心律失常,对急性心肌梗死患者均可引起严重后果。因此,应及早发现心律失常,特别是严重的心律失常前驱症状,并给予积极的治疗。

(1)对出现室性期前收缩的急性心肌梗死患者,均应严密心电监护及处理。频发的室性期前收缩或室性心动过速,应以利多卡因 50～100 mg 静脉注射,无效时 5～10 分钟可重复,控制后以每分钟 1～3 mg 静脉滴注维持,情况稳定后可改为药物口服;美西律 150～200 mg,普鲁卡因胺 250～500 mg,溴苄胺 100～200 mg 等,6 小时 1 次维持。

(2)对已发生心室颤动者,应立即行心肺复苏术,在进行心脏按压和人工呼吸的同时争取尽快实行电除颤,一般首次即采取较大能量(200～300 J),争取 1 次成功。

(3)对窦性心动过缓,如心率小于每分钟 50 次,或心率在每分钟 50～60 次但合并低血压或室性心律失常,可以阿托品每次 0.3～0.5 mg 静脉注射,无效时 5～10 分钟重复,但总量不超过 2 mg。也可以氨茶碱 0.25 g 或异丙基肾上腺素 1 mg 分别加入 300～500 mL 液体中静脉滴注,但这些药物有可能增加心肌耗氧或诱发室性心律失常,故均应慎用。以上治疗无效、症状严重时,可采用临时起搏措施。

(4)对房室传导阻滞一度和二度量型者,可应用肾上腺皮质激素、阿托品、异丙肾上腺素治疗,但应注意其不良反应。对三度及二度 Ⅱ 型者宜行临时心脏起搏。

(5)室上性快速心律失常者,可选用 β 阻滞剂、洋地黄类(24 小时内尽量不用)、维拉帕米、胺碘酮、奎尼丁、普鲁卡因胺等治疗;阵发性室上性、房颤及房扑药物治疗无效者,可考虑直流同步电转复或人工心脏起搏器复律。

3.机械性并发症的处理

(1)心室游离壁破裂:可引起急性心脏压塞致突然死亡,临床表现为电-机械分离或心脏停搏,常因难以即时救治而死亡。亚急性心脏破裂应积极争取冠状动脉造影后行手术修补及血管重建术。

(2)室间隔穿孔:伴血流动力学失代偿者,提倡在血管扩张剂和利尿剂治疗及 IABP 支持下,行早期或急诊手术治疗。如穿孔较小,无充血性心力衰竭,血流动力学稳定,可保守治疗,6周后择期手术。

(3)急性二尖瓣关闭不全:急性乳头肌断裂时突发左心衰竭和(或)低血压,主张用血管扩张剂、利尿剂及IABP治疗,在血流动力学稳定的情况下行急诊手术。因左心室扩大或乳头肌功能不全者,应积极应用药物治疗心力衰竭,改善心肌缺血并行血管重建术。

(七)恢复期处理

住院3~4周后,如病情稳定、体力增进,可考虑出院。近年主张出院前做症状限制性运动负荷心电图、放射性核素和(或)超声显像检查,如显示心肌缺血或心功能较差,宜行冠状动脉造影检查考虑进一步处理。心室晚电位检查有助于预测发生严重室性心律失常的可能性。

七、护理

(一)护理评估

1.病史

发病前常有明显诱因,如精神紧张、情绪激动、过度体力活动、饱餐、高脂饮食、糖尿病未控制、感染、手术、大出血、休克等。少数在睡眠中发病。有半数以上的患者过去有高血压及心绞痛史。部分患者则无明确病史及先兆表现,首次发作即是急性心肌梗死。

2.身体状况

(1)先兆:半数以上患者在梗死前数天至数周,有乏力,胸部不适,活动时心悸、气急、心绞痛等,最突出为心绞痛发作频繁,持续时间较长,疼痛较剧烈,甚至伴恶心、呕吐、大汗、心动过缓,硝酸甘油疗效差等,特称为梗前先兆。应警惕近期内发生心肌梗死的可能,要及时住院治疗。

(2)症状:急性心肌梗死的临床表现与梗死的大小、部位、发展速度及原来心脏的功能情况等有关。

疼痛:最常见的起始症状。典型的疼痛部位和性质与心绞痛相似,但疼痛更剧烈,诱因多不明显,持续时间较长,多在30分钟以上,也可达数小时或更长,休息和含服硝酸甘油多不能缓解。患者常烦躁不安、出汗、恐惧,或有濒死感。老年人、糖尿病患者,以及脱水、休克患者常无疼痛。少数患者以休克、急性心力衰竭、突然昏厥为始发症状。部分患者疼痛位于上腹部,或者疼痛放射至下颌、颈部、背部上方,易被误诊,应与相关疾病鉴别。

全身症状:有发热和心动过速等。发热由坏死物质吸收所引起,一般在疼痛后 24～48 小时出现,体温一般在 38 ℃ 左右,持续约 1 周。

胃肠道症状:常伴有恶心、呕吐、肠胀气和消化不良,特别是下后壁梗死者。重症者可发生呃逆。

心律失常:见于 75%～95% 的患者,以发病 24 小时内最多见,可伴心悸、乏力、头晕、昏厥等症状。其中以室性心律失常居多,可出现室性期前收缩、室性心动过速、心室颤动或加速性心室自主心律。如出现频发的、成对的、多源的和 R 落在 T 的室性期前收缩,或室性心动过速,常为心室颤动的先兆。心室颤动是急性心肌梗死早期主要的死因。室上性心律失常则较少,多发生在心力衰竭者中。缓慢型心律失常中以房室传导阻滞最为常见,束支传导阻滞和窦性心动过缓也较多见。

低血压和休克:见于 20%～30% 的患者。疼痛期的血压下降未必是休克。如疼痛缓解后收缩压仍低于 10.7 kPa(80 mmHg),伴有烦躁不安、面色苍白、皮肤湿冷、大汗淋漓、脉细而快、少尿、精神迟钝,甚或昏迷者,则为休克表现。休克多在起病后数小时至 1 周内发生,主要是心源性,为心肌收缩力减弱、心排血量急剧下降所致,尚有血容量不足、严重心律失常、周围血管舒缩功能障碍和酸中毒等因素参与。

心力衰竭:主要为急性左心衰竭。可在发病最初的几天内发生,或在疼痛、休克好转阶段出现。由心肌梗死后心脏收缩力显著减弱或不协调所致。患者可突然出现呼吸困难、咳泡沫痰、发绀等,严重时可发生急性肺水肿,也可继而出现全心衰竭。

(3)体征。①一般情况:患者常焦虑不安或恐惧,手抚胸部,面色苍白,皮肤潮湿,呼吸增快;如左心功能不全时呼吸困难,常取半卧位或咯粉红色泡沫痰;发生休克时四肢厥冷,皮肤有蓝色斑纹。多数患者于发病第 2 天体温升高,一般在 38 ℃ 左右,1 周内退至正常。②心脏:心脏浊音界可轻至中度扩大;心率增快或减慢;可有各种心律失常;心尖部第一心音常减弱,可出现第三或第四心音奔马律;一般听不到心脏杂音,二尖瓣乳头肌功能不全或腱索断裂时,心尖部可听到明显的收缩期杂音;室间隔穿孔时,胸骨左缘可闻及响亮的全收缩期杂音;发生严重的左心衰竭时,心尖部也可闻及收缩期杂音;1%～20% 的患者可在发病 3 天内出现心包摩擦音,持续数天,少数可持续 1 周以上。③肺部:发病早期肺底可闻及少数湿啰音,常在 2 天内消失,啰音持续存在或增多常提示左心衰竭。

3.实验室及其他检查

(1)心电图:可起到定性、定位、定期的作用。透壁性心肌梗死的典型改变是出现异常、持久的 Q 波或 QS 波。损伤型 ST 段的抬高,弓背向上与 T 波融合形成单向曲线,起病数小时之后出现,数天至数周回到基线。T 波改变:起病数小时内异常增高,数天至 2 周变为平坦,继而倒置。但有 5%～15% 的病例心电图表现不典型,其原因是小灶梗死、多处或对应性梗死、再发梗死、心内膜下梗死,以及伴室内传导阻滞、心室肥厚或预激综合征等。以上情况可不出现坏死性 Q 波,只表现为 QRS 波群高度、ST 段、T 波的动态改变。另外,右侧心肌梗死、真后壁和局限性高侧壁心肌梗死,常规导联中不显示梗死图形,应加做特殊导联以明确诊断。

(2)心向量图:当心电图不能肯定诊断为心肌梗死时,往往可通过心向量图得到证实。

(3)超声心动图:超声心动图并不用来诊断急性心肌梗死,但对探查心肌梗死的各种并发症极有价值,尤其是室间隔穿孔破裂,乳头肌或腱索断裂或功能不全造成的二尖瓣关闭不全、脱垂、室壁瘤和心包积液。

(4)放射性核素检查:放射性核素心肌显影及心室造影 ^{99m}Tc 及 ^{131}I 等形成热点成像或 ^{201}TI、^{42}K 等冷点成像可判断梗死的部位和范围。用门电路控制 γ 闪烁照相法进行放射性核素血池显像,可观察壁动作及测定心室功能。

(5)心室晚电位(LPs):心肌梗死时,LPs 阳性率为 28%～58%,其出现不似陈旧性心肌梗死稳定,但与室性心动过速与心室颤动有关,阳性者应进行心电监护及予以有效治疗。

(6)磁共振成像(MRI 技术):易获得清晰的空间隔像,故对发现间隔段运动障碍、间隔心肌梗死并发症较其他方法优越。

(7)实验室检查。①血常规:白细胞计数上升,达 $(10～20)\times10^9/L$,中性粒细胞增至 75%～90%。②红细胞沉降率:增快,可持续 1～3 周。③血清酶学检查:心肌细胞内含有大量的酶,受损时这些酶进入血液,测定血中心肌酶谱对诊断及估计心肌损害程度有十分重要的价值。常用的有以下几种。血清肌酸磷酸激酶(CPK):发病 4～6 小时在血中出现,24 小时达峰值,后很快下降,2～3 天消失。乳酸脱氢酶(LDH)在起病 8～10 小时后升高,达到高峰时间在 2～3 天,持续 1～2 周恢复正常。其中 CPK 的同工酶 CPK-MB 和 LDH 的同工酶 CDH 诊断的特异性最高,其增高程度还能更准确地反映梗死的范围。④肌红蛋白测定:

血清肌红蛋白升高出现时间比 CPK 略早,在 4 小时左右,多数 24 小时即恢复正常;尿肌红蛋白在发病后 5～40 小时开始排泄,持续时间平均达 83 小时。

(二)护理目标

(1)患者疼痛减轻。

(2)患者能遵医嘱服药,说出治疗的重要性。

(3)患者的活动量增加、心率正常。

(4)生命体征维持在正常范围。

(5)患者看起来放松。

(三)护理措施

1.一般护理

(1)安置患者于 CCU,连续监测心电图、血压、呼吸 5～7 天,对行漂浮导管检查者做好相应护理,询问患者有无心悸、胸闷、胸痛、气短、乏力、头晕等不适。

(2)病室保持安静、舒适,限制探视,有计划地护理患者,减少对患者的干扰,保证患者充足的休息和睡眠时间,防止任何不良刺激。据病情安置患者于半卧位或平卧位。第 1～3 天绝对卧床休息,翻身、进食、洗漱、排便等均由护理人员帮助料理;第 4～6 天可在床上活动肢体,无并发症者可在床上坐起,逐渐过渡到坐在床边或椅子上,每次 20 分钟,每天 3～5 次,鼓励患者深呼吸;第 1～2 周后开始在室内走动,逐步过渡到室外行走;第 3～4 周可试着上下楼梯或出院。病情严重或有并发症者应适当延长卧床时间。

(3)介绍本病知识和监护室的环境。关心、尊重、鼓励、安慰患者,以和善的态度回答患者提出的问题,帮助其树立战胜疾病的信心。

(4)给予低钠、低脂、低胆固醇、无刺激、易消化的饮食,少量多餐,避免进食过饱。

(5)心肌梗死患者由于卧床休息、消化功能减退、哌替啶或吗啡等止痛药物的应用,使胃肠功能和膀胱收缩无力抑制,易发生便秘和尿潴留。应予以足够的重视,酌情给予轻泻剂,嘱患者排便时勿屏气,避免增加心脏负担和导致附壁血栓脱落。排便不畅时宜加用开塞露,对 5 天无大便者可保留灌肠或给低压盐水灌肠。对排尿不畅者,可采用物理或诱导法,协助排尿,必要时进行导尿。

(6)吸氧:氧疗可改善低氧血症,有利于心肌梗死的康复。急性期给患者高流量吸氧,持续 48 小时。氧流量在每分钟 3～5 L,根据病情变化可延长吸氧时间。待疼痛减轻、休克解除,可降低氧流量。注意鼻导管的通畅,24 小时更换 1 次。如果合并急性左心衰竭,出现重度低氧血症时,病死率较高,可采用加压吸氧或乙醇除泡沫吸氧。

(7)防止血栓性静脉炎或深部静脉血栓形成:血栓性静脉炎表现为受累静脉局部红、肿、痛,可延伸呈条索状,多因反复静脉穿刺输液和多种药物输注所致。所以行静脉穿刺时应严格无菌操作,患者感觉输液局部皮肤疼痛或红肿,应及时更换穿刺部位,并予以热敷或理疗。下肢静脉血栓形成一般在血栓较大引起阻塞时才出现患肢肤色改变、皮肤温度升高和可凹性水肿。应注意每天协助患者做被动下肢活动 2～3 次,注意下肢皮肤温度和颜色的变化,避免选用下肢静脉输液。

2.病情观察与护理

急性心肌梗死是危重疾病,应早期发现危及患者生命的先兆表现,如能得到及时处理,可使病情转危为安。故需严密观察以下情况。

(1)血压:始发病时应 0.5～1 小时测量一次血压,随血压恢复情况逐步减少测量次数,每天 4～6 次,基本稳定后每天 1～2 次。若收缩压在 12.0 kPa(90 mmHg)以下,脉压减小,且音调低落,要注意患者的神志状态、脉搏、面色、皮肤色泽及尿量等,是否有心源性休克的发生。此时,在通知医师的同时,对休克者采取抗休克措施,如补充血容量,应用升压药、血管扩张剂及纠正酸中毒,避免脑缺氧,保护肾功能等。有条件者应准备好中心静脉压测定装备或漂浮导管测定肺微血管楔压设备,以正确应用输液量及调节液体滴速。

(2)心率、心律:在 CCU 进行连续的心电、呼吸监测,在心电监测示波屏上,应注意观察心率及心律变化。及时检出可能作为恶性心动过速先兆的任何室性期前收缩,以及心室颤动或完全性房室传导阻滞、严重的窦性心动过缓、房性心律失常等。如发现室性期前收缩为每分钟 5 次以上,呈二、三联律,多源性期前收缩,室性期前收缩的 R 波落在前一次主搏的 T 波之上,均为转变阵发性室性心动过速及心室颤动的先兆,易造成心搏骤停。遇有上述情况,在立即通知医师的同时,需应用相应的抗心律失常药物,并准备好除颤器和人工心脏起搏器,协同医师抢救处理。

(3)胸痛:急性心肌梗死患者常伴有持续剧烈的胸痛,因此,应注意观察患者的胸痛程度,因剧烈胸痛可导致低血压,加重心肌缺氧,扩大梗死面积,引起心力衰竭、休克及心律失常。常用的止痛剂有罂粟碱肌内注射或静脉滴注,硝酸甘油 0.6 mg 含服,疼痛较重者可用哌替啶或吗啡。在护理中应注意可能出现的药物不良反应,同时注意观察血压、尿量、呼吸及一般状态,确保用药的安全。

(4)呼吸急促:注意观察患者的呼吸状态,对有呼吸急促的患者应注意观察血压、皮肤黏膜的血循环情况、肺部体征的变化,以及血流动力学和尿量的变化。发现患者有呼吸急促、不能平卧、烦躁不安、咳嗽、咳泡沫样血痰时,立即取半坐位,给予吸氧,准备好快速强心、利尿剂,配合医师按急性心力衰竭处理。

(5)体温:急性心肌梗死患者可有低热,体温在 37~38.5 ℃,多持续 3 天左右。如体温持续升高,1 周后仍不下降,应疑有继发肺部或其他部位感染,及时向医师报告。

(6)意识变化:如发现患者意识恍惚,烦躁不安,应注意观察血流动力学及尿量的变化。警惕心源性休克的发生。

(7)器官栓塞:在急性心肌梗死第 1、2 周内,注意观察组织或脏器有无发生栓塞现象。因左心室内附壁血栓可脱落,而引起脑、肾、四肢、肠系膜等动脉栓塞,应及时向医师报告。

(8)心室膨胀瘤:在心肌梗死恢复过程中,心电图表现虽有好转,但患者仍有顽固性心力衰竭或心绞痛发作,应疑有心室膨胀瘤的发生。这是由于在心肌梗死区愈合过程中,心肌被结缔组织所替代,成为无收缩力的薄弱纤维瘢痕区。该区内受心腔内的压力而向外呈囊状膨出,形成心室膨胀瘤。应配合医师进行 X 线检查以确诊。

(9)心肌梗死后综合征:需注意在急性心肌梗死后 2 周、数个月甚至 2 年内,可并发心肌梗死后综合征。表现为肺炎、胸膜炎和心包炎征象,同时也有发热、胸痛、血沉和白细胞计数升高现象,酷似急性心肌梗死的再发。这是由于坏死心肌引起机体自身免疫变态反应所致。如心肌梗死的特征性心电图变化既有好转现象又有上述表现时,应做好 X 线检查的准备,配合医师做出鉴别诊断。因本病应用激素治疗效果良好,若因误诊而用抗凝药物,可导致心腔内出血而发生急性心脏压塞。故应严密观察病情,在确诊为本病后,应向患者及家属做好解释工作,解除顾虑,必要时给患者应用镇痛及镇静剂;做好休息、饮食等生活护理。

(四)健康教育

(1)注意劳逸结合,根据心功能进行适当的康复锻炼。

(2)避免紧张、劳累、情绪激动、饱餐、便秘等诱发因素。

(3)节制饮食,禁忌烟酒、咖啡、酸辣刺激性食物,多吃蔬菜、蛋白质类食物,少食动物脂肪、胆固醇含量较高的食物。

(4)按医嘱服药,随身常备硝酸甘油等扩张冠状动脉药物,定期复查。

(5)指导患者及家属,病情突变时,采取简易应急措施。

第三节　心源性休克

心源性休克是指由于严重的心脏泵功能衰竭或心功能不全导致心排血量减少,各重要器官和周围组织灌注不足而发生的一系列代谢和功能障碍综合征。

一、临床表现

多数心源性休克患者在出现休克之前,有相应心脏病史和原发病的各种表现,如急性肌梗死患者可表现严重心肌缺血症状,心电图可能提示急性冠状动脉供血不足,尤其是广泛前壁心肌梗死;急性心肌炎患者则可有相应感染史,并有发热、心悸、气短及全身症状,心电图可有严重心律失常;心脏手术后所致的心源性休克,多发生于手术1周内。

目前国内外对于心源性休克比较一致的诊断标准如下。

(1)收缩压低于12.0 kPa(90 mmHg)或原有基础血压降低4.0 kPa(30 mmHg),非原发性高血压患者一般收缩压小于10.7 kPa(80 mmHg)。

(2)循环血量减少的征象:①尿量减少,常少于20 mL/h。②神志障碍、意识模糊、嗜睡、昏迷等。③周围血管收缩,伴四肢厥冷、冷汗,皮肤湿凉、脉搏细弱快速、颜面苍白或发绀等外周循环衰竭征象。

(3)纠正引起低血压和低心排血量的心外因素(低血容量、心律失常、低氧血症、酸中毒等)后,休克依然存在。

二、诊断

(1)有急性心肌梗死、急性心肌炎、原发或继发性心肌病、严重的恶性心律失常、具有心肌毒性的药物中毒、急性心脏压塞及心脏手术等病史。

(2)早期患者烦躁不安、面色苍白,诉口干、出汗,但神志尚清;后逐渐表情淡漠、意识模糊、神志不清直至昏迷。

(3)体检可见心率逐渐增快,常>120次/分。收缩压<10.7 kPa(80 mmHg),脉压<2.7 kPa(20 mmHg),后逐渐降低,严重时血压测不出。脉搏细弱,四肢厥冷、肢端发绀,皮肤出现花斑样改变。心音低钝,严重者呈单音律。尿量<17 mL/h,甚至无尿。休克晚期出现广泛性皮肤、黏膜及内脏出血,即弥漫性血管内凝血的表现,以及多器官衰竭。

(4)血流动力学监测提示心脏指数降低、左室舒张末压升高等相应的血流动力学异常。

三、检查

(1)血气分析。

(2)弥漫性血管内凝血的有关检查:血小板计数及功能检测、出凝血时间、凝血酶原时间、各种凝血因子和纤维蛋白降解产物(FDP)。

(3)必要时做微循环灌注情况检查。

(4)血流动力学监测。

(5)胸部 X 线片、心电图,必要时做动态心电图检查,条件允许时行床旁超声心动图检查。

四、治疗

(一)一般治疗

(1)绝对卧床休息,有效止痛。由急性心肌梗死所致者,给予吗啡 3～5 mg或哌替啶 50 mg,静脉注射或皮下注射,同时给予地西泮、苯巴比妥(鲁米那)。

(2)建立有效的静脉通道,必要时行深静脉插管。留置导尿管监测尿量。持续心电、血压、血氧饱和度监测。

(3)氧疗:持续吸氧,氧流量一般为 4～6 L/min,必要时行气管插管或气管切开,人工呼吸机辅助呼吸。

(二)补充血容量

首选低分子右旋糖苷 250～500 mL 静脉滴注,或 0.9%氯化钠液、平衡液 500 mL 静脉滴注,最好在血流动力学监护下补液。前 20 分钟内快速补液 100 mL,如中心静脉压上升不超过 0.2 kPa(1.5 mmHg),可继续补液直至休克改善,或输液总量达 500～750 mL。无血流动力学监护条件者可参照以下指标进行判断:诉口渴,外周静脉充盈不良,尿量<30 mL/h,尿比重>1.02,中心静脉压<0.8 kPa(6 mmHg),则表明血容量不足。

(三)血管活性药物的应用

首选多巴胺或与间羟胺(阿拉明)联用,从 2～5 μg/(kg·min)开始渐增剂量,在此基础上根据血流动力学资料选择血管扩张剂:①肺充血而心排血量正常,肺毛细血管楔压>2.4 kPa(18 mmHg),而心脏指数>2.2 L/(min·m²)时,宜选用静脉扩张剂,如硝酸甘油 15～30 μg/min 静脉滴注或泵入,并可适当利尿。②心排血量低且周围灌注不足,但无肺充血,即心脏指数<2.2 L/(min·m²),肺毛细血

管楔压＜2.4 kPa(18 mmHg)而肢端湿冷时,宜选用动脉扩张剂,如酚妥拉明100～300 μg/min 静脉滴注或泵入,必要时增至 1 000～2 000 μg/min。③心排血量低且有肺充血及外周血管痉挛,即心脏指数＜2.2 L/(min · m²),肺毛细血管楔压＜2.4 kPa(18 mmHg)而肢端湿冷时,宜选用硝普钠,10 μg/min 开始,每5 分钟增加 5～10 μg/min,常用量为 40～160 μg/min,也有高达 430 μg/min 才有效。

(四)正性肌力药物的应用

1.洋地黄制剂

一般在急性心肌梗死的 24 小时内,尤其是 6 小时内应尽量避免使用洋地黄制剂,在经上述处理休克无改善时,可酌情使用毛花苷 C 0.2～0.4 mg,静脉注射。

2.拟交感胺类药物

心排血量低、肺毛细血管楔压不高、体循环阻力正常或低下、合并低血压时,选用多巴胺,用量同前;而心排血量低、肺毛细血管嵌顿压高、体循环血管阻力和动脉压在正常范围者,宜选用多巴酚丁胺 5～10 μg/(kg · min),亦可选用多培沙明 0.25～1.0 μg/(kg · min)。

3.双异吡啶类药物

常用氨力农 0.5～2 mg/kg,稀释后静脉注射或静脉滴注,或米力农 2～8 mg,静脉滴注。

(五)其他治疗

1.纠正酸中毒

常用 5％碳酸氢钠或摩尔乳酸钠,根据血气分析结果计算补碱量。

2.激素应用

早期(休克 4～6 小时内)可尽早使用糖皮质激素,如地塞米松(氟美松)10～20 mg 或氢化可的松100～200 mg,必要时每 4～6 小时重复 1 次,共用 1～3 天,病情改善后迅速停药。

3.纳洛酮

首剂 0.4～0.8 mg,静脉注射,必要时在 2～4 小时后重复 0.4 mg,继以1.2 mg 置于 500 mL 液体内静脉滴注。

4.机械性辅助循环

经上述处理后休克无法纠正者,可考虑 IABP、体外反搏、左室辅助泵等机械性辅助循环。

5.原发疾病治疗

急性心肌梗死患者应尽早进行再灌注治疗,溶栓失败或有禁忌证者应在IABP支持下进行急诊冠状动脉成形术,急性心脏压塞者应立即行心包穿刺减压,乳头肌断裂或室间隔穿孔者应尽早进行外科修补等。

6.心肌保护

1,6-二磷酸果糖5～10 g/d,或磷酸肌酸(护心通)2～4 g/d,酌情使用血管紧张素转换酶抑制剂等。

(六)防治并发症

1.呼吸衰竭

持续氧疗,必要时呼气末正压给氧,适当应用呼吸兴奋剂,如尼可刹米(可拉明)0.375 g或洛贝林(山梗菜碱)3～6 mg静脉注射;保持呼吸道通畅,定期吸痰,加强抗感染等。

2.急性肾衰竭

注意纠正水、电解质紊乱及酸碱失衡,及时补充血容量,酌情使用利尿剂,如呋塞米20～40 mg静脉注射。必要时可进行血液透析、血液滤过或腹膜透析。

3.保护脑功能

酌情使用脱水剂及糖皮质激素,合理使用兴奋剂及镇静剂,适当补充促进脑细胞代谢药,如脑活素、胞磷胆碱、三磷酸腺苷等。

4.防治弥散性血管内凝血(DIC)

休克早期应积极应用低分子右旋糖苷、阿司匹林(乙酰水杨酸)、双嘧达莫(潘生丁)等抗血小板及改善微循环药物。有DIC早期指征时,应尽早使用肝素抗凝,首剂3 000～6 000 U静脉注射,后续以500～1 000 U/h静脉滴注,监测凝血时间调整用量,后期适当补充消耗的凝血因子。对有栓塞表现者可酌情使用溶栓药,如小剂量尿激酶[$(25～50)\times10^4$ U]或链激酶。

五、护理

(一)急救护理

(1)护理人员熟练掌握常用仪器、抢救器材及药品。

(2)各抢救用物定点放置、定人保管、定量供应、定时核对、定期消毒,使其保持完好备用状态。

(3)患者一旦发生昏厥,应立即就地抢救并通知医师。

（4）应及时给予吸氧，建立静脉通道。

（5）按医嘱准、稳、快地使用各类药物。

（6）若患者出现心搏骤停，立即进行心、肺、脑复苏。

（二）护理要点

1.面罩给氧或鼻导管给氧

面罩要严密，鼻导管吸氧时，导管插入要适宜，调节氧流量 4～6 L/min，每天更换鼻导管一次，以保持导管通畅。如发生急性肺水肿时，立即协助患者取端坐位，两腿下垂，以减少静脉回流，同时加用 30% 乙醇吸氧，降低肺泡表面张力，特别是患者咳大量粉红色泡沫样痰时，应及时用吸引器吸引，保持呼吸道通畅，以免发生窒息。

2.建立静脉输液通道

护士应建立静脉通道 1～2 条。在输液时，注意控制输液速度。应当根据心率、血压等情况，随时调整输液速度，特别是当液体内有血管活性药物时，更应注意输液通畅，避免管道滑脱、输液外渗。

3.尿量观察

如果患者 6 小时无尿或每小时＜20 mL，说明肾小球滤过量不足，如无肾实质变说明血容量不足。相反，每小时尿量＞30 mL，表示微循环功能良好，肾血灌注好，是休克缓解的可靠指标。如果血压回升，而尿量仍很少，考虑发生急性肾衰竭，应及时处理。

4.血压、脉搏、外周循环的观察

血压变化直接标志着休克的病情变化及预后，因此，在发病几小时内应严密观察血压，15～30 分钟一次，待病情稳定后 1～2 小时观察一次。若收缩压下降到 10.7 kPa（80 mmHg）以下，脉压＜2.7 kPa（20 mmHg）或患者原有高血压，血压的数值较原血压下降 2.7～4.0 kPa（20～30 mmHg），要立即通知医师迅速给予处理。

脉搏的快慢取决于心率，其节律是否整齐也与心搏节律有关，脉搏强弱与心肌收缩力及排血量有关。所以休克时脉搏在某种程度上反映心功能，同时，临床上脉搏的变化往往早于血压变化。

心源性休克由于心排血量减少，外周循环灌注量减少，血液留滞，外周发绀，尤其以口唇、黏膜及甲床最明显，四肢也因血运障碍而冰冷，皮肤潮湿。这时，即使血压不低，也应按休克处理。当休克逐步好转时，外周循环得到改善，发绀减轻,四肢转温。所以外周循环的变化也是休克病情变化的一个标志。

5.心电监护的护理患者入院后

立即建立心电监护,通过心电监护可及时发现致命的室性心动过速或心室颤动。患者入院后,一般监测 24～48 小时,有条件可直到休克缓解或心律失常纠正。常用标准Ⅱ导进行监测,必要时描记心电记录。在监测过程中,要严密观察心律、心率的变化,对于频发室早(每分钟 5 个以上)、多源性室早,室早呈二联律、三联律,室性心动过速,R-on-T、R-on-P(室早落在前一个 P 波或 T 波上)立即报告医师,积极配合抢救,准备各种抗心律失常药,随时做好除颤和起搏的准备,分秒必争,以挽救患者的生命。

此外,还必须做好患者的保温工作,防止呼吸道并发症和预防压疮等方面的基础护理工作。

第四节　原发性高血压

原发性高血压的病因复杂,不是由单个因素引起的,而是环境因素与遗传相互作用的结果。要诊断高血压,必须对照规定的高血压标准,在未服降压药的情况下,测两次或两次以上非同日多次重复的血压,将所得的平均值作为依据,偶然测得一次血压增高不能诊断为高血压,必须重复测量和进一步观察。测得高血压时,要做相应的检查以排除继发性高血压。若患者是继发性高血压,未明确病因即当成原发性高血压而长期给予降压治疗,不但疗效差,而且原发性疾病严重发作常可危及生命。

一、一般表现

原发性高血压通常起病缓慢,早期常无症状,可以多年自觉良好而偶于体格检查时发现血压升高,少数患者则在发生心、脑、肾等并发症后才被发现。高血压患者可有头痛、眩晕、气急、疲劳、心悸、耳鸣等症状,但并不一定与血压水平呈正比。往往是在患者得知患有高血压后才注意到。

高血压病初期只是在精神紧张、情绪波动后血压暂时升高,随后可恢复正常,以后血压升高逐渐趋于明显而持久,但一天之内,白昼与夜间血压水平仍可有明显的差异。

高血压病后期的临床表现常与心、脑、肾功能不全或器官并发症有关。

二、辅助检查

(一)实验室检查

为了诊断原发性高血压、了解靶器官(主要指心、脑、肾、血管)的功能状态并指导正确选择药物治疗,必须进行下列实验室检查:血、尿常规、肾功能、血尿酸、脂质、糖、电解质、心电图和胸部X线检查。早期患者上述检查可无特殊异常,后期高血压患者可出现尿蛋白增多及尿常规异常,肾功能减退,胸部X线可见主动脉弓迂曲延长、左室增大,心电图可见左心室肥大劳损。部分患者可伴有血清总胆固醇、甘油三酯、低密度脂蛋白胆固醇的增高和高密度脂蛋白胆固醇的降低,亦常有血糖或尿酸水平增高。目前认为,上述生化异常可能与原发性高血压的发病机制有一定的内在联系。

(二)眼底检查

眼底检查有助于对高血压严重程度的了解,眼底分级法的标准如下:Ⅰ级,视网膜动脉变细、反光增强;Ⅱ级,视网膜动脉狭窄、动静脉交叉压迫;Ⅲ级,上述血管病变基础上有眼底出血、棉絮状渗出;Ⅳ级,上述基础上出现视盘水肿。大多数患者仅为Ⅰ、Ⅱ级变化。

(三)动态血压监测

动态血压监测与普通血压测量不同,动态血压监测是由仪器自动定时测量血压,可每隔15~30分钟自动测压(时间间隔可调节),连续24小时或更长。可测定白昼与夜间各时间段血压的平均值和离散度,能较敏感、客观地反映实际血压水平。

正常人血压呈明显的昼夜波动,动态血压曲线呈双峰一谷,即夜间血压最低,清晨起床活动后血压迅速升高,在上午6~10时及下午4~8时各有一高峰,继之缓慢下降。中、轻度高血压患者血压昼夜波动曲线与正常类似,但血压水平较高。早晨血压升高可伴有血儿茶酚胺浓度升高、血小板聚集增加及纤溶活性增高等变化,可能与早晨较多发生心脑血管急性事件有关。

血压变异性和血压昼夜节律与靶器官损害及预后有较密切的关系,即伴明显靶器官损害或严重高血压患者,其血压的昼夜节律可消失。

目前尚无统一的动态血压正常值,但可参照以下正常上限标准:24小时平均血压值<17.3 kPa(130 mmHg),白昼均值<18.0 kPa(135 mmHg),夜间均值<16.7 kPa(125 mmHg)。夜间血压均值比白昼降低>10%,如降低不及10%,

可认为血压昼夜节律消失。

动态血压监测可用于诊断白大衣性高血压,即在诊所内血压升高,而诊所外血压正常;判断高血压的严重程度,了解其血压变异性和血压昼夜节律;指导降压治疗和评价降压药物疗效;诊断发作性高血压或低血压。

三、原发性高血压危险度的分层

原发性高血压的严重程度并不单纯与血压升高的水平有关,必须结合患者总的心血管疾病危险因素及合并的靶器官损害作全面的评价,治疗目标及预后判断也必须以此为基础。心血管疾病危险因素包括吸烟、高脂血症、糖尿病、年龄>60岁、男性或绝经后女性、心血管疾病家族史(发病年龄女性<65岁,男性<55岁)。靶器官损害及合并的临床疾病包括心脏疾病(左心室肥大、心绞痛、心肌梗死、既往曾接受冠状动脉旁路手术、心力衰竭),脑血管疾病(脑卒中或短暂性脑缺血发作),肾脏疾病(蛋白尿或血肌酐升高),周围动脉疾病,高血压视网膜病变(大于等于Ⅲ级)。

危险度的分层是把血压水平、危险因素及合并的器官受损情况相结合,分为低、中、高和极高危险组。治疗时不仅要考虑降压,还要考虑危险因素及靶器官损害的预防及逆转。①低度危险组:高血压1级,不伴有上列危险因素,治疗以改善生活方式为主,如6个月后无效,再给药物治疗。②中度危险组:高血压1级伴1～2个危险因素,或高血压2级不伴有或伴有不超过2个危险因素者。治疗除改善生活方式外,还应给予药物治疗。③高度危险组:高血压1～2级伴至少3个危险因素者,必须药物治疗。④极高危险组:高血压3级或高血压1～2级伴靶器官损害及相关的临床疾病者(包括糖尿病),必须尽快给予强化治疗。

四、临床类型

原发性高血压大多起病及进展均缓慢,病程可长达十余年至数十年,症状轻微,逐渐导致靶器官损害。但少数患者可表现为急进重危,或具特殊表现而构成不同的临床类型。

(一)高血压急症

高血压急症是指高血压患者血压显著地或急剧地升高[收缩压>26.7 kPa(200 mmHg),舒张压>17.3 kPa(130 mmHg)],常同时伴有心、脑、肾及视网膜等靶器官功能损害的一种严重危及生命的临床综合征。其舒张压>18.7 kPa(140 mmHg)和(或)收缩压>29.3 kPa(220 mmHg),无论有无症状,也应视为高血压急症。高血压急症包括高血压脑病、高血压危象、急进型高血压、恶性高血压,高血压合并颅内出血、急性冠状动脉功能不全、急性左心衰竭、主动脉夹层血肿及子痫、嗜铬细胞瘤危象等。

(二)恶性高血压

1%～5%的中、重度高血压患者可发展为恶性高血压,其发病机制尚不清楚,可能与不及时治疗或治疗不当有关。病理上以肾小动脉纤维样坏死为突出特征。临床特点:①发病较急骤,多见于中、青年。②血压显著升高,舒张压持续＞17.3 kPa(130 mmHg)。③头痛、视力模糊、眼底出血、渗出和视盘水肿。④肾脏损害突出,表现为持续蛋白尿、血尿及管型尿,并可伴肾功能不全。⑤进展迅速,如不给予及时治疗,预后不佳,可死于肾衰竭、脑卒中或心力衰竭。

(三)高血压危重症

1.高血压危象

在高血压病程中,由于周围血管阻力的突然上升,血压明显升高,出现头痛、烦躁、眩晕、恶心、呕吐、心悸、气急及视力模糊等症状。伴靶器官病变者可出现心绞痛、肺水肿或高血压脑病。血压以收缩压显著升高为主,也可伴舒张压升高。发作一般历时短暂,控制血压后病情可迅速好转,但易复发。当危象发作时,交感神经活动亢进,血中儿茶酚胺升高。

2.高血压脑病

高血压脑病是指在高血压病程中发生急性脑血液循环障碍,引起脑水肿和颅内压增高而产生的临床征象。发生机制可能为过高的血压突破了脑血管的自身调节机制,导致脑灌注过多,液体渗入脑血管周围组织,引起脑水肿。临床表现有严重头痛、呕吐、神志改变,较轻者可仅有烦躁、意识模糊,严重者可发生抽搐、昏迷。

(四)急进型高血压

急进型高血压占高血压患者中1%～8%,多见于年轻人,男性居多。临床特点:①收缩压、舒张压均持续升高,舒张压常持续≥17.3 kPa(130 mmHg),很少有波动。②症状多而明显呈进行性加重,有一些患者高血压是缓慢病程,但之后突然迅速发展,血压显著升高。③出现严重的内脏器官的损害,常在2年内发生心、脑、肾损害和视网膜病变,出现脑卒中、心肌梗死、心力衰竭、尿毒症及视网膜病变(眼底Ⅲ级以上改变)。

(五)缓进型高血压

这种类型占95%以上,临床上又称为良性高血压。因其起病隐匿,病情发展缓慢,病程较长,可达数十年,多见于中老年人。临床表现:①早期可无任何明显症状,仅有轻度头痛或不适,休息之后可自行缓解。偶测血压时才发现高血压。②逐渐发展,患者表现为头痛、头晕、失眠、乏力、记忆力减退症状,血压也随着病情发展逐步升高并趋向持续性,波动幅度也随之减小,并伴随心、脑、肾等器官的器质性损害。

此型高血压病由于病程长,早期症状不明显,所以患者容易忽视其治疗,思想上不重视,不能坚持服药,最终造成不可逆的器官损害,危及生命。

(六)老年人高血压

年龄超过 60 岁达高血压诊断标准者即为老年人高血压。临床特点:①半数以上以收缩压为主,即单纯收缩期高血压[收缩压>18.7 kPa(140 mmHg),舒张压<12.0 kPa(90 mmHg)],此与老年人大动脉弹性减退、顺应性下降有关,使脉压增大。流行病资料显示,单纯收缩压的升高也是心血管病致死的重要危险因素。②部分老年人高血压是由中年原发性高血压延续而来,属收缩压和舒张压均增高的混合型。③老年人高血压患者心、脑、肾器官常有不同程度损害,靶器官并发症如脑卒中、心力衰竭、心肌梗死和肾功能不全较为常见。④老年人压力感受路敏感性减退,对血压的调节功能降低,易造成血压波动及直立性低血压,尤其在使用降压药物治疗时要密切观察。老年人选用高血压药物时,宜选用平和、缓慢的制剂,如利尿剂和长效钙通道阻滞剂及 ACEI 等;常规给予抗凝剂治疗;定期测量血压以予调整剂量。

(七)难治性高血压

难治性高血压又称顽固性或有抵抗性的高血压。临床特点:①治疗前血压≥24.0 kPa(180 mmHg),经过充分的、合理的、联合应用 3 种药物(包括利尿剂),血压仍不能降至 18.7 kPa(140 mmHg),则被认为是难治性高血压。②对于老年单纯收缩期高血压,如治疗前收缩压>26.7 kPa(200 mmHg),经三联治疗,收缩压不能降至 22.7 kPa(170 mmHg)以下,或治疗前收缩压 21.3~26.7 kPa(160~200 mmHg),而治疗后不能降至 21.3 kPa(160 mmHg)以下及至少低1.3 kPa(10 mmHg),亦称为难治性高血压。充分合理的治疗应包括至少三种不同药理作用的药物,包括利尿剂并加之以下两种:β受体阻滞剂,直接的血管扩张药,钙通道阻滞剂或血管紧张素转化酶抑制剂。应当说明的是,并不是所有严重的高血压都是难治性高血压,也不是难治性高血压都是严重高血压。

诊断难治性高血压应排除假性高血压及白大衣高血压,并排除继发性高血压,如嗜铬细胞瘤、原发性醛固酮增生症、肾血管性高血压等;中年或老年患者过去有效的治疗以后变得无效,则强烈提示肾动脉硬化及狭窄,肾动脉造影可确定诊断,肾血管再建术可能是降低血压的唯一有效方法。

难治性高血压的主要原因可能有以下几种:①患者的依从性不好,即患者没有按医师的医嘱服药,这可能是最主要的原因。依从性不好的原因可能是药物方案复杂或服药次数频繁,患者未认识到控制好血压的重要性,药物费用及不良反应等。②患者食盐量过高(>5 g/d),或继续饮酒,体重控制不理想。应特别注意来自加工食品中的盐,如咸菜、罐头、腊肉、香肠、酱油、酱制品、咸鱼、成豆制品等,应劝说患者戒烟、减肥,肥胖者减少热量摄入量。③医师不愿使用利尿药或使用多种作用机制相同的药物。④药物相互作用,如阿司匹林或非甾体抗炎药因抑制前列腺素合成而干扰高血压的控制,拟交感胺类可使血压升高,麻黄素、口服避孕药、雄性激素、过多的甲状腺素、糖皮质激素等可使血压升高或加剧原先的高血压;考来烯胺可妨碍抗高血压药物的经肠道吸收。三环类抗抑郁药,苯异丙胺、抗组胺、单胺氧化酶抑制剂及可卡因干扰胍乙啶的药理作用。

(八)儿童高血压

关于儿童高血压的诊断标准尚未统一。如 WHO 规定:13 岁以上正常上限为 18.7 kPa(140 mmHg),13 岁以下则为 18.0 kPa(135 mmHg)。《实用儿科学》中规定:8 岁以下舒张压>10.7 kPa(80 mmHg),8 岁以上>12.0 kPa(90 mmHg);或收缩压>16.0 kPa(120 mmHg)与舒张压>10.7 kPa(80 mmHg)为高血压。儿童血压测量方法与成年人有所不同:①舒张压以 Korotloff 第四音为准。②根据美国心脏病协会规定,使用袖带的宽度,1 岁以下为 2.5 cm,1~4 岁 5~6 cm,5~8 岁 8~9 cm,成人 12.5 cm,否则将会低估或高估血压的高度。诊断儿童高血压应十分慎重,特别是轻度高血压者应加强随访。一经确诊为儿童高血压后,首先除外继发性高血压。继发性高血压最常见的病因是肾脏疾病,其次是肾动脉血栓、肾动脉狭窄、先天性肾动脉异常、主动脉缩窄、嗜铬细胞瘤等。

临床特点:①5%的患者有高血压家族史。②早期一般无明显症状,部分患者可有头痛,尤在剧烈运动时易发生。③超体重肥胖者达 50%。④平素心动过速,心前区搏动明显,呈现高动力循环状态。⑤尿儿茶酚胺水平升高,尿缓激肽水平降低,血浆肾素活性轻度升高,交感神经活性增高。⑥对高血压的耐受力强,一般不引起心、肾、脑及眼底的损害。

(九)精神紧张性高血压

交感神经系统在发病中起着重要作用。交感神经系统活性增强可导致以下问题的发生:①血浆容量减少,血小板聚集,因而易诱发血栓形成。②激活肾素-血管紧张素系统,再加上儿茶酚胺的作用,引起左室血管肥厚,肥厚的血管更易引起血管痉挛。③副交感神经系统活性较低和交感神经系统活性增强,是易引起心律失常、心动过速的因素。④降低骨骼肌对胰岛素的敏感性,其主要机制为,在紧急情况下,交感神经系统活性增高引起血管收缩,导致运输至肌肉的葡萄糖减少;去甲肾上腺素刺激 β 受体也可引起胰岛素耐受,持续的交感神经系统还可以造成肌肉纤维类型由胰岛素耐受性慢收缩纤维转变成胰岛素耐受性快收缩纤维,这些变化可致血浆胰岛素浓度水平升高,并促进动脉粥样硬化。

(十)白大衣性高血压

白大衣性高血压是指在诊疗单位内血压升高,但在诊疗单位外血压正常。有学者估计,在高血压患者中,有 20%～30% 为白大衣高血压,故近年来提出患者自我血压监测(HBPM)。HBPM 有下列好处:①能更全面更准确地反映患者的血压。②没有"白大衣效应"。③提高患者服药治疗和改变生活方式的顺从性。④无观察者的偏倚现象。自测血压可使用水银柱血压计,亦可使用动态血压监测(ABPM)的方法进行判断。有学者认为白大衣性高血压也应予以重视,它可能是早期高血压的表现之一。我国目前的参考诊断标难为白大衣性高血压患者诊室收缩压>21.3 kPa(160 mmHg)和(或)舒张压>12.0 kPa(90 mmHg),并且白昼动态血压收缩压<18.0 kPa(135 mmHg)、舒张压<10.7 kPa(80 mmHg),这还需要经过临床的验证和评价。

白大衣性高血压多见于女性、年轻人、体形瘦及诊所血压升高、病程较短者。在这类患者中,规律性的、反复出现的应激方式,如上班工作,不会引起血压升高。ABPM 有助于诊断白大衣性高血压。其确切的自然史与预后还不很清楚。

(十一)应激状态

偏快的心率是处于应激状态的一个标志,心动过速是交感神经活性增高的一个可靠指标,同时也是心血管病病死率的一个独立危险因素。心率增快与血压升高、胆固醇升高、甘油三酯升高、血球压积升高、体质指数升高、胰岛素抵抗、血糖升高、高密度脂蛋白-胆固醇降低等密切相关。

(十二)夜间高血压

24 小时动态血压监测发现部分患者的血压正常节律消失,夜间收缩压或舒张压的降低小于日间血压平均值的 10%,甚至夜间血压反高于日间血压。夜间高血压常见于某些继发性高血压(如嗜铬细胞瘤、原发性醛固酮增多症、肾性高血压)、恶性高血压,以及合并心肌梗死、脑卒中的原发性高血压。夜间高血压的产生机制与神经内分泌正常节律障碍、夜间上呼吸道阻塞、换气过低和睡眠觉醒有关,其主要症状是响而不规则的大鼾、夜间呼吸暂停及日间疲乏和嗜睡。这种患者常伴有超重,易发生脑卒中、心肌梗死、心律失常和猝死。

(十三)肥胖型高血压

肥胖者易患高血压,其发病因素是多方面的,伴随的危险因素越多,预后越差。本型高血压患者心、肾、脑、肺功能均较无肥胖者更易受损害,且合并糖尿病、高脂血症、高尿酸血症者多,患冠心病、心力衰竭、肾功能障碍者明显增加。

(十四)夜间低血压性高血压

夜间低血压性高血压是指日间为高血压(特别是老年收缩期性高血压),夜间血压过度降低,即夜间较日间血压低超过 20%。其发病机制与血压调节异常、血压节律改变有关。该型高血压易发生腔隙性脑梗死,可能与夜间脑供血不足、高凝状态有关。治疗应注意避免睡前使用降压药(尤其是能使夜间血压明显降低的药物)。

(十五)顽固性高血压

顽固性高血压是指高血压患者服用 3 种以上的不同作用机制的全剂量降压药物,测量血压仍不能控制在 18.7/12.7 kPa(140 mmHg)以下或舒张压≥13.3 kPa(100 mmHg),老年患者血压仍>21.3/12.0 kPa(160/90 mmHg),或收缩压不能降至 18.7 kPa(140 mmHg)以下。顽固性高血压的原因:①治疗不当。应采用不同机制的降压药物联合应用。②对药物的不能耐受。由于降压药物引起不良反应而中断用药,常不服药或间断服药,造成顺应性差。③继发性高血压。当患者血压明显升高并对多种治疗药物呈抵抗状态的,应考虑排除继发因素。常见肾动脉狭窄、肾动脉粥样斑块形成、肾上腺疾病等。④精神因素。工作繁忙造成白天血压升高,夜间睡眠时血压正常。⑤过度摄钠。尤其高血压人群中,盐敏感性高血压约占 50%,如老年患者和肾功能减退者,盐摄入量过高更易发生顽固性高血压,而低钠饮食可改善其对药物的抵抗性。

五、护理评估

(一)病史

应注意询问患者有无高血压家族史,个性特征,职业、人际关系、环境中有无引发本病的应激因素,生活与饮食习惯、烟酒嗜好,有无肥胖、心脏病、肾脏病、糖尿病、高脂血症、痛风、支气管哮喘等病史及用药情况。

(二)身体状况

高血压病根据起病和病情进展缓急分为缓进型和急进型两类,前者多见,后者占高血压病的 1%~5%。

1.一般表现

缓进型原发性高血压起病隐匿,病程进展缓慢,早期多无症状,偶在体格检查时发现血压升高,少数患者在发生心、脑、肾等并发症后才被发现。高血压患者可在精神紧张、情绪激动或劳累后有头晕、头痛、眼花、耳鸣、失眠、乏力、注意力不集中等症状,但症状与血压增高程度并不一定一致。

患者血压随季节、昼夜、情绪等因素有较大波动,表现为冬季较夏季高、清晨较夜间高、激动时较平静时高等特点。体检时可听到主动脉瓣区第二心音亢进、主动脉瓣区收缩期杂音,少数患者在颈部或腹部可听到血管杂音。长期持续高血压可有左心室肥厚。

高血压病早期血压仅暂时升高,去除原因和休息后可恢复,称为波动性高血压阶段。随病情进展,血压呈持久增高,并有脏器受损表现。

2.并发症

主要表现心、脑、肾等重要器官发生器质性损害和功能性障碍。

(1)心脏:血压长期升高,增加了左心室的负担。左心室因代偿而心肌肥厚,继而扩张,形成高血压性心脏病。在心功能代偿期,除有劳累性心悸外,其他症状不明显。心功能失代偿时,则表现为心力衰竭。由于高血压后期可并发动脉粥样硬化,故部分患者可并发冠心病,发生心绞痛、心肌梗死。

(2)脑:重要的脑血管病变表现有以下几种。①一时性(间歇性)脑血管痉挛:可使脑组织缺血,产生头痛、一时性失语、失明、肢体活动不灵或偏瘫。可持续数分钟至数天,一般在 24 小时内恢复。②脑出血:一般在紧张的体力或脑力劳动时容易发生,如情绪激动、搬重物等时突然发生。其临床表现因出血部位不同而异,最常见的部位在脑基底节豆状核,故常损及内囊,又称内囊出血。其主要表现为突然摔倒,迅速昏迷,头、眼转向出血病灶的同侧,出血病灶对侧的"三偏"症状,即偏瘫、偏身感觉障碍和同侧偏盲。呼吸深沉而有鼾声,大小便失禁。瘫痪肢体开始完全弛缓,腱反射常引不出。数天后,瘫痪肢体肌张力增高,反射亢进,出现病理反射。③脑动脉血栓形成:多在休息睡眠时发生,常先有头晕、失语、肢体麻木等症状,然后逐渐发生偏瘫,一般无昏迷。随病情进展,可发生昏迷甚至死亡。上述脑血管病变的表现,中医统称为"中风"或"卒中",西医统称为

"脑血管意外"。④高血压脑病：是指脑小动脉发生持久而严重的痉挛、脑循环发生急性障碍，导致脑水肿和颅内压增高，可发生于急进型或严重的缓进型高血压病患者。表现为血压持续升高，常超过 26.7 kPa(200 mmHg)，剧烈头痛、恶心、呕吐、眩晕、抽搐、视力模糊、意识障碍，直至昏迷。发作可短至数分钟，长者可达数小时或数天。

（3）肾：长期高血压可致肾小动脉硬化，当肾功能代偿时，临床上无明显肾功能不全表现。当肾功能转入失代偿期时，可出现多尿、夜尿增多、口渴、多饮，提示肾浓缩功能降低，尿比重固定在 1.010 左右，称为等渗尿。当肾功能衰退时，可发展为尿毒症，血中肌酐、尿素氮增高。

（4）眼底视网膜血管改变：目前我国采用 Keith-Wegener 4 级眼底分级法。Ⅰ级，视网膜动脉变细；Ⅱ级，视网膜动脉狭窄，动脉交叉压迫；Ⅲ级，眼底出血或棉絮状渗出；Ⅳ级，视盘水肿。眼底的改变可反映高血压的严重程度。

3.急进型高血压病

急进型高血压占高血压病的 1‰左右，可由缓进型突然转变而来，也可起病即为急进型。多见于青年和中年。基本的临床表现与缓进型高血压病相似，但各种症状更为突出，具有病情严重、发展迅速、肾功能急剧恶化和视网膜病变（眼底出血、渗出、视盘水肿）等特点。血压显著增高，舒张压持续在 17.3～18.7 kPa(130～140 mmHg)或更高，常于数月或 2 年内出现严重的心、脑、肾损害、最后常为尿毒症死亡，也可死于急性脑血管疾病或心力衰竭。经治疗后，少数病情亦可转向稳定。

高血压危象是指短期内血压急剧升高的严重临床表现。它是在高血压的基础上，交感神经亢进致周围小动脉强烈痉挛，这是血压进一步升高的结果，常表现为剧烈头痛、神志改变、恶心、呕吐、心悸、呼吸困难等。收缩压可高达 34.7 kPa(260 mmHg)，舒张压为 16.0 kPa(120 mmHg)以上。

(三)实验室及其他检查

1.尿常规检查

可呈阴性或有少量蛋白和红细胞。急进型高血压患者尿中常有大量蛋白、红细胞和管型，肾功能减退时尿比重降低，尿浓缩和稀释功能减退，血中肌酐和尿素氮增高。

2.X 线检查

轻者主动脉迂曲延长或扩张，并发高血压性心脏病时，左心室增大，心脏呈靴形样改变。

3.超声波检查

心脏受累时,二维超声显示:早期左室壁搏动增强,第Ⅱ期多见室间隔肥厚,继则左心室后型肥厚;左心房轻度扩大;超声多普勒于二尖瓣上可测出舒张期血流速度减慢,舒张末期速度增快。

4.心电图和心向量图检查

心脏受累的患者又可见左心室增厚或兼有劳损,P波可增宽或有切凹,P波振幅增大,特别终末向后电力更为明显。偶有心房颤动或其他心律失常。

5.血浆肾素活性和血管紧张素Ⅱ浓度测定

两者可增高、正常或降低。

6.血浆心钠素浓度测定

心钠素浓度降低。

六、护理目标

(1)头痛减轻或消失。

(2)焦虑减轻或消失。

(3)血压维持在正常水平,未发生意外伤害。

(4)能建立良好的生活方式,合理膳食。

七、护理措施

(一)一般护理

(1)头痛、眩晕、视力模糊的患者应卧床休息,抬高床头,保证充足的睡眠。指导患者使用放松技术,如缓慢呼吸、心理训练、音乐治疗等,避免精神紧张、情绪激动和焦虑,保持情绪平稳。保持病室安静,减少声光刺激和探视,护理操作动作要轻巧并集中进行,少打扰患者。对因焦虑而影响睡眠的患者遵医嘱应用镇静剂。

(2)有氧运动可降压减肥、改善脏器功能、提高活动耐力、减轻胰岛素抵抗,指导轻症患者选择适当的运动,如慢跑、健身操、骑自行车、游泳等(避免竞技性、力量型的运动),一般每周 3~5 次,每次 30~40 分钟,出现头晕、心慌、气短、极度疲乏等症状时,应立即停止运动。

(3)合理膳食,每天摄钠量不超过 6 g,减少热量、胆固醇、脂肪摄入,适当增加蛋白质,多吃蔬菜、水果,摄入足量的钾、镁、钙,避免过饱,戒烟酒及刺激性的饮料,可以降低血压,减轻体重,防止高血脂和动脉硬化,防止便秘,减轻心脏负荷。

(二)病情观察与护理

(1)注意神志、血压、心率、尿量、呼吸频率等生命体征的变化,每天定时测量并记录血压。血压有持续升高时,密切注意有无剧烈头痛、呕吐、心动过速、抽搐等高血压脑病和高血压危象的征象。出现上述现象时,应给予氧气吸入,建立静脉通路,通知病危,准备各种抢救物品及急救药物,详细书写特别护理记录单;配合医师采取紧急抢救措施,加快降压、制止抽搐,以防脑血管疾病的发生。

(2)注意用药及观察:高血压患者服药后应注意观察服药反应,并根据病情轻重、血压的变化决定用药剂量与次数,详细做好记录。若有心、脑、肾严重并发症,则药物降压不宜过快,否则供血不足易发生危险。血压变化大时,要立即报告医师予以及时处理。要告诉患者按时服药及观察,忌乱用药或随意增减剂量与擅自停药。用降压药期间要经常测量血压并做好记录,以提供治疗参考,注意起床动作要缓慢,防止直立性低血压引起摔倒。用利尿剂降压时注意记录出入量,排尿多的患者应注意补充含钾高的食物和饮料,如玉米面、海带、蘑菇、枣、桃、香蕉、橘子汁等。用普萘洛尔药物要逐渐减量、停药,避免突然停用引起心绞痛发作。

八、健康教育

(1)向患者提供有关本病的治疗知识,注意休息和睡眠,避免劳累。

(2)同患者共同讨论改变生活方式的重要性,低盐、低脂、低胆固醇、低热量饮食,禁烟、酒及刺激性饮料。肥胖者节制饮食。

(3)教会患者进行自我心理平衡调整,自我控制活动量,保持良好的情绪,掌握劳逸适度,懂得愤怒会使舒张压升高,恐惧、焦虑会使收缩压升高的道理,并竭力避免之。

(4)定期、准确、及时服药,定期复查。

(5)保持排便通畅和规律的性生活,避免婚外性行为。

(6)教会患者测量血压及记录。让患者掌握药物的作用及不良反应,告诉患者不能突然停药。

(7)指导患者适当地进行运动,可增加患者的健康感觉和松弛紧张的情绪,增高高密度脂蛋白-胆固醇。推荐做渐进式的有氧运动,如散步、慢跑,也可打太极拳、练气功;避免举高重物及做等长运动(如举重、哑铃)。

第二章　呼吸内科护理

第一节　支气管扩张

支气管扩张是指直径＞2 mm 的支气管由于管壁的肌肉和弹性组织破坏引起的慢性异常扩张。临床特点为慢性咳嗽、咳大量脓性痰和(或)反复咯血。患者常有童年麻疹、百日咳或支气管肺炎等病史。随着生活条件的改善,麻疹、百日咳疫苗的预防接种,以及抗生素的应用,本病发病率已明显降低。

一、病因及发病机制

(一)支气管-肺组织感染和支气管阻塞

这是支气管扩张的主要病因。感染和阻塞症状相互影响,促使支气管扩张的发生和发展。其中婴幼儿期支气管-肺组织感染是最常见的病因,如婴幼儿麻疹、百日咳、支气管肺炎等。

由于儿童支气管较细,易阻塞,且管壁薄弱,反复感染破坏支气管壁各层结构,尤其是平滑肌和弹性纤维的破坏削弱了对管壁的支撑作用。支气管炎使支气管黏膜充血、水肿、分泌物阻塞管腔,导致引流不畅而加重感染。支气管内膜结核、肿瘤、异物引起管腔狭窄和阻塞,也是导致支气管扩张的原因之一。由于左下叶支气管细长,且受心脏血管压迫引流不畅,容易发生感染,故支气管扩张左下叶比右下叶多见。肺结核引起的支气管扩张多发生在上叶。

(二)支气管先天性发育缺陷和遗传因素

此类支气管扩张较少见,如巨大气管-支气管症、Kartagener 综合征(支气管扩张、鼻窦炎和内脏转位)、肺囊性纤维化、先天性丙种球蛋白缺乏症等。

(三)全身性疾病

目前已发现类风湿关节炎、克罗恩病、溃疡性结肠炎、系统性红斑狼疮、支气管哮喘等疾病可同时伴有支气管扩张;有些不明原因的支气管扩张患者,其体液免疫和(或)细胞免疫功能有不同程度的异常,提示支气管扩张可能与机体免疫功能失调有关。

二、临床表现

(一)症状

1.慢性咳嗽、大量脓痰

痰量与体位变化有关。晨起或夜间卧床改变体位时,咳嗽加剧、痰量增多。痰量多少可估计病情严重程度。感染急性发作时,痰量明显增多,每天可达数百毫升,外观呈黄绿色脓性痰;痰液静置后出现分层的特征:上层为泡沫,中层为脓性黏液,下层为坏死组织沉淀物。合并厌氧菌感染时痰有臭味。

2.反复咯血

50%～70%的患者有程度不等的反复咯血,咯血量与病情严重程度和病变范围不完全一致。大量咯血最主要的危险是窒息,应紧急处理。部分发生于上叶的支气管扩张,引流较好,痰量不多或无痰,以反复咯血为唯一症状,称为干性支气管扩张。

3.反复肺部感染

其特点是同一肺段反复发生肺炎并迁延不愈。

4.慢性感染中毒症状

反复感染者可出现发热、乏力、食欲缺乏、消瘦、贫血等,儿童可影响发育。

(二)体征

早期或干性支气管扩张多无明显体征,病变重或继发感染时,在下胸部和背部常可闻及局限性、固定性湿啰音,有时可闻及哮鸣音;部分慢性患者伴有杵状指(趾)。

三、辅助检查

(一)胸部 X 线检查

早期无异常或仅见患侧肺纹理增多、增粗现象。典型表现是轨道征和卷发样阴影,感染时阴影内出现液平面。

(二)胸部 CT 检查

管壁增厚的柱状扩张或成串成簇的囊状改变。

(三)纤维支气管镜检查

有助于发现患者出血的部位、鉴别腔内异物、肿瘤或其他支气管阻塞原因。

四、诊断要点

根据患者有慢性咳嗽、咳大量脓痰、反复咯血的典型临床特征,以及肺部闻及固定而局限性的湿啰音,结合儿童时期有诱发支气管扩张的呼吸道病史,一般可作出初步临床诊断。胸部影像学检查和纤维支气管镜检查可进一步明确诊断。

五、治疗要点

治疗原则是保持呼吸道引流通畅,控制感染,处理咯血,必要时手术治疗。

(一)保持呼吸道通畅

1.药物治疗

祛痰药及支气管舒张药具有稀释痰液、促进排痰作用。

2.体位引流

体位引流对痰多且黏稠者尤其重要。

3.经纤维支气管镜吸痰

若体位引流排痰效果不理想,可经纤维支气管镜吸痰及生理盐水冲洗痰液,也可局部注入抗生素。

(二)控制感染

控制感染是支气管扩张急性感染期的主要治疗措施。应根据症状、体征、痰液性状,必要时参考细菌培养及药物敏感试验结果选用抗菌药物。

(三)手术治疗

对反复呼吸道急性感染或大咯血、病变局限在一叶或一侧肺组织、经药物治疗无效、全身状况良好的患者,可考虑手术切除病变肺段或肺叶。

六、常用护理诊断

(一)清理呼吸道无效

咳嗽、咳大量脓痰、肺部湿啰音与痰液黏稠和无效咳嗽有关。

(二)有窒息的危险

有窒息的危险与痰多、痰液黏稠或大咯血造成气道阻塞有关。

(三)营养失调

乏力、消瘦、贫血、发育迟缓与反复感染导致机体消耗增加,以及患者食欲缺乏、营养物质摄入不足有关。

(四)恐惧

精神紧张、面色苍白、出冷汗与突然或反复大咯血有关。

七、护理措施

(一)一般护理

1.休息与环境

急性感染或咯血时应卧床休息,大咯血患者需绝对卧床,取患侧卧位。病室内保持空气流通,维持适宜的温湿度,注意保暖。

2.饮食护理

提供高热量、高蛋白、高维生素饮食,发热患者给予高热量流质或半流质饮食,避免冰冷、油腻、辛辣食物诱发咳嗽。鼓励患者多饮水,每天 1 500 mL 以上,以稀释痰液。指导患者在咳痰后及进食前后用清水或漱口液漱口,保持口腔清洁,促进食欲。

(二)病情观察

观察痰液量、颜色、性质、气味和与体位的关系,记录 24 小时痰液排出量;定期测量生命体征,记录咯血量,观察咯血的颜色、性质及量;病情严重者需观察有无窒息前症状,发现窒息先兆,立即向医师汇报并配合处理。

(三)对症护理

1.促进排痰

(1)指导有效咳嗽和正确的排痰方法。

(2)采取体位引流者,需依据病变部位选择引流体位,使病肺居上,引流支气管开口向下,利于痰液流出。一般于饭前 1 小时进行。引流时可配合胸部叩击,提高引流效果。

(3)必要时遵医嘱选用祛痰剂或 β_2 受体激动剂喷雾吸入,扩张支气管、促进排痰。

2.预防窒息

(1)痰液排除困难者,鼓励多饮水或雾化吸入,协助患者翻身、拍背或体位引流,以促进痰液排除,减少窒息发生的危险。

(2)密切观察患者的表情、神志、生命体征,观察并记录痰液的颜色、量与性质,及时发现和判断患者有无发生窒息的可能。如患者突然出现烦躁不安、神志不清、面色苍白或发绀、出冷汗、呼吸急促、咽喉部明显的痰鸣音,应警惕窒息的发生,并及时通知医师。

(3)对意识障碍、年老体弱、咳嗽咳痰无力、咽喉部明显的痰鸣音、神志不清、突然大量呕吐物涌出等高危患者,立即做好抢救准备,如迅速备好吸引器、气管插管或气管切开等用物,积极配合抢救工作。

(四)心理护理

病程较长,咳嗽、咳痰、咯血反复发作或逐渐加重时,患者易产生焦虑、沮丧情绪。护士应多与其交谈,讲明支气管扩张反复发作的原因及治疗进展,帮助患者树立战胜疾病的信心,缓解患者焦虑不安情绪。当患者咯血时医护人员应给予陪伴、安慰,帮助其稳定情绪,避免因情绪波动加重出血。

(五)健康教育

1.疾病知识指导

帮助患者及家属了解疾病发生、发展与治疗、护理过程。与其共同制订长期防治计划。宣传防治百日咳、麻疹、支气管肺炎、肺结核等呼吸道感染的重要性;及时治疗上呼吸道慢性病灶;避免受凉,预防感冒;戒烟、减少刺激性气体吸入,防止病情恶化。

2.生活指导

讲明加强营养对机体康复的作用,使患者能主动摄取必需的营养素,以增强机体抗病能力。鼓励患者参加体育锻炼,建立良好的生活习惯,劳逸结合,以维护心、肺功能状态。

3.用药指导

向患者介绍常用药物的用法和注意事项,观察疗效及不良反应。指导患者及家属学习和掌握有效咳嗽、胸部叩击、雾化吸入和体位引流的方法,以利于长期坚持,控制病情的发展;了解抗生素的作用、用法和不良反应。

4.自我监测指导

定期复查。嘱患者按医嘱服药,教患者学会观察药物的不良反应。教会患者识别病情变化的征象,观察痰液量、颜色、性质、气味和与体位的关系,并记录24小时痰液排出量。如有咯血、窒息先兆,立即前往医院就诊。

第二节　支气管哮喘

支气管哮喘是一种慢性气管炎症性疾病,其支气管壁存在以肥大细胞、嗜酸性粒细胞和T细胞为主的炎性细胞浸润,可经治疗缓解或自然缓解。本病多发生于青少年,儿童多于成人,城市多于农村。近年的流行病学显示,哮喘的发病率或病死率均有所增加,我国哮喘发病率为 1‰～2‰。支气管哮喘的病因较为复杂,大多在遗传因素的基础上,受到体内外多种因素刺激而发病,并反复发作。

一、临床表现

(一)症状和体征

典型的支气管哮喘,发作前多有鼻痒、打喷嚏、流涕、咳嗽、胸闷等先兆症状,进而出现呼气性的呼吸困难伴喘鸣,患者被迫呈端坐呼吸,咳嗽、咳痰。发作持续几十分钟至数小时后自行或经治疗缓解,此为速发性哮喘反应。迟发性哮喘反应时,患者气管呈持续高反应性状态,上述表现更为明显,较难控制。

少数患者可出现哮喘重度或危重度发作,表现为重度呼气性呼吸困难、焦虑、烦躁、端坐呼吸、大汗淋漓、嗜睡或意识模糊,经应用一般支气管扩张药物不能缓解。此类患者不及时救治可危及生命。

(二)辅助检查

1.血液检查

嗜酸性粒细胞、血清总免疫球蛋白 E(IgE)及特异性免疫球蛋白 E 均可增高。

2.胸部 X 线检查

哮喘发作期由于肺脏充气过度,肺部透亮度增高,合并感染时可见肺纹理增多及炎症阴影。

3.肺功能检查

哮喘发作期有关呼气流速的各项指标,如第 1 秒用力呼气容积(FEV_1)、最大呼气流速峰值(PEF)等均降低。

二、治疗原则

本病的防治原则是去除病因、控制发作和预防发作。控制发作应根据患者发作的轻重程度,抓住解痉、抗感染两个主要环节,迅速控制症状。

(一)解痉

哮喘轻、中度发作时,常用氨茶碱稀释后静脉注射或加入液体中静脉滴注。根据病情吸入或口服 β_2 受体激动剂。常用的 β_2 受体激动剂气雾吸入剂有特布他林、沙丁胺醇等。

哮喘重度发作时,应及早静脉给予足量氨茶碱及琥珀酸氢化可的松或甲泼尼龙琥珀酸钠,待病情得到控制后再逐渐减量,改为口服泼尼松龙,或根据病情吸入糖皮质激素,应注意不宜骤然停药,以免复发。

(二)抗感染

肺部感染的患者,应根据细菌培养及药敏结果选择应用有效抗生素。

(三)稳定内环境

及时纠正水、电解质及酸碱失衡。

(四)保证气管通畅

痰多而黏稠、不易咳出或有严重缺氧及二氧化碳潴留者,应及时行气管插管吸出痰液,必要时行机械通气。

三、护理

(一)一般护理

(1)将患者安置在清洁、安静、空气新鲜、阳光充足的房间,避免接触变应原,如花粉、皮毛、油烟等。进行护理操作时,防止灰尘飞扬。喷洒灭蚊蝇剂或某些消毒剂时要转移患者。

(2)患者哮喘发作呼吸困难时,应给予适宜的靠背架或过床桌,让患者伏桌而坐,以帮助呼吸,减少疲劳。

(3)给予营养丰富的易消化饮食,多食蔬菜、水果,多饮水。同时注意保持大便通畅,减少因用力排便所致的疲劳。严禁食用与发病有关的食物,如鱼、虾、蟹等,并协助患者寻找变应原。

(4)危重期患者应保持皮肤清洁干燥,定时翻身,防止压疮发生。因大剂量使用糖皮质激素,应做好口腔护理,防止发生口腔炎。

(5)哮喘重度发作时,由于大汗淋漓、呼吸困难甚至有窒息感,患者常极度紧张、烦躁、疲倦。要耐心安慰患者,及时满足患者需求,缓解紧张情绪。

(二)观察要点

1.观察哮喘发作先兆

如患者主诉有鼻、咽、眼部发痒及咳嗽、流鼻涕等黏膜过敏症状时,应及时报告医师采取措施,减轻发作症状,尽快控制病情。

2.观察药物毒副作用

氨茶碱 0.25 g 加入 25%～50% 葡萄糖注射液 20 mL 中静脉推注,时间要在5 分钟以上,因浓度过高或推注过快可使心肌过度兴奋而产生心悸、惊厥、血压骤降等严重反应。使用时要现配现用,静脉滴注时,不宜和维生素 C、促皮质激素、去甲肾上腺素、四环素类等配伍。糖皮质激素类药物久用可引起钠潴留、血钾降低、消化道溃疡、高血压、糖尿病、骨质疏松、停药反跳等,须加强观察。

3.根据患者缺氧情况调整氧流量

一般为 3～5 L/min。保持气体充分湿化,氧气湿化瓶每天更换、消毒,防止医源性感染。

4.观察痰液黏稠度

哮喘发作患者由于过度通气,出汗过多,身体丢失水分增多,致使痰液黏稠形成痰栓,阻塞小支气管,导致呼吸不畅,感染难以控制。应通过静脉补液和饮水补足水分和电解质。

5.严密观察有无并发症

如自发性气胸、肺不张、脱水、酸碱失衡、电解质紊乱、呼吸衰竭、肺性脑病等并发症。监测动脉血气、生化指标,如发现异常需及时对症处理。

6.注意呼吸频率、深浅幅度和节律

重度发作患者喘鸣音减弱乃至消失,呼吸变浅,神志改变,常提示病情危急,应及时处理。

(三)家庭护理

1.增强体质,积极防治感染

平时注意增加营养,根据病情做适量体力活动,如散步、做简易操、打太极拳等,以提高机体免疫力。感染发生时应及时就诊。

2.注意防寒避暑

寒冷可引起支气管痉挛、分泌物增加,同时感冒易致支气管及肺部感染。因此,冬季应适当提高居室温度,秋季进行耐寒锻炼防治感冒,夏季避免大汗,防止痰液过稠不易咳出。

3.尽量避免接触变应原

患者应戒烟,尽量避免到人员众多、空气污浊的公共场所。保持居室空气清新,室内可安装空气净化器。

4.防止呼吸肌疲劳

坚持进行呼吸锻炼。

5.稳定情绪

一旦哮喘发作,应控制情绪,保持镇静,及时吸入支气管扩张气雾剂。

6.家庭氧疗

家庭氧疗又称缓解期氧疗,对于患者的病情控制、存活期的延长和生活质量的提高有着重要意义。家庭氧疗时应注意氧流量的调节,严禁烟火,防止火灾。

7.缓解期处理

哮喘缓解期的防治非常重要,对于防止哮喘发作及恶化、维持正常肺功能、提高生活质量、保持正常活动量等均具有重要意义。哮喘缓解期患者应坚持吸入糖皮质激素,可有效控制哮喘发作,吸入色甘酸钠和口服酮替芬亦有一定的预防哮喘发作的作用。

第三节　慢性阻塞性肺疾病

慢性阻塞性肺疾病(chronic obstructive pulmonary disease,COPD)是一种以不完全可逆性气流受限为特征,呈进行性发展的肺部疾病。COPD是呼吸系统疾病中的常见病和多发病,由于其患病人数多,病死率高,社会经济负担重,已成为一个重要的公共卫生问题。在世界范围内,COPD的病死率居所有死因的第4位。在我国,COPD同样是严重危害人民群众健康的重要慢性呼吸系统疾病。1992年,对我国北部及中部地区农村102 230名成人调查显示,COPD约占15岁以上人群的3%;近年来,对我国7个地区20 245名成年人进行调查,COPD的患病率占40岁以上人群的8.2%,患病率之高是十分惊人的。

COPD与慢性支气管炎及肺气肿密切相关。慢性支气管炎是指气管、支气管黏膜及其周围组织的慢性、非特异性炎症。如患者每年咳嗽、咳痰达3个月以上,连续2年或以上,并排除其他已知原因的慢性咳嗽,即可诊断为慢性支气管炎。阻塞性肺气肿(简称肺气肿)是指肺部终末细支气管远端气腔出现异常持久的扩张,并伴有肺泡壁和细支气管的破坏而无明显肺纤维化。当慢性支气管炎和(或)肺气肿患者肺功能检查出现气流受限并且不能完全可逆时,可视为COPD。如患者只有慢性支气管炎和(或)肺气肿,而无气流受限,则不能视为COPD,而视为COPD的高危期。支气管哮喘也具有气流受限,但它是一种特殊的气道炎症性疾病,其气流受限具有可逆性,它不属于COPD。

一、护理评估

(一)病因及发病机制

确切的病因不清,可能与下列因素有关。

1.吸烟

吸烟是最危险的因素。国内外的研究均证明吸烟与慢性支气管炎的发生有密切关系,吸烟者慢性支气管炎的患病率比不吸烟者高2～8倍,吸烟时间越长,量越大,COPD患病率越高。烟草中的多种有害化学成分可损伤气道上皮细胞,使巨噬细胞吞噬功能降低和纤毛运动减退;黏液分泌增加,使气道净化能力减弱;支气管黏膜充血水肿、黏液积聚,而易引起感染。慢性炎症及吸烟刺激黏膜下感受器,引起支气管平滑肌收缩,气流受限。烟草、烟雾还可使氧自由基增多,诱导中性粒细胞释放蛋白酶,抑制抗蛋白酶系统,使肺弹力纤维受到破坏,诱发肺气肿形成。

2.职业性粉尘和化学物质

职业性粉尘及化学物质,如烟雾、变应原、工业废气及室内污染空气等,浓度过大或接触时间过长,均可导致与吸烟无关的COPD。

3.空气污染

大气污染中的有害气体(如二氧化硫、二氧化氮、氯气等)可损伤气道黏膜,并有细胞毒作用,使纤毛清除功能下降,黏液分泌增多,为细菌感染创造了条件。

4.感染

感染是COPD发生发展的重要因素之一。长期、反复感染可破坏气道正常的防御功能,损伤细支气管和肺泡。主要病毒为流感病毒、鼻病毒和呼吸道合胞病毒等;细菌感染以肺炎链球菌、流感嗜血杆菌、卡他莫拉菌及葡萄球菌多见,支原体感染也是重要因素之一。

5.蛋白酶-抗蛋白酶失衡

蛋白酶对组织有损伤和破坏作用,抗蛋白酶对弹性蛋白酶等多种蛋白酶有抑制功能。在正常情况下,弹性蛋白酶与其抑制因子处于平衡状态,其中 α_1-抗胰蛋白酶(α_1-AT)是活性最强的一种。蛋白酶增多和抗蛋白酶不足均可导致组织结构破坏,产生肺气肿。

6.其他

机体内在因素,如呼吸道防御功能及免疫功能降低、自主神经功能失调、营养、气温的突变等都可能参与COPD的发生与发展。

(二)病理生理

COPD的病理改变主要为慢性支气管炎和肺气肿的病理改变。COPD对呼吸功能的影响,在早期病变仅局限于细小气道,表现为闭合容积增大。病变侵入大气道时,肺通气功能明显障碍;随肺气肿的日益加重,大量肺泡周围的毛细血管受膨胀的肺泡挤压而退化,使毛细血管大量减少,肺泡间的血流量减少,导致通气与血流比例失调,使换气功能障碍。由通气和换气功能障碍引起缺氧和二氧化碳潴留,进而发展为呼吸衰竭。

(三)健康史

询问患者是否存在引起慢性支气管炎的各种因素,如感染、吸烟、大气污染、职业性粉尘和有害气体的长期吸入、过敏等;是否有呼吸道防御功能及免疫功能降低、自主神经功能失调等。

(四)身体状况

1.主要症状

(1)慢性咳嗽:晨间起床时咳嗽明显,白天较轻,睡眠时有阵咳或排痰。随病程发展可终身不愈。

(2)咳痰:一般为白色黏液或浆液性泡沫痰,偶可带血丝,清晨排痰较多。急性发作伴有细菌感染时,痰量增多,可有脓性痰。

(3)气短或呼吸困难:早期仅在体力劳动或上楼等活动时出现,随着病情发展逐渐加重,日常活动甚至休息时也感到气短,是 COPD 的标志性症状。

(4)喘息和胸闷:重度患者或急性加重时出现喘息,甚至静息状态下也感觉气促。

(5)其他:晚期患者有体重下降、食欲缺乏等全身症状。

2.护理体检

早期可无异常,随疾病进展,慢性支气管炎病例可闻及干啰音或少量湿啰音。有喘息症状者,可在小范围内出现轻度哮鸣音。肺气肿早期体征不明显,随疾病进展出现桶状胸,呼吸活动减弱,触觉语颤减弱或消失;叩诊呈过清音,心浊音界缩小或不易叩出,肺下界和肝浊音界下移,听诊心音遥远,两肺呼吸音普遍减弱,呼气延长;并发感染时,可闻及湿啰音。

3.COPD 严重程度分级

根据第一秒用力呼气容积占用力肺活量的百分比($FEV_1/FVC\%$)、第 1 秒用力呼气容积占预计值百分比($FEV_1\%$预计值)和症状对 COPD 的严重程度做出分级。

(1)Ⅰ级:轻度,$FEV_1/FVC < 70\%$、$FEV_1 \geqslant 80\%$预计值,有或无慢性咳嗽、咳痰症状。

（2）Ⅱ级：中度，$FEV_1/FVC<70\%$、50%预计值$\leq FEV_1<80\%$预计值，有或无慢性咳嗽、咳痰症状。

（3）Ⅲ级：重度，$FEV_1/FVC<70\%$、30%预计值$\leq FEV_1<50\%$预计值，有或无慢性咳嗽、咳痰症状。

（4）Ⅳ级：极重度，$FEV_1/FVC<70\%$、$FEV_1<30\%$预计值或 $FEV_1<50\%$预计值，伴慢性呼吸衰竭。

4.COPD 病程分期

COPD 按病程可分为急性加重期和稳定期，前者指在短期内咳嗽、咳痰、气短和（或）喘息加重、脓痰量增多，可伴发热等症状；稳定期指咳嗽、咳痰、气短症状稳定或轻微。

5.并发症

COPD 可并发慢性呼吸衰竭、自发性气胸、慢性肺源性心脏病。

（五）实验室及其他检查

1.肺功能检查

肺功能检查是判断气流受限的主要客观指标，对 COPD 诊断、严重程度评价、疾病进展、预后及治疗反应等有重要意义。$FEV_1/FVC\%$是评价气流受限的敏感指标。$FEV_1\%$预计值是评估 COPD 严重程度的良好指标。$FEV_1/FVC<70\%$及 $FEV_1<80\%$预计值者，可确定为不能完全可逆的气流受限。FEV_1 的逐渐减少，大致提示肺部疾病的严重程度和疾病进展的阶段。

肺气肿呼吸功能检查示残气量增加，残气量占肺总量的百分比增大，最大通气量低于预计值的 80%；第一秒时间肺活量常低于 60%；残气量占肺总量的百分比增大，往往超过 40%；对阻塞性肺气肿的诊断有重要意义。

2.胸部 X 线检查

早期胸片可无变化，可逐渐出现肺纹理增粗、紊乱等非特异性改变，肺气肿的典型 X 线表现为胸廓前后径增大、肋间隙增宽、肋骨平行、膈低平、两肺透亮度增加、肺血管纹理减少或有肺大疱征象。X 线检查对 COPD 诊断特异性不高。

3.动脉血气分析

早期无异常，随病情进展可出现低氧血症、高碳酸血症、酸碱平衡失调等，用于判断呼吸衰竭的类型。

4.其他

COPD 合并细菌感染时，血白细胞计数增高，核左移。痰培养可能检出病原菌。

(六)心理、社会评估

COPD 由于病程长、反复发作,每况愈下,给患者带来较重的精神和经济负担,出现焦虑、悲观、沮丧等心理反应,甚至对治疗丧失信心。病情一旦发展到影响工作和生活,会导致患者心理压力增加。

二、主要护理诊断及医护合作性问题

(一)气体交换受损

气体交换受损与气道阻塞、通气不足、呼吸肌疲劳、分泌物过多和肺泡呼吸有关。

(二)清理呼吸道无效

清理呼吸道无效与分泌物增多而黏稠、气道湿度降低和无效咳嗽有关。

(三)低效性呼吸形态

低效性呼吸形态与气道阻塞、膈肌变平及能量不足有关。

(四)活动无耐力

活动无耐力与疲劳、呼吸困难、供氧与耗氧失衡有关。

(五)营养失调,低于机体需要量

营养失调,低于机体需要量与食欲缺乏、摄入减少、腹胀、呼吸困难、痰液增多有关。

(六)焦虑

焦虑与健康状况的改变、病情危重、经济状况有关。

三、护理目标

患者痰能咳出,喘息缓解;活动耐力增强;营养得到改善;焦虑减轻。

四、护理措施

(一)一般护理

1.休息和活动

患者采取舒适的体位,晚期患者宜采取身体前倾位,使辅助呼吸肌参与呼吸。发热、咳喘时应卧床休息,视病情安排适当的活动量,活动以不感到疲劳、不加重症状为宜。室内保持合适的温湿度,冬季注意保暖,避免直接吸入冷空气。

2.饮食护理

呼吸功的增加可使热量和蛋白质消耗增多,导致营养不良。应制订高热量、高蛋白、高维生素的饮食计划。正餐进食量不足时,应安排少量多餐,避免餐前和进餐时过多饮水。餐后避免平卧,有利于消化。为减轻呼吸困难,保存能量,患者饭前至少休息 30 分钟。每天正餐应安排在患者最饥饿、休息最好的时间。指导患者采用缩唇呼吸和腹式呼吸减轻呼吸困难。为促进食欲,应提供给患者舒适的就餐环境和喜爱的食物,餐前及咳痰后漱口,保持口腔清洁;腹胀的患者应进软食,细嚼慢咽。避免进食产气的食物,如汽水、啤酒、豆类、马铃薯和胡萝卜等;避免易引起便秘的食物,如油煎食物、干果、坚果等。如果患者通过进食不能吸收足够的营养,可应用胃管饮食或全胃肠外营养。

(二)病情观察

观察咳嗽、咳痰的情况,痰液的颜色、量及性状,咳痰是否顺畅;呼吸困难的程度,能否平卧,与活动的关系,有无进行性加重;患者的营养状况、肺部体征,以及有无慢性呼吸衰竭、自发性气胸、慢性肺源性心脏病等并发症产生。监测动脉血气分析和水、电解质、酸碱平衡情况。

(三)氧疗的护理

呼吸困难伴低氧血症者,遵医嘱给予氧疗。一般采用鼻导管持续低流量吸氧,氧流量 $1\sim2$ L/min。对 COPD 慢性呼吸衰竭者提倡进行长期家庭氧疗。长期家庭氧疗为持续低流量吸氧,它能改变疾病的自然病程,改善生活质量。长期家庭氧疗是指一昼夜吸入低浓度氧 15 小时以上,并持续较长时间,使 $PaO_2 \geqslant$ 8.0 kPa(60 mmHg),或 SaO_2 升至 90% 的一种氧疗方法。长期家庭氧疗指征:①$PaO_2 \leqslant 7.3$ kPa(55 mmHg)或 $SaO_2 \leqslant 88\%$,有或没有高碳酸血症。②PaO_2 7.3～8.0 kPa(55～60 mmHg)或 $SaO_2 < 88\%$,合并有肺动脉高压、心力衰竭所致的水肿或红细胞增多症(血细胞比容>0.55)。长期家庭氧疗对血流动力学、运动耐力、肺生理和精神状态均会产生有益的影响,从而提高 COPD 患者的生活质量和生存率。

COPD 患者因长期二氧化碳潴留,主要靠缺氧刺激呼吸中枢,如果吸入高浓度的氧,反而会导致呼吸频率和幅度降低,引起二氧化碳潴留。而持续低流量吸氧,维持 $PaO_2 \geqslant 8.0$ kPa(60 mmHg),既能改善组织缺氧,也可防止因缺氧状态解除而抑制呼吸中枢。护理人员应密切注意患者吸氧后的变化,如观察患者的意识状态、呼吸的频率及幅度、有无窒息或呼吸停止和动脉血气复查结果。氧疗有效指标:患者呼吸困难减轻、呼吸频率减慢、发绀减轻、心率减慢、活动耐力增加。

(四)用药护理

1.稳定期治疗用药

(1)支气管舒张药:短期应用以缓解症状,长期规律应用预防和减轻症状。常选用 β_2 肾上腺素受体激动剂、抗胆碱药、氨茶碱或其缓(控)释片。

(2)祛痰药:痰不易咳出者可选用盐酸氨溴索或羧甲司坦。

2.急性加重期的治疗用药

除使用支气管舒张药及对低氧血症者进行吸氧外,应根据病原菌类型及药物敏感情况合理选用抗生素治疗。如给予 β 内酰胺类/β 内酰胺酶抑制剂;第二代头孢菌素、大环内酯类或喹诺酮类。如出现持续气道阻塞,可使用糖皮质激素。

3.遵医嘱用药

遵医嘱应用抗生素、支气管舒张药、祛痰药物,注意观察疗效及不良反应。

(五)呼吸功能锻炼

COPD 患者需要增加呼吸频率来代偿呼吸困难,这种代偿多数是依赖于辅助呼吸肌参与呼吸,即胸式呼吸,而非腹式呼吸。然而胸式呼吸的有效性要低于腹式呼吸,患者容易疲劳。因此,护理人员应指导患者进行缩唇呼气、腹式呼吸、膈肌起搏(体外膈神经电刺激)、吸气阻力器等呼吸锻炼,以加强胸、膈呼吸肌肌力和耐力,改善呼吸功能。

1.缩唇呼吸

缩唇呼吸的技巧是通过缩唇形成的微弱阻力来延长呼气时间,增加气道压力,延缓气道塌陷。患者闭嘴经鼻吸气,然后通过缩唇(吹口哨样)缓慢呼气,同时收缩腹部。吸气与呼气时间比为 1∶2 或 1∶3。缩唇大小程度与呼气流量以能使距口唇 15～20 cm 处、与口唇等高点水平的蜡烛火焰随气流倾斜又不至于熄灭为宜。

2.膈式或腹式呼吸

患者可取立位、平卧位或半卧位,两手分别放于前胸部和上腹部。用鼻缓慢吸气时,膈肌最大程度下降,腹肌松弛,腹部凸出,手感到腹部向上抬起。呼气时用口呼出,腹肌收缩,膈肌松弛,膈肌随腹腔内压增加而上抬,推动肺部气体排出,手感到腹部下降。

另外,可以在腹部放置小枕头、杂志或书锻炼腹式呼吸。如果吸气时,物体上升,证明是腹式呼吸。缩唇呼吸和腹式呼吸每天训练 3～4 次,每次重复 8～

10次。腹式呼吸需要增加能量消耗,因此指导患者只能在疾病恢复期(如出院前)进行训练。

(六)心理护理

COPD患者因长期患病,社会活动减少、经济收入降低等方面发生变化,容易形成焦虑和压抑的心理状态,失去自信,躲避生活。也可由于经济原因,患者可能无法按医嘱常规使用某些药物,只能在病情加重时应用。医护人员应详细了解患者及其家庭对疾病的态度,关心体贴患者,了解患者心理、性格、生活方式等方面发生的变化,与患者和家属共同制订和实施康复计划,定期进行呼吸肌功能锻炼、合理用药等,减轻症状,增强患者战胜疾病的信心;对表现焦虑的患者,教会患者缓解焦虑的方法,如听轻音乐、下棋、做游戏等娱乐活动,以分散注意力,减轻焦虑。

(七)健康指导

1.疾病知识指导

使患者了解COPD的相关知识,识别和消除使疾病恶化的因素,戒烟是预防COPD的重要且简单易行的措施,应劝导患者戒烟;避免粉尘和刺激性气体的吸入;避免和呼吸道感染患者接触,在呼吸道传染病流行期间,尽量避免去人群密集的公共场所。指导患者要根据气候变化,及时增减衣物,避免受凉感冒。学会识别感染或病情加重的早期症状,尽早就医。

2.康复锻炼

使患者理解康复锻炼的意义,充分发挥患者进行康复的主观能动性,制订个体化的锻炼计划,选择空气新鲜、安静的环境,进行步行、慢跑、练气功等体育锻炼。在潮湿、大风、严寒气候时,避免室外活动。教会患者和家属依据呼吸困难与活动之间的关系,判断呼吸困难的严重程度,以便合理地安排工作和生活。

3.家庭氧疗

对实施家庭氧疗的患者,护理人员应指导患者和家属做到以下几点。

(1)了解氧疗的目的、必要性及注意事项;注意安全,供氧装置周围严禁烟火,防止氧气燃烧爆炸;吸氧鼻导管需每天更换,以防堵塞,防止感染;氧疗装置定期更换、清洁、消毒。

(2)告诉患者和家属宜采取低流量(氧流量1～2 L/min或氧浓度25%～29%)吸氧,且每天吸氧的时间不宜少于15小时,因夜间睡眠时,部分患者低氧血症更为明显,故夜间吸氧不宜间断;监测氧流量,防止随意调高氧流量。

4.心理指导

引导患者适应慢性病并以积极的心态对待疾病,培养生活乐趣,如听音乐、培养养花种草等爱好,以分散注意力,减少孤独感,缓解焦虑、紧张的精神状态。

五、护理评价

氧分压和二氧化碳分压维持在正常范围内;能坚持药物治疗;能演示缩唇呼吸和腹式呼吸技术;呼吸困难发作时能采取正确体位,使用节能法;清除过多痰液,保持呼吸道通畅;使用控制咳嗽方法;增加体液摄入;减少症状恶化;根据身高和年龄维持正常体重;减少急诊就诊和入院的次数。

第四节 急性呼吸道感染

急性呼吸道感染通常包括急性上呼吸道感染和急性气管-支气管炎。急性上呼吸道感染是鼻腔、咽或喉部急性炎症的总称。常见病原体为病毒,仅有少数由细菌引起。本病全年皆可发病,但冬春季节多发,具有一定的传染性,有时引起严重的并发症,应积极防治。急性气管-支气管炎是指感染、物理、化学、过敏等因素引起的气管-支气管黏膜的急性炎症。可由急性上呼吸道感染蔓延而来。多见于寒冷季节或气候多变时。

一、护理评估

(一)病因及发病机制

1.急性上呼吸道感染

急性上呼吸道感染有70%~80%由病毒引起。其中主要包括流感病毒、副流感病毒、呼吸道合胞病毒、腺病毒、鼻病毒等。由于感染病毒类型较多,又无交叉免疫,人体产生的免疫力较弱且短暂,同时在健康人群中有病毒携带者,故一个人可有多次发病。细菌感染占20%~30%,可直接或继病毒感染之后发生,以溶血性链球菌最为多见,其次为流感嗜血杆菌、肺炎链球菌和葡萄球菌等。偶见革兰氏阴性菌。当全身或呼吸道局部防御功能降低时,尤其是年老体弱或有慢性呼吸道疾病者更易患病,原先存在于上呼吸道或外界侵入的病毒和细菌迅速繁殖,引起本病。通过含有病毒的飞沫或被污染的用具传播,引起发病。

2.急性气管-支气管炎

(1)感染:由病毒、细菌直接感染,或急性上呼吸道病毒(如腺病毒、流感病毒)、细菌(如流感嗜血杆菌、肺炎链球菌)感染迁延而来,也可在病毒感染后刺激细菌感染。亦可为衣原体和支原体感染。

(2)物理、化学性因素:过冷空气、粉尘、刺激性气体或烟雾的吸入使气管-支气管黏膜受到急性刺激和损伤,引起本病。

(3)变态反应:花粉、有机粉尘、真菌孢子等的吸入,以及对细菌蛋白质过敏等,均可引起气管-支气管的变态反应。寄生虫(如钩虫、蛔虫的幼虫)移行至肺,也可致病。

(二)健康史

有无受凉、淋雨、过度疲劳等使机体抵抗力降低等情况,应注意询问本次起病情况、既往健康情况、有无呼吸道慢性疾病史等。

(三)身体状况

1.急性上呼吸道感染

急性上呼吸道感染主要症状和体征个体差异大,根据病因不同可有不同类型,各型症状、体征之间无明显界定,也可互相转化。

(1)普通感冒:又称急性鼻炎或上呼吸道卡他,以鼻咽部卡他症状为主要表现,俗称"伤风"。成人多为鼻病毒所致,起病较急,初期有咽干、咽痒或咽痛,同时或数小时后有打喷嚏、鼻塞、流清水样鼻涕,2～3天后分泌物变稠,伴咽鼓管炎可引起听力减退,伴流泪、味觉迟钝、声嘶、少量咳嗽、低热不适、轻度畏寒和头痛。检查可见鼻腔黏膜充血、水肿、有分泌物,咽部轻度充血。如无并发症,一般经5～7天痊愈。

(2)流行性感冒(简称流感):由流感病毒引起,起病急,鼻咽部症状较轻,但全身症状较重,伴高热、全身酸痛和眼结膜炎症状,常有较大或大范围的流行。

流行性感冒应及早应用抗流感病毒药物:起病1～2天内应用抗流感病毒药物治疗,才能取得最佳疗效。目前抗流感病毒药物包括离子通道 M_2 阻滞剂和神经氨酸酶抑制剂两类。离子通道 M_2 阻滞剂:包括金刚烷胺和金刚乙胺,主要是对甲型流感病毒有效。金刚烷胺类药物是治疗甲型流感的首选药物,有效率达 $70\%～90\%$。金刚烷胺的不良反应有神经质、焦虑、注意力不集中和轻微头痛等中枢神经系统不良反应,一般在用药后几小时出现,金刚乙胺的不良反应较小。胃肠道反应主要为恶心和呕吐,停药后可迅速消失。肾功能不全的患者需要调整金刚烷胺的剂量,对于老年人或肾功能不全者需要密切监测不良反应。神经氨酸酶抑制剂:奥司他韦(商品名达菲)的作用机制是通过干扰病毒神经氨酸酶保守的唾液酸结合位点,从而抑制病毒的复制,对 A(包括 H5N1)和 B 不同亚型流感病毒均有效。奥司他韦成人每次口服75 mg,每天 2 次,连服 5 天,但须在症状出现 2 天内开始用药。奥司他韦不良反应少,一般为恶心、呕吐等消化道症状,也有腹痛、头痛、头晕、失眠、咳嗽、乏力等不良反应的报道。

(3)病毒性咽炎和喉炎:临床特征为咽部发痒、不适和灼热感、声嘶、讲话困难、咳嗽、咳嗽时咽喉疼痛,无痰或痰呈黏液性,有发热和乏力。伴有咽下疼痛时,常提示有链球菌感染,体检发现咽部明显充血和水肿、局部淋巴结肿大且触痛,提示流感病毒和腺病毒感染,腺病毒咽炎可伴有眼结合膜炎。

(4)疱疹性咽峡炎:主要由柯萨奇病毒 A 引起,夏季好发。有明显咽痛,常伴有发热,病程约一周。体检可见咽充血,软腭、腭垂、咽和扁桃体表面有灰白色疱疹及浅表溃疡,周围有红晕。多见于儿童,偶见于成人。

(5)咽结膜热:常为柯萨奇病毒、腺病毒等引起。夏季好发,以游泳传播为主,儿童多见。表现为发热、咽痛、畏光、流泪、咽及结膜明显充血。病程为 4～6 天。

(6)细菌性咽-扁桃体炎:多由溶血性链球菌感染所致,其次为流感嗜血杆菌、肺炎链球菌、葡萄球菌等引起。起病急,咽痛明显、伴畏寒、发热,体温超过39 ℃。检查可见咽部明显充血,扁桃体充血肿大,其表面有黄色点状渗出物,颌下淋巴结肿大伴压痛,肺部无异常体征。

本病如不及时治疗可并发急性鼻窦炎、中耳炎、急性气管-支气管炎。部分患者可继发病毒性心肌炎、肾炎、风湿热等。

2.急性气管-支气管炎

急性气管-支气管炎起病较急,常先有急性上呼吸道感染的症状,继之出现干咳或少量黏液性痰,随后可转为黏液脓性或脓性痰液,痰量增多,咳嗽加剧,偶见痰中带血。全身症状一般较轻,可有发热,38 ℃左右,多于 3～5 天后消退。咳嗽、咳痰为最常见的症状,常为阵发性咳嗽,咳嗽、咳痰可延续 2～3 周才消失,如迁延不愈,则可演变为慢性支气管炎。呼吸音常正常或增粗,两肺可听到散在干、湿性啰音。

(四)实验室及其他检查

1.血常规

病毒感染者白细胞计数正常或偏低,淋巴细胞比例升高;细菌感染者白细胞计数和中性粒细胞比例增高,可有核左移现象。

2.病原学检查

可做病毒分离和病毒抗原的血清学检查,确定病毒类型,以区别病毒和细菌感染。细菌培养及药物敏感试验可判断细菌类型,并可指导临床用药。

3.X 线检查

胸部 X 线多无异常改变。

二、主要护理诊断及医护合作性问题

(一)舒适的改变

鼻塞、流涕、咽痛、头痛与病毒和(或)细菌感染有关。

(二)潜在并发症

鼻窦炎、中耳炎、心肌炎、肾炎、风湿性关节炎。

三、护理目标

患者躯体不适缓解,日常生活不受影响;体温恢复正常;呼吸道通畅;睡眠改善;无并发症发生或并发症被及时控制。

四、护理措施

(一)一般护理

注意隔离患者,减少探视,避免交叉感染。患者咳嗽或打喷嚏时应避免对着他人。患者使用过的餐具、痰盂等用具应按规定消毒,或用一次性器具,回收后焚烧弃去。多饮水,补充足够的热量,给予清淡易消化、高热量、丰富维生素、富含营养的食物。避免刺激性食物,戒烟、酒。患者以休息为主,特别是在发热期间。部分患者往往因剧烈咳嗽而影响正常的睡眠,可给患者提供容易入睡的休息环境,保持病室适宜温度、相对湿度和空气流通。保证周围环境安静,关闭门窗。指导患者运用促进睡眠的方式,如睡前泡脚、听音乐等。必要时可遵医嘱给予镇咳、祛痰或镇静药物。

(二)病情观察

关注疾病流行情况、鼻咽部发生的症状、体征及血常规和 X 线胸片改变。注意并发症,如耳痛、耳鸣、听力减退、外耳道流脓等提示中耳炎;如头痛剧烈、发热、伴脓涕、鼻窦有压痛等提示鼻窦炎;如在恢复期出现胸闷、心悸、眼睑水肿、腰酸和关节痛等提示心肌炎、肾炎或风湿性关节炎,应及时就诊。

(三)对症护理

1.高热护理

体温超过 37.5 ℃,应每 4 小时测体温 1 次,观察体温过高的早期症状和体征,体温突然升高或骤降时,应随时测量和记录,并及时报告医师。体温＞39 ℃时,要采取物理降温。降温效果不好可遵照医嘱选用适当的解热剂进行降温。患者出汗后应及时处理,保持皮肤的清洁和干燥,并注意保暖。鼓励多饮水。

2.保持呼吸道通畅

清除气管、支气管内分泌物,减少痰液在气管、支气管内的聚积。指导患者采取舒适的体位进行有效咳嗽。观察咳痰情况,如痰液较多且黏稠,可嘱患者多饮水,或遵照医嘱给予雾化吸入治疗,以湿润气道、利于痰液排出。

(四)用药护理

1.对症治疗

选用抗感冒复合剂或中成药减轻发热、头痛,减少鼻、咽充血和分泌物,如对乙酰氨基酚(扑热息痛)、银翘解毒片等。伴有干咳者可选用右美沙芬、喷托维林(咳必清)等;咳嗽有痰可选用复方氯化铵合剂、溴己新(必嗽平),或雾化祛痰。咽痛者可含服喉片或草珊瑚片等。气喘者可用平喘药,如特布他林、氨茶碱等。

2.抗病毒药物

早期应用抗病毒药有一定疗效,可选用利巴韦林、奥司他韦、金刚烷胺、吗啉胍和抗病毒中成药等。

3.抗菌药物

如有细菌感染,最好根据药物敏感试验选择有效抗菌药物治疗,常可选用大环内酯类、青霉素类、氟喹诺酮类及头孢菌素类。

根据医嘱选用药物,告知患者药物的作用、可能发生的不良反应和服药的注意事项,如按时服药;应用抗生素者,注意观察有无迟发变态反应发生;对于应用解热镇痛药者,注意避免大量出汗引起虚脱等。发现异常及时就诊。

(五)心理护理

急性呼吸道感染预后良好,多数患者于一周内康复,仅少数患者可因咳嗽迁延不愈而发展为慢性支气管炎,患者一般无明显心理负担。但如果咳嗽较剧烈,加之伴有发热,可能会影响患者的休息、睡眠,进而影响工作和学习,个别患者产生急于缓解咳嗽等症状的焦虑情绪。护理人员应与患者进行耐心、细致的沟通,通过对病情的客观评价,解除患者的心理顾虑,建立治疗疾病的信心。

(六)健康指导

1.疾病知识指导

帮助患者和家属掌握急性呼吸道感染的诱发因素及本病的相关知识,避免受凉、过度疲劳,注意保暖;外出时可戴口罩,避免寒冷空气对气管、支气管的刺激。积极预防和治疗上呼吸道感染,症状改变或加重时应及时就诊。

2.生活指导

平时应加强耐寒锻炼,增强体质,提高机体免疫力。有规律地生活,避免过度劳累。室内空气保持新鲜、阳光充足。少去人群密集的公共场所。戒烟、酒。

五、护理评价

患者舒适度改善,睡眠质量提高;未发生并发症或发生后被及时控制。

第五节 慢性支气管炎

慢性支气管炎是由于感染或非感染因素引起,发生于气管、支气管黏膜及其周围组织的慢性非特异性炎症。临床以咳嗽、咳痰或伴有喘息反复发作为特征,每年持续 3 个月以上,且连续 2 年以上。

一、病因和发病机制

慢性支气管炎的病因极为复杂,迄今尚有许多因素还不够明确,往往是多种因素长期相互作用的综合结果。

(一)感染

病毒、支原体和细菌感染是本病急性发作的主要原因。病毒感染以流感病毒、鼻病毒、腺病毒和呼吸道合胞病毒常见;细菌感染以肺炎链球菌、流感嗜血杆菌和卡他莫拉菌及葡萄球菌常见。

(二)大气污染

化学气体如氯气、二氧化氮、二氧化硫等刺激性烟雾,空气中的粉尘等均可刺激支气管黏膜,使呼吸道清除功能受损,为细菌入侵创造条件。

(三)吸烟

吸烟为本病发病的主要因素。吸烟时间的长短与吸烟量决定发病率的高低,吸烟者的患病率较不吸烟者高 2～8 倍。

(四)过敏因素

喘息型支气管患者多有过敏史。患者痰中嗜酸性粒细胞和组胺的含量及血中 IgE 明显高于正常。此类患者实际上应属慢性支气管炎合并哮喘。

(五)其他因素

气候变化,特别是寒冷空气与慢性支气管炎的病情加重有密切关系。自主神经功能失调,副交感神经功能亢进,老年人肾上腺皮质功能减退,慢性支气管炎的发病率增加。维生素 C 缺乏,维生素 A 缺乏,易患慢性支气管炎。

二、临床表现

(一)症状

患者常在寒冷季节发病,出现咳嗽、咳痰,尤以晨起显著,白天多于夜间。病毒感染痰液为白色黏液泡沫状,继发细菌感染,痰液转为黄色或黄绿色黏液脓性,偶可带血。慢性支气管炎反复发作后,支气管黏膜的迷走神经感受器反应性增高,副交感神经功能亢进,可出现过敏现象而发生喘息。

(二)体征

早期多无体征。急性发作期可于肺底部闻及干、湿性啰音。喘息型支气管炎在咳嗽或深吸气后可闻及哮鸣音,发作时,有广泛哮鸣音。

(三)并发症

(1)阻塞性肺气肿:为慢性支气管炎最常见的并发症。

(2)支气管肺炎:慢性支气管炎蔓延至支气管周围肺组织中,患者表现为寒战、发热、咳嗽加剧、痰量增多且呈脓性;白细胞总数及中性粒细胞增多;X 线胸片显示双下肺野有斑点状或小片阴影。

(3)支气管扩张症。

三、诊断

(一)辅助检查

1.血常规

白细胞总数及中性粒细胞数可升高。

2.胸部 X 线

单纯型慢性支气管炎,X 线检查阴性或仅见双下肺纹理增多、增粗、模糊、呈条索状或网状。继发感染时为支气管周围炎症改变,表现为不规则斑点状阴影,重叠于肺纹理之上。

3.肺功能检查

早期病变多在小气道,常规肺功能检查多无异常。

(二)诊断要点

凡咳嗽、咳痰或伴有喘息,每年发作持续 3 个月,连续 2 年或 2 年以上者,排除其他心、肺疾患(如肺结核、肺尘埃沉着病、支气管哮喘、支气管扩张症、肺癌、肺脓肿、心脏病、心功能不全等)和慢性鼻咽疾患后,即可诊断。如每年发病不足 3 个月,但有明确的客观检查依据(如胸部 X 线片、肺功能等)亦可诊断。

(三)鉴别诊断

1.支气管扩张

多于儿童或青年期发病,常继发于麻疹、肺炎或百日咳后,并有咳嗽、咳痰反复发作的病史,合并感染时痰量增多,并呈脓性或伴有发热,病程中常反复咯血。在肺下部周围可闻及不易消散的湿性啰音。晚期重症患者可出现杵状指(趾)。胸部 X 线上可见双肺下野纹理粗乱或呈卷发状。薄层高分辨 CT 检查有助于确诊。

2.肺结核

活动性肺结核患者多有午后低热、消瘦、乏力、盗汗等中毒症状。咳嗽痰量不多,常有咯血。老年肺结核的中毒症状多不明显,常被慢性支气管炎的症状所掩盖而误诊。胸部 X 线片上可发现结核病灶,部分患者痰结核分枝杆菌检查可获阳性。

3.支气管哮喘

支气管哮喘常为特质性患者或有过敏性疾病家族史,多于幼年发病。一般无慢性咳嗽、咳痰史。哮喘多突然发作,且有季节性,血和痰中嗜酸性粒细胞常增多,治疗后可迅速缓解。发作时双肺布满哮鸣音,呼气延长,缓解后可消失,且无症状,但气道反应性仍增高。慢性支气管炎合并哮喘的患者,病史中咳嗽、咳痰多发生在喘息之前,迁延不愈较长时间后伴有喘息,且咳嗽、咳痰的症状多较喘息更为突出,平喘药物疗效不如哮喘药等可资鉴别。

4.肺癌

肺癌多发生于 40 岁以上,并有多年吸烟史的男性,刺激性咳嗽常伴痰中带血和胸痛。X 线胸片检查肺部常有块影或反复发作的阻塞性肺炎。痰脱落细胞及支气管镜等检查可明确诊断。

5.慢性肺间质纤维化

慢性咳嗽,咳少量黏液性非脓性痰,进行性呼吸困难,双肺底可闻及爆裂音

(Velcro 啰音),严重者发绀并有杵状指。X 线胸片见中下肺野及肺周边部纹理增多紊乱呈网状结构,其间见弥漫性细小斑点阴影。肺功能检查呈限制性通气功能障碍,弥散功能降低,PaO_2 下降。肺活检是确诊的手段。

四、治疗

(一)急性发作期及慢性迁延期的治疗

以控制感染、祛痰、镇咳为主,同时解痉平喘。

1.抗感染药物

及时、有效、足量,感染控制后及时停用,以免产生细菌耐药或二重感染。一般患者可按常见致病菌用药。可选用青霉素 80×10^4 U 肌内注射;复方磺胺甲噁唑,每次 2 片,2 次/天;阿莫西林 2~4 g/d,3~4 次口服;氨苄西林 2~4 g/d,分 4 次口服;头孢氨苄 2~4 g/d 或头孢拉定 1~2 g/d,分 4 次口服;头孢呋辛 2 g/d 或头孢克洛 0.5~1 g/d,分 2~3 次口服。亦可选择新一代大环内酯类抗生素,如罗红霉素 0.3 g/d,分 2 次口服。抗菌治疗疗程一般为 7~10 天,反复感染病例可适当延长。严重感染时,可选用氨苄西林、环丙沙星、氧氟沙星、阿米卡星、奈替米星或头孢菌素类联合静脉滴注给药。

2.祛痰镇咳药

刺激性干咳者不宜单用镇咳药物,否则痰液不易咳出。可给盐酸溴环己胺醇 30 mg 或羧甲基半胱氨酸 500 mg,3 次/天口服。乙酰半胱氨酸(富露施)及氯化铵甘草合剂均有一定的疗效。α-糜蛋白酶雾化吸入亦有消炎祛痰的作用。

3.解痉平喘

解痉平喘主要为解除支气管痉挛,利于痰液排出。常用药物为氨茶碱 0.1~0.2 g,8 次/小时口服;丙卡特罗 50 mg,2 次/天;特布他林 2.5 mg,2~3 次/天。慢性支气管炎有可逆性气道阻塞者应常规应用支气管舒张剂,如异丙托溴铵(异丙阿托品)气雾剂、特布他林等吸入治疗。阵发性咳嗽常伴不同程度的支气管痉挛,应用支气管扩张药后可改善症状,并有利于痰液的排出。

(二)缓解期的治疗

应以增强体质,提高机体抗病能力和预防发作为主。

五、护理措施

(一)常规护理

1.环境

保持室内空气新鲜、流通,安静,舒适,温湿度适宜。

2.休息

急性发作期应卧床休息,取半卧位。

3.给氧

持续低流量吸氧。

4.饮食

给予高热量、高蛋白、高维生素、易消化饮食。

(二)专科护理

1.解除气道阻塞,改善肺泡通气

及时清除痰液,神志清醒患者应鼓励咳嗽。痰稠不易咯出时,给予雾化吸入或雾化泵药物喷入,减少局部淤血水肿,以利痰液排出。危重体弱患者,定时更换体位,叩击背部,使痰易于咯出,餐前应给予胸部叩击或胸壁震荡。方法:患者取侧卧位,护士两手手指并拢,手背隆起,指关节微屈,自肺底由下向上、由外向内叩拍胸壁,震动气管,边拍边鼓励患者咳嗽,以促进痰液的排出,每侧肺叶叩击3~5分钟。对神志不清者,可进行机械吸痰,需注意无菌操作,抽吸压力要适当,动作轻柔,每次抽吸时间不超过15秒,以免加重缺氧。

2.合理用氧,减轻呼吸困难

根据缺氧和二氧化碳潴留的程度不同,合理用氧,一般给予低流量、低浓度、持续吸氧,如病情需要提高氧浓度,应辅以呼吸兴奋剂刺激通气或使用呼吸机改善通气,吸氧后如呼吸困难缓解、呼吸频率减慢、节律正常、血压上升、心率减慢、心律正常、发绀减轻、皮肤转暖、神志转清、尿量增加等,表示氧疗有效。若呼吸过缓,意识障碍加深,需考虑二氧化碳潴留加重,必要时采取增加通气量措施。

第六节 肺 炎

肺炎是指各种原因引起终末气道、肺泡和肺间质的炎症,为呼吸系统常见病。病原微生物感染、理化因素、免疫原性损伤等均可引起肺炎。老年人或免疫功能低下者并发肺炎的病死率高。

一、病因及发病机制

正常情况下,由于局部防御功能的正常发挥,可使气管隆凸以下的呼吸道保持无菌状态。当个体局部或全身免疫功能低下及病原体数量增多、毒力增强时，病原菌被吸入下呼吸道，并在肺泡内生长繁殖，导致肺泡毛细血管充血、水肿、炎细胞浸润和渗出，引起一系列临床症状。常见的病原菌有肺炎链球菌、葡萄球菌、肺炎支原体、肺炎衣原体、病毒等。除了金黄色葡萄球菌、铜绿假单胞菌和肺炎克雷伯杆菌等可引起肺组织的坏死性病变容易形成空洞外，肺炎治愈后多不留瘢痕，肺的结构与功能均可恢复。

病原菌可通过以下途径入侵：口咽部定植菌吸入，周围空气中带菌气溶胶的直接吸入，由菌血症引起的血行感染，邻近感染部位直接蔓延至肺。分类如下：①按病因分类，分为细菌性肺炎、病毒性肺炎、真菌性肺炎、其他病原体所致肺炎、理化性因素所致肺炎。②按解剖学分类，分为大叶性肺炎、小叶性肺炎、间质性肺炎。③按感染来源分类，分为社区获得性肺炎、医院获得性肺炎。

二、分类

(一)肺炎链球菌肺炎

肺炎链球菌肺炎是由肺炎链球菌感染所引起的肺炎。本病好发于冬季和初春，约占社区获得性肺炎的半数，青壮年男性发病率高。肺炎球菌为口腔和鼻咽部的正常定植菌株，当机体抵抗力下降，协同受凉、疲劳、饥饿、长期卧床等诱因时，病菌入侵，在肺泡内繁殖滋长，引起肺泡壁水肿，白细胞和红细胞渗出，经Cohn孔向肺的中央部分蔓延，使病变呈肺段或肺叶急性炎性实变。由于病变始于外周，因而叶间分界清楚。典型病理分期为充血期、红色肝变期、灰色肝变期、消散期，抗生素应用后，肺炎发展至整个大叶性炎症已不多见，典型的肺实变则更少，而以肺段性炎症居多。肺炎球菌不产生毒素，一般情况下，不引起原发性组织坏死或形成空洞，病变消散后肺组织结构无损坏，不留纤维瘢痕。

1.临床表现

(1)症状和体征：病情轻重存在个体差异。典型的表现为起病急剧，寒战、高热，呈稽留热；约75%的患者有胸痛，咳嗽和吸气时加重，如炎症累及膈面胸膜时，可有同侧上腹部或肩部放射性疼痛。初期有刺激性干咳，有少量白色黏液痰或带血丝痰，2天后可咳出铁锈色痰。肺泡实变可引起通气不足，且胸痛限制呼吸而引起呼吸困难，重者动脉血氧饱和度下降，皮肤、口唇发绀。可伴随头痛、肌肉酸痛、食欲缺乏、呕吐、腹泻、腹胀等全身症状。严重感染可有神志不清、谵妄或昏迷等神经系统症状。

患者呈急性病容，常伴口唇单纯疱疹，病变广泛时可有发绀。早期病变有胸廓呼吸运动幅度减小，叩诊有轻度浊音，呼吸音减弱，累及胸膜可闻及捻发音和胸膜摩擦音。肺大片实变时,叩诊浊音增强,触觉语颤增强,可闻及支气管呼吸音。消散期可闻及湿啰音。

本病自然病程为1~2周,发病5~10天,体温可自行消退。使用抗生素治疗,体温可在1~3天恢复正常,其他症状和体征随之逐渐消失。

（2）并发症:已少见。严重感染中毒症者可发生感染性休克,其他并发症有胸膜炎、脓胸、肺脓肿等。

2.辅助检查

血液检查:白细胞计数多在$(10~40)\times10^9$/L,中性粒细胞比例增多,高达80%,伴核左移,细胞内可见中毒颗粒,老年人、免疫力低下者白细胞计数增高不明显;痰液检查:痰培养和涂片做革兰氏染色及荚膜染色镜检可找到致病菌,抗生素治疗前血培养可呈阳性;X线胸片:早期仅有肺纹理增粗或病变肺段模糊,肺发生实变可显示大片阴影,并可见支气管气道征。消散期,阴影可完全消散,少数病例肺泡内纤维蛋白吸收不完全,可形成机化性肺炎。

3.诊断要点

疾病发生于冬、春两季,突然寒战、高热、胸痛、咳嗽和咳铁锈色痰。肺部叩诊浊音,语颤增强,听诊闻及管状呼吸音和湿啰音。实验室检查白细胞增多,核左移,痰涂片及培养发现致病菌。X线检查显示病变肺段炎性阴影等,即可确诊。

4.治疗要点

首选青霉素。症状轻者,青霉素80×10^4 U,肌内注射,每天3次。症状重者,给予青霉素$(2.4~4.8)\times10^6$ U,静脉滴注,并发脑膜炎时,剂量可增至$(1~3)\times10^7$ U,分4次静脉滴注,每次1小时内滴完,以维持有效血浓度。或选用第1代或第2代头孢菌素,如头孢唑林、头孢孟多(头孢羟唑)等。对青霉素及头孢类药物过敏者,可用红霉素每天1.5 g静脉滴注,或林可霉素每天2 g静脉滴注。此外,结合相应的支持疗法,卧床休息,补充营养,多食富含维生素的水果、蔬菜,发热患者多饮水,补充液体。有呼吸困难者吸氧,腹胀明显者给予肛管排气,及时给予退热、止咳去痰等对症处理,禁用抑制呼吸的镇静药。

（二）葡萄球菌肺炎

葡萄球菌肺炎是由葡萄球菌引起的急性化脓性肺部炎症。起病急剧,早期可有循环衰竭,治疗不及,病死率高。常发生于糖尿病、血液病、艾滋病或原有支气管肺疾病者。儿童患流感或麻疹时易并发肺炎。此外,皮肤感染病灶中的葡萄球菌经血液循环到肺部,可引起多处肺实变、化脓及组织坏死。葡萄球菌为革兰氏染色阳性菌,其致病物质主要是毒素与酶,具有溶血、坏死、杀死白细胞及血管痉挛等作用。致病力可用血浆凝固酶来测定,金黄色葡萄球菌凝固酶为阳性,因而致病力较强,是化脓性感染的主要原因。

1.临床表现

(1)症状与体征:起病急剧,体温高达 39～40 ℃,胸痛,脓痰量多、带血丝或呈脓血状,全身毒性症状明显,病情严重者可早期出现外周循环衰竭,老年人症状可不典型。血源性葡萄球菌肺炎常有局部感染或侵入性治疗史,较少咳脓痰。

早期阳性体征不明显,与严重中毒症状和呼吸道症状不一致,其后可出现两肺散在湿啰音。病变较大或融合时可有肺实变体征。

(2)并发症:多并发肺脓肿、肺气囊肿和脓胸。

2.辅助检查

血液检查:白细胞计数增高,中性粒细胞比例增高,核左移;X 线胸片:显示肺段或肺叶实变,可形成空洞或呈小叶状浸润,其中有单个或多发的液气囊腔,X 线阴影的易变性可表现为一处炎性浸滑消失而另有新病灶的出现。

3.诊断要点

根据全身毒血症状,咳嗽、咳脓血痰,白细胞计数增高、中性粒细胞比例增加、核左移、中毒颗粒和 X 线表现,可初步诊断。细菌学检查结果可作为确诊依据。

4.治疗要点

治疗原则为早期清除原发病灶,抗感染治疗,加强支持疗法。抗生素的选择应参考药物敏感试验结果。由于金黄色葡萄球菌对青霉素高度耐药,因而首选耐青霉素酶的半合成青霉素或头孢菌素类药物,如苯唑西林钠、氯唑西林等,联合氨基糖苷类药可增强疗效。

(三)克雷伯杆菌肺炎

克雷伯杆菌肺炎是由肺炎克雷伯杆菌引起的急性肺部炎症,亦称肺炎杆菌肺炎。多见于老年、营养不良、慢性酒精中毒、已有慢性支气管-肺疾病和全身衰竭的患者,病死率较高。肺炎克雷伯杆菌属革兰氏阴性菌,为上呼吸道和肠道寄居菌,有荚膜,当机体抵抗力降低时,在肺泡内生长繁殖时,引起组织坏死、液化、形成单个或多发性脓肿。

症状与其他肺炎类似,典型病例痰液呈黏稠脓性、量多、带血,灰绿色或红砖色,胶冻状,无臭味。可有发绀、气急、心悸,早期可出现休克。X 线显示肺叶或小叶实变,有多发性蜂窝状肺脓肿,叶间隙下坠。老年体衰患者有急性肺炎,中毒性症状严重,且有血性黏稠痰者须考虑本病。确诊有待于痰的细菌学检查,并与其他肺炎相鉴别。

本病一经确诊应及早用药。首选氨基糖苷类药物,如庆大霉素、卡那霉素、阿米卡星(丁胺卡那霉素)等,重症者联合使用头孢菌素类药物。应加强支持疗法,免疫力降低者容易发生菌血症,预后差。

(四)军团菌肺炎

军团菌肺炎主要是嗜肺军团杆菌感染引起的以肺炎为主的全身性疾病,多数病例为散发性。军团菌为革兰氏阴性菌,存在于水和土壤中,可通过供水系统、空调或蒸汽吸入进入呼吸道引起感染。本病发生于夏末和秋初,吸烟、酗酒和应用免疫抑制者多见。

典型病例起病慢,潜伏期一般为 2~10 天,前期可有倦怠、发热、头痛和咳嗽。随后出现高热、头痛、咳嗽加剧,咳黏液样血丝痰,一般无脓痰,可有消化道症状,腹泻、呕吐等。重者可出现嗜睡等神志改变和呼吸衰竭。患者呈急性病容,可有相对缓脉、湿啰音等体征,重症者有肺部实变体征和胸部摩擦音。早期X线胸片检查显示片状肺泡浸润阴影,随病情进展,可出现肺段、叶实变征象,伴多发性圆形致密影。实验室检查白细胞计数增高,核左移、血沉加快,可有低血钠,肝功能试验异常,肾功能受损者有镜检血尿等。

除支持疗法,临床治疗首选红霉素,每天 1~2 g,分 4 次口服,重症者静脉给药,必要时应用利福平,疗程应超过 3 周,防止复发。

三、临床表现

(一)症状与体征

多数肺炎患者起病急剧,有高热、咳嗽、咳痰症状,不同类型的肺炎痰液有所区别,当炎症累及胸膜可出现胸痛,常伴随全身毒性症状,如疲乏、肌肉酸痛、食欲缺乏等。

(二)并发症

1.感染性休克

病原菌入侵可使微循环和小动脉扩张,有效血容量锐减,周围循环衰竭而引起休克,出现感染性休克的表现。

2.低氧血症

炎症使肺泡通气量减少,动脉血二氧化碳分压升高,动脉血氧分压降低,肺内气体交换障碍引起低氧血症,可出现呼吸困难、发绀等症状。

3.肺脓肿

肺部炎症的激化可形成肺脓肿,咳出大量脓痰或脓血痰,有臭味。

4.肺不张

肺不张多见于年老体弱、长期卧床者,由于无力咳嗽,痰液阻塞气道,引起肺组织萎缩。小面积肺不张症状不明显,严重肺不张可引起呼吸困难、阵发性咳嗽、胸痛、发绀。

5.支气管扩张

肺炎病程超过3个月者为慢性肺炎,由于长期咳嗽、气道受阻,支气管弹力纤维受损,引起支气管扩张变形,支气管扩张加重肺炎呼吸道症状,引起恶性循环。

四、诊断要点

典型的临床表现结合辅助检查可以确诊。

(一)症状和体征

典型的肺炎症状和体征,如高热、胸痛、咳嗽、咳痰等。

(二)辅助检查

外周血白细胞检查,病原学检查,X线胸片检查,血清中特异性抗体检测。

五、治疗要点

治疗原则:抗感染和对症治疗。

(一)抗感染

根据不同的感染类型,个体化应用抗生素,重症者尤其强调早期、联合、足量、足疗程、静脉给药。用药疗程:至体温恢复正常和呼吸道症状明显改善后3～5天停药。

病毒感染者给予对症治疗,加强支持疗法,防止并发症的发生。中毒症状明显者,如严重呼吸困难、感染性休克、呼吸衰竭等,可应用肾上腺皮质激素。

(二)对症治疗

注意纠正酸碱平衡紊乱,改善低氧血症。

六、护理评估

(一)健康史

询问既往健康状况,有无呼吸道感染史、糖尿病等慢性病史,有无着凉、淋浴、劳累等诱因,有无吸烟等不良生活方式,本次发病的症状体征如何,做过何种治疗等。

（二）身体状况

观察呼吸的频率、节律、形态、深度，有无呼吸困难，胸部叩诊有无实音或浊音，听诊有无啰音和胸膜摩擦音，有无咳嗽，痰液的性质如何，意识、体温和血压有无异常等。

（三）心理及社会因素

了解患者对疾病知识的了解、情绪状态、社会支持度。

（四）辅助检查

X线胸片有无空洞，有无肺纹理改变及炎性浸润；血液白细胞计数有无增多，中性粒细胞有无异常；痰培养有无细菌生长，药敏试验结果等。

七、护理诊断及合作性问题

（一）体温过高

体温过高与肺部感染有关。

（二）清理呼吸道无效

清理呼吸道无效与痰多、黏稠、咳痰无力有关。

（三）疼痛

胸痛与频繁咳嗽、炎症累及胸膜有关。

（四）潜在并发症

低氧血症、感染性休克与感染有关。

八、护理目标

（1）患者体温降至正常范围。

（2）能掌握咳嗽、咳痰技巧，有效咳痰，保持呼吸顺畅。

（3）学会放松技巧，疼痛缓解，舒适感增强。

（4）无并发症，或能及时发现并发症的先兆及时处理。

九、护理措施

（一）一般护理

为患者创造良好的室内环境，注意保暖，卧床休息。呼吸困难者，可采取半坐卧位，增强肺通气量。给予"三高"饮食，鼓励多饮水，酌情补液。病情危重、高热者，可给清淡、易消化、半流质饮食。加强口腔护理，预防口腔感染。

（二）病情观察

定时测量生命体征，观察意识状态、有无休克先兆，如有四肢发凉、体温下降，无烦躁不安或反应迟钝等表示病情加重。观察记录尿量、尿 pH 和尿比重。

军团菌释放毒素可引起低血钠等,应定期检查患者血电解质、尿常规及肾功能。

(三)对症护理

1.指导有效咳嗽技巧,减轻疼痛

痰液黏稠不易咳出或无力咳出时,可协助叩背、体位引流、雾化吸入、应用祛痰药,促进排痰,保持呼吸道通畅。胸痛时可用宽胶布固定患侧胸部或应用止痛药以减轻疼痛。

2.给予氧气吸入

提高血氧饱和度,改善呼吸困难症状。对于肺水肿患者,应在湿化瓶中加入50%乙醇,以降低肺泡中液体表面张力,使泡沫破裂,改善气体交换,缓解症状。

3.休克患者的护理

立即采取去枕平卧、下肢略抬高的体位,严密观察生命体征,迅速建立两条静脉通路。补液原则:先盐后糖,先快后慢,见尿加钾。一条通路快速补充血容量,根据医嘱给予右旋糖酐-40 或葡萄糖盐水和抗生素,注意掌握输入量和速度,防止发生肺水肿;另一条通路输入血管活性药物,根据血压调节药物浓度和滴速,血压应维持在(12.0～13.3)/(8.0～9.3)kPa[(90～100)/(60～70)mmHg],脉压应>2.7 kPa(20 mmHg)。

4.高热护理

对症处理,体温低下者应予保暖,高热者给予物理降温。药物降温使体温降至37～38 ℃即可,避免出汗过多引起虚脱。

(四)用药护理

密切观察药物疗效及不良反应。静脉输液过程中,注意配伍禁忌,控制好输入量和速度,防止肺水肿的发生。红霉素为治疗军团菌肺炎的首选药,可以口服,也可静脉滴注,常见药物不良反应为恶心、呕吐等胃肠道不适感,应慢速滴入,避免空腹用药。注意观察有无二重感染的迹象发生。

(五)心理护理

多数肺炎患者起病急剧,对其身体和生活造成很大影响,在病因不明、诊断未出的情况下,对患者采取相应的隔离措施会引起患者恐慌,因此,对该类患者的解释应透彻,并给予必要的心理干预。

(六)标本采集

清晨咳痰前,给予多贝尔液含漱2～3次,再用生理盐水漱口,指导患者深吸气后,用力咳嗽,将来自下呼吸道的痰液直接吐入无菌容器中加盖,2小时内尽快送检。血液标本的采取应在应用抗生素前进行,采血量应在 10 mL 以上,寒战、高热期采血阳性率高。

(七)其他

发现可疑发热患者应及时采取呼吸道隔离,防止交叉感染。

十、护理评价

(1)体温是否恢复正常。

(2)有无掌握咳痰技巧,能否有效咳嗽、咳痰,呼吸是否顺畅。

(3)胸痛是否缓解。

(4)有无并发症,能否及时发现并发症的先兆,是否能及时配合处理。

十一、健康指导

避免过度疲劳、淋雨,季节交换时避免受凉,感冒流行时少去公共场所;纠正不良生活习惯,戒烟、避免酗酒,积极参加体育锻炼,增强机体抵抗力;保持口腔卫生,预防上呼吸道感染,及时、彻底治疗呼吸道及其他部位的感染病灶;肺炎易感者,可接受疫苗注射。

第七节 肺 脓 肿

肺脓肿是由多种病原菌引起的肺部化脓性感染,早期为肺组织的化脓性炎症,继而坏死、液化,由肉芽组织包绕形成脓肿。其临床特征为高热、咳嗽和大量脓臭痰。多发于壮年男性及年老体弱有基础疾病者。

一、病因及病理

肺脓肿的发生和发展常有 3 个因素,即细菌感染、支气管阻塞和全身抵抗力下降。临床常见的病因有 2 类:血源感染和气管感染。血源感染主要由败血症及脓毒血症引起,病变广泛常为多发,主要采用药物治疗;气管感染主要来自呼吸道或上消化道带有细菌的分泌物,在睡眠、昏迷、酒醉、麻醉或癫痫发作、脑血管意外之后,被吸入气管和肺内,造成小支气管阻塞,在人体抵抗力降低的情况下,就会诱发肺脓肿。

支气管阻塞远侧端的肺段发生肺不张及炎性病变,继而引起肺段血管栓塞产生肺组织坏死及液化,周围的胸膜肺组织发生炎性反应,终于形成一个有一定范围的脓肿。脓肿形成后,经过急性和亚急性阶段,如支气管引流不通畅,感染控制不彻底,则逐步转入慢性阶段。在感染的反复发作,交错衍变的过程中,受累肺及支气管既有破坏,又有组织修复;既有肺组织的病变,又有支气管胸膜的病变;既有急性炎症,又有慢性炎症。主要表现为肺组织内的一个脓腔,周围有肺间质炎症及不同程度的纤维化,相关的支气管产生不同程度的梗阻和扩张。

慢性肺脓肿有以下 3 个特征:①脓肿部位开始时多居于有关肺段或肺叶的表浅部。②脓腔总是与一个或一个以上的小支气管相通。③脓肿向外蔓延扩展,到晚期则不受肺段、肺叶界限的限制,而可跨段、跨叶,形成相互沟通的多房腔的破坏性病灶。慢性肺脓肿由于胸膜粘连,粘连中形成侧支循环,血流方向是自血压较高的胸壁体循环流向血压较低的肺循环。临床在其体表部可听到收缩期加重的连续性血管杂音。凡有此杂音者,术中出血量较大,应有充分补血和止血技术方面的准备。慢性肺脓肿患者经久咳嗽、咯血、咳吐脓痰,全身有中毒症状,营养状况不良,呼吸功能受损,有贫血、消瘦、水肿、杵状指(趾)等。

二、临床表现

(1)发病急骤,畏寒、高热,体温达 39~40 ℃,伴有咳嗽,咳黏液痰或黏液脓性痰。

(2)炎症累及胸膜可出现患侧胸痛,病变范围大时,可有气促。常伴有精神不振、全身乏力和食欲缺乏。

(3)痰的性质:①感染不能及时控制,可于发病的 10~14 天,突然咳出大量脓臭痰及坏死组织,每天量可达 300~500 mL。②典型的痰液呈黄绿色、脓性,有时带血,留置分层。咳出大量脓痰后,体温开始下降,全身症状开始好转。③厌氧菌感染时,痰带腥臭味。

(4)体征:病变大而表浅者,可闻及支气管呼吸音;病变累及胸膜,有胸膜摩擦音或胸腔积液。慢性肺脓肿患者常伴有杵状(趾)指、贫血和消瘦。

三、诊断

除分析病史、症状及体格检查外,必须进行 X 线检查。胸部平片可见肺部空洞性病灶,壁厚、常有气液面,周围有浸润及条索状阴影,伴胸膜增厚,支气管造影对有无合并支气管扩张及病变切除的范围都有很大帮助。对进食呛咳者应行碘油或钡餐食管造影检查,明确有无食管气管瘘;若需与肺癌鉴别,则需做支气管镜取活组织检查。

四、治疗

肺脓肿病期在 3 个月以内者,应采用全身及药物治疗,包括抗生素全身应用及体位引流,局部滴药、喷雾及气管镜吸痰等。经上述治疗无效则考虑外科手术治疗。急性肺脓肿的感染细菌包括厌氧菌,一般均对青霉素敏感,肺脓肿的致病厌氧菌中,仅脆弱类杆菌对青霉素不敏感,而对林可霉素、克林霉素和甲硝唑敏感。青霉素可根据病情,一般给予$(1.2\sim2.4)\times10^6$ U/d,病情严重者可用到10×10^6 U/d静脉滴注,以提高坏死组织中的药物浓度。体温一般在治疗 3～10 天内降至正常,然后可改为肌内注射。如青霉素疗效不佳,改用林可霉素1.8～3 g/d 静脉滴注,或克林霉素 0.6～1.8 g,或甲硝唑0.4 g,每天 3 次口服或静脉滴注。当疗效不佳时,要注意根据细菌培养的药物敏感试验结果选用抗菌药物。痰液引流是提高疗效的措施,身体状况较好者可采取体位引流排痰,使脓肿处于最高位置。经有效的抗菌药物治疗,大多数患者可痊愈。少数患者疗效不佳,需考虑手术治疗,其手术适应证为肺脓肿病程超过 3 个月,内科治疗不能减少脓腔,并有反复感染、大咯血,经内科治疗无效,伴有支气管胸膜瘘或脓胸,经抽吸冲洗脓液疗效不佳者。

五、护理诊断

(一)体温过高

体温过高与肺组织炎性坏死有关。

(二)清理呼吸道无效

清理呼吸道无效与脓痰积聚有关。

(三)营养失调

低于机体需要量与肺部感染导致机体消耗增加有关。

(四)气体交换受损

气体交换受损与气道内痰液积聚、肺部感染有关。

六、护理措施

(1)保持室内空气流通、阳光充足。进食高热量、高蛋白、高维生素等营养丰富的食物。

(2)指导有效咳嗽:肺脓肿的患者咳痰量大,协助患者经常活动和变换体位,以利于痰液排出。鼓励患者增加液体摄入量,以促进体内的水化作用,使脓痰稀释而易于咳出。

(3)观察痰液变化:①准确记录 24 小时痰液排出量,静置后是否分层。②发现血痰时,应及时报告医师;若痰中血量较多,应严密观察病情变化,防止大咯血或窒息的突然发生,准备好急救用物,嘱患者头偏向一侧,最好取患侧卧位,必要时可行体位引流。

(4)口腔护理:肺脓肿患者因高热时间较长、咳大量脓臭痰,利于细菌繁殖;大量抗生素的应用,易诱发真菌感染。因此要在晨起、饭后、体位引流后、临睡前协助患者漱口及刷牙,保持口腔清洁、湿润。

七、健康教育

(1)指导患者及家属熟悉肺脓肿发生、发展、治疗和有效预防的知识。积极治疗肺炎、肺外化脓性病变,不挤压痈、疖,防止血源性肺脓肿的发生。

(2)教会患者做深呼吸、体位引流、有效地咳嗽,嘱患者多饮水以稀释痰液,以利于痰的排出,保持呼吸道通畅。

(3)保持口腔清洁,晨起、饭后、体位引流后、晚睡前要漱口和刷牙,防止污染分泌物误吸入下呼吸道。彻底治疗口腔、上呼吸道慢性感染病灶,如龋齿、化脓性扁桃体炎、鼻窦炎、牙周溢脓等,以防止病灶分泌物吸入肺内,诱发感染。

(4)保持室内适宜的温度与湿度,注意保暖,避免受凉。养成规律的生活习惯,增加营养物质的摄入,戒烟、酒。

(5)肺脓肿患者的抗生素治疗需时较长,向患者讲解抗生素等药物的用药疗程、方法、不良反应,了解其重要性,遵从治疗计划。发现异常及时就诊。

第三章 消化内科护理

第一节 上消化道大出血

一、疾病概述

(一)概念和特点

上消化道出血是指屈氏韧带以上的消化道,包括食管、胃、十二指肠、胰腺、胆管等病变引起的出血,以及胃空肠吻合术的空肠病变引起的出血。上消化道大出血是指数小时内失血量超过1 000 mL或循环血容量的20%,主要表现为呕血和(或)黑便,常伴有血容量减少而引起急性周围循环衰竭,是临床的急症,严重者可导致失血性休克而危及生命。

近年来,本病的诊断和治疗水平有很大的提高,临床资料统计显示,80%～85%急性上消化道大出血患者短期内能自行停止,仅 15%～20%患者出血不止或反复出血,最终死于出血并发症,其中急性非静脉曲张性上消化道出血的发病率在我国仍居高不下,严重威胁人民的生命健康。

(二)相关病理生理

上消化道出血多起因于消化性溃疡侵蚀胃基底血管导致其破裂而引发出血。出血后逐渐影响周围血液循环量,如因出血量多引起有效循环血量减少,进而引发血液循环系统代偿,以致血压降低、心悸、出汗,则急需即刻处理。出血处可能因血块形成而自动止血,但也可能再次出血。

(三)上消化道出血的病因

上消化道出血的病因包括溃疡性疾病、炎症、门脉高压症、肿瘤、全身性疾病等。临床上最常见的病因是消化性溃疡,其他依次为急性糜烂出血性胃炎、食管胃底静脉曲张破裂和胃癌。现将病因归纳列述如下。

1.上消化道疾病

(1)食管疾病、食管物理性损伤、食管化学性损伤。

(2)胃十二指肠疾病:消化性溃疡、Zollinger-Ellison 综合征、胃癌等。

(3)空肠疾病:胃肠吻合术后空肠溃疡、空肠克罗恩病。

2.门静脉高压引起的食管胃底静脉曲张破裂出血

(1)各种病因引起的肝硬化。

(2)门静脉阻塞:门静脉炎、门静脉血栓形成、门静脉受邻近肿块压迫。

(3)肝静脉阻塞:如 Budd-Chiari 综合征。

3.上消化道邻近器官或组织的疾病

(1)胆管出血:胆囊或胆管结石、胆管蛔虫、胆管癌、肝癌、肝脓肿或肝血管瘤破入胆管等。

(2)胰腺疾病:急慢性胰腺炎、胰腺癌、胰腺假性囊肿、胰腺脓肿等。

(3)其他:纵隔肿瘤或囊肿破入食管、主动脉瘤、肝或脾动脉瘤破入食管等。

4.全身性疾病

(1)血液病:白血病、血友病、再生障碍性贫血、弥散性血管内凝血等。

(2)急性感染:脓毒症、肾综合征出血热、钩端螺旋体病、重症肝炎等。

(3)脏器衰竭:尿毒症、呼吸衰竭、肝衰竭等。

(4)结缔组织病:系统性红斑狼疮、结节性多动脉炎、皮肌炎等。

5.诱因

(1)服用水杨酸类或其他非甾体抗炎药物或大量饮酒。

(2)应激相关胃黏膜损伤:严重感染、休克、大面积烧伤、大手术、脑血管意外等应激状态下,会引起应激相关胃黏膜损伤。应激性溃疡可引起大出血。

(四)临床表现

上消化道大量出血的临床表现主要取决于出血量及出血速度。

1.呕血与黑便

呕血与黑便是上消化道出血的特征性表现。上消化道出血之后,均有黑便。出血部位在幽门以上者常有呕血。若出血量较少、速度慢亦可无呕血。反之,幽门以下出血如出血量大、速度快,可因血反流入胃腔引起恶心、呕吐而表现为呕血。

呕血多为棕褐色呈咖啡渣样,如出血量大,未经胃酸充分混合即呕出,则为鲜红色或有血块。黑便呈柏油样,黏稠而发亮,当出血量大,血液在肠内推进快,粪便可呈暗红甚至鲜红色。

2.失血性周围循环衰竭

急性大量失血由于循环血容量迅速减少而导致周围循环衰竭。一般表现为头昏、心慌、乏力,突然起立发生晕厥、肢体冷感、心率加快、血压偏低等。严重者呈休克状态。

3.发热

大量出血后,多数患者在 24 小时内出现低热,持续 3～5 天后降至正常。发热可能与循环血量减少和外周循环衰竭导致体温调节中枢功能紊乱等因素有关。

4.氮质血症

上消化道大量出血后,由于大量血液蛋白质的消化产物在肠道被吸收,血中尿素氮浓度可暂时增高,称为肠源性氮质血症。一般于一次出血后数小时血尿素氮开始上升,24～48 小时达到高峰,一般不超过 14.3 mmol/L(40 mg/dL),3～4 天后降至正常。

5.贫血和血象

急性大量出血后均有失血性贫血。但在出血的早期,血红蛋白浓度、红细胞计数与血细胞比容可无明显变化。在出血后,组织液渗入血管内,使血液稀释,一般经 4 小时以上才出现贫血,出血后 24～72 小时血液稀释到最大限度。贫血程度除取决于失血量外,还和出血前有无贫血、出血后液体平衡状态等因素相关。

急性出血患者为正细胞正色素性贫血,在出血后骨髓有明显代偿性增生,可暂时出现大细胞性贫血,慢性失血则呈小细胞低色素性贫血。出血 24 小时内网织红细胞数即见增高,出血停止后逐渐降至正常。白细胞计数在出血后 2～5 小时轻至中度升高,血止后 2～3 天才恢复正常。但在肝硬化患者中,如同时有脾功能亢进,则白细胞计数可不升高。

(五)辅助检查

1.实验室检查

测定红细胞、白细胞和血小板计数,血红蛋白浓度、血细胞比容、肝肾功能、大便隐血检查等(以了解其病因、诱因及潜在的护理问题)。

2.内镜检查

出血后 24～48 小时内行急诊内镜检查,可以直接观察出血部位,明确出血的病因,同时对出血灶进行止血治疗,是上消化道出血病因诊断的首选检查方法。

3.X线钡餐检查

对明确病因亦有价值。主要适用于不宜,或不愿进行内镜检查者,或胃镜检查未能发现出血原因,需排除十二指肠降段以下的小肠段有无出血病灶者。

4.其他

放射性核素扫描或选择性动脉造影,如腹腔动脉、肠系膜上动脉造影帮助确定出血部位,适用于内镜及X线钡剂造影未能确诊而又反复出血者。不能耐受X线、内镜或动脉造影检查的患者,可做吞线试验,根据棉线有无沾染血迹及其部位,可以估计活动性出血部位。

(六)治疗原则

上消化道大出血为临床急症,应采取积极措施进行抢救。迅速补充血容量,纠正水、电解质失衡,预防和治疗失血性休克,给予止血治疗,同时积极进行病因诊断和治疗。

药物治疗:包括局部用药和全身用药两部分。

1.局部用药

经口或胃管注入消化道内,对病灶局部进行止血,主要如下。

(1)8～16 mg去甲肾上腺素溶于100～200 mL冰盐水内口服,强烈收缩出血的小动脉而止血,适用于胃十二指肠出血。

(2)口服凝血酶,经接触性止血,促使纤维蛋白原转变为纤维蛋白,加速血液凝固,近年来被广泛应用于局部止血。

2.全身用药

经静脉进入体内,发挥止血作用。

(1)抑制胃酸分泌药。对消化性溃疡和急性胃黏膜损伤引起的出血,常规给予H_2受体拮抗剂或质子泵抑制剂,以提高和保持胃内较高的pH,有利于血小板聚集及血浆凝血功能所诱导的止血过程。常用药物如下:西咪替丁200～400 mg,每6小时1次;雷尼替丁50 mg,每6小时1次;法莫替丁20 mg,每12小时1次;奥美拉唑40 mg,每12小时1次。急性出血期均为静脉用药。

(2)降低门静脉压力药。①血管升压素及其拟似物:为常用药物,其机制是收缩内脏血管,从而减少门静脉血流量,降低门静脉及其侧支循环的压力。用法为血管升压素0.2 U/min持续静脉滴注,视治疗反应,可逐渐加至0.4 U/min。同时用硝酸甘油静脉滴注或含服,以减轻大剂量用血管升压素的不良反应,并且硝酸甘油有协同降低门静脉压力的作用。②生长抑素及其拟似物:止血效果好,可明显减少内脏血流量,并减少奇静脉血流量,而奇静脉血流量是食管静脉血流量的标志。14 肽天然生长抑素,用法为首剂 250 μg 缓慢静脉注射,继以 250 $\mu g/h$ 持续静脉滴注。人工合成剂奥曲肽,常用首剂 100 μg 缓慢静脉注射,继以25～50 $\mu g/h$ 持续静脉滴注。

(3)促进凝血和抗纤溶药物:补充凝血因子,如静脉注入纤维蛋白原和凝血酶原复合物对凝血功能异常引起出血者有明显疗效。抗血纤溶芳酸和 6-氨基己酸有对抗或抑制纤维蛋白溶解的作用。

二、护理评估

(一)一般评估

1.生命体征

大量出血患者因血容量不足,外周血管收缩,体温可能偏低,出血后 2 天内多有发热,一般不超过38.5 ℃,持续 3～5 天;脉搏增快(＞120 次/分)或细速;呼吸急促、浅快;血压降低,收缩压降至10.7 kPa(80 mmHg)以下,甚至可持续下降至测不出,脉压减少,＜3.3 kPa(25 mmHg)。

2.患者主诉

有无头晕、乏力、心慌、气促、冷、口干、口渴等症状。

3.相关记录

呕血颜色、量,皮肤、尿量、出入量、黑便颜色和量等记录结果。

(二)身体评估

1.头颈部

上消化道大出血导致有效循环血容量急剧减少,患者可出现精神萎靡、嗜睡、表情淡漠、烦躁不安、意识模糊甚至昏迷。

2.腹部

(1)有无肝脾大,如果有脾大、蜘蛛痣、腹壁静脉曲张或腹水者,提示肝硬化门脉高压食管静脉破裂出血;肝大、质地硬、表面凹凸不平或有结节,提示肝癌。

(2)腹部肿块的质地软硬度,如果质地硬、表面凹凸不平或有结节,应考虑胃、胰腺、肝胆肿瘤。

(3)中等量以上的腹水可有移动性浊音。

(4)肠鸣音活跃,肠蠕动增强,肠鸣音达 10 次/分以上,但音调不特别高调,提示有活动性出血。

(5)直肠和肛门有无结节、触痛和肿块、狭窄等异常情况。

3.其他

(1)出血部位与出血性质的评估:上消化道出血不包括口、鼻、咽喉等部位出血及咯血,应注意鉴别。出血部位在幽门以上,呕血及黑便可同时发生,而幽门以下部位出血,多以黑便为主。下消化道出血较少时,易被误认为是上消化道出血。下消化道出血仅有便血,无呕血,粪便鲜红、暗红或有血块,患者常感下腹部疼痛等不适。进食动物血、肝,服用骨炭、铁剂、铋剂或中药也可使粪便发黑,但黑而无光泽。

(2)出血量的评估:粪便隐血试验阳性,表示每天出血量>5 mL;出现黑便时,表示每天出血量在50~70 mL,胃内积血量达250~300 mL可引起呕血;急性出血量<400 mL时,组织液及脾脏贮血补充失血量,可无临床表现。若大量出血,数小时内失血量>1 000 mL或循环血容量的20%,引起急性外周循环衰竭,导致急性失血性休克而危及患者生命。

(3)失血程度的评估:失血程度除按出血量评估外,还应根据全身状况来判断。失血的表现多伴有全身症状,表现如下。①轻度失血:失血量达全身总血量10%~15%,患者表现为皮肤苍白、头晕、怕冷,血压可正常但有波动,脉搏稍快,尿量减少。②中度失血:失血量达全身总血量20%以上,患者表现为口干、眩晕、心悸,血压波动、脉压变小,脉搏细数,尿量减少。③重度失血:失血量达全身总血量30%以上,患者表现为烦躁不安、意识模糊、出冷汗、四肢厥冷、血压显著下降、脉搏细数超过120次/分、尿少或尿闭,重者发生失血性休克。

(4)出血未停止的评估:①反复呕血,呕吐物由咖啡色转为鲜红色,黑便次数增多且粪便稀薄色泽转为暗红色,伴肠鸣音亢进;②周围循环衰竭的表现经充分补液、输血仍未见明显改善,或暂时好转后又恶化,血压不稳,中心静脉压不稳定;③红细胞计数、血细胞比容、血红蛋白测定不断下降,网织红细胞计数持续增高;④在补液足够、尿量正常时,血尿素氮升高;⑤门脉高压患者的脾大,因出血而暂时缩小,如不见脾脏恢复肿大,提示出血未止。

(三)心理-社会评估

发生呕血与黑便时,都可导致患者产生紧张、烦躁不安、恐惧、焦虑等反应。病情危重者,可出现濒死感,而此时其家属表现伤心状态,使患者出现较强烈的紧张及恐惧感。慢性疾病或全身性疾病致反复呕血与黑便者,易对治疗和护理失去信心,表现为护理工作上不合作。患者及其家庭对疾病的认识态度影响患者的生活质量,影响其工作、学习、社交等活动。

(四)辅助检查结果评估

1.血常规

上消化道出血后均有急性失血性贫血;出血后6~12小时红细胞计数、血红蛋白浓度及血细胞比容下降;在出血后 2~5 小时白细胞数开始增高,血止后 2~3 天降至正常。

2.血尿素氮测定

呕血的同时因部分血液进入肠道,血红蛋白的分解产物在肠道被吸收,故在出血数小时后尿素氮开始不升,24~48 小时可达高峰,持续时间不等,与出血时间长短有关。

3.粪便检查

隐血试验阳性,但检查前需禁止食用动物血、肝、绿色蔬菜等 3~4 天。

4.内镜检查

直接观察出血的原因和部位,黏膜皱襞迂曲可提示胃底静脉曲张。

(五)常用药物治疗效果的评估

1.输血

输血前评估患者的肝功能,肝功能受损宜输新鲜血,因库存血含氨量高易诱发肝性脑病。同时要评估患者年龄、病情、周围循环动力学及贫血状况,注意因输液、输血过快、过多导致肺水肿,原有心脏病或老年患者必要时可根据中心静脉压调节输液量。

2.血管升压素

滴注速度应准确,并严密观察有无出现腹痛、血压升高、心律失常、心肌缺血,甚至发生心肌梗死等不良反应。评估是否药液外溢,一旦外溢,用 50% 硫酸镁湿敷,因该药有抗利尿作用,突然停用血管升压素会引起反射性尿液增多,故应观察尿量并向家属做好解释工作。同时,孕妇、冠心病、高血压患者禁用血管升压素。

3.凝血酶

口服凝血酶时评估有无恶心、头晕等不良反应,并指导患者更换体位。此药不能与酸碱及重金属等药物配伍,应现用现配,若出现过敏现象应立即停药。

4.镇静剂

评估患者的肝功能,肝病患者忌用吗啡、巴比妥类等强镇静药物。

三、主要护理诊断/问题

(一)体液不足

体液不足与上消化道大量出血有关。

(二)活动无耐力

活动无耐力与上消化道出血所致外周循环衰竭有关。

(三)营养失调

低于机体需要量与急性期禁食及贫血有关。

(四)恐惧

恐惧与急性上消化道大出血有关。

(五)知识缺乏

缺乏有关出血的知识及防治的知识。

(六)潜在并发症

休克、急性肾衰竭。

四、护理措施

(一)一般护理

1.休息与体位

少量出血者应卧床休息,大出血时绝对卧床休息,取平卧位并将下肢略抬高,以保证脑部供血。呕吐时头偏向一侧,防止窒息或误吸。指导患者坐起、站起时动作要缓慢,出现头晕、心慌、出汗时立即卧床休息并告知护士。病情稳定后,逐渐增加活动量。

2.饮食护理

急性大出血伴恶心、呕吐者应禁食。少量出血无呕吐者,可进食温凉、清淡流质食物。出血停止后改为营养丰富、易消化、无刺激性半流质、软食,少量多餐逐渐过渡到正常饮食。食管胃底静脉曲张破裂出血者避免粗糙、坚硬、刺激性食物,且应细嚼慢咽,防止损伤曲张静脉而再次出血。

3.安全护理

轻症患者可起身稍作活动,可上厕所大小便。但应注意有活动性出血时,患者常因有便意而至厕所,在排便时或便后起立时晕厥,因此必要时可由护士陪同如厕或暂时改为在床上排泄。重症患者应多巡视,用床栏加以保护。

(二)病情观察

上消化道大出血时,有效循环血容量急剧减少,可导致休克或死亡,所以要严密监测。①精神和意识状态:是否精神萎靡、嗜睡、表情淡漠、烦躁不安、意识模糊甚至昏迷。②生命体征:体温不升高或发热,呼吸急促,脉搏细弱、血压降低、脉压变小,必要时行心电监护。③外周循环状况:观察皮肤和甲床色泽,肢体温暖或是湿冷,周围静脉特别是颈静脉充盈情况。④准确记录 24 小时出入量,测每小时尿量,应保持尿量 >30 mL/h,并记录呕吐物和粪便的性质、颜色及量。⑤定期复查红细胞计数、血细胞比容、血红蛋白、网织红细胞计数、血尿素氮、粪便潜血,以了解贫血程度、出血是否停止。

(三)用药护理

立即建立静脉通道,遵医嘱迅速、准确地实施输血、输液、各种止血治疗及用药等抢救措施,并观察治疗效果及不良反应。血管升压素可引起腹痛、血压升高、心律失常、心肌缺血,甚至发生心肌梗死,故滴注速度应准确,并严密观察不良反应。同时,孕妇、冠心病、高血压禁用血管升压素。肝病患者忌用吗啡、巴比妥类药物,宜输新鲜血,因库存血含氨量高,易诱发肝性脑病。

(四)三腔两囊管护理

插管前应仔细检查,确保三腔气囊管通畅,无漏气,并分别做好标记,以防混淆,备用。插管后检查管道是否在胃内,抽取胃液,确定管道在胃内,分别向胃囊和食管囊注气,将食管引流管、胃管连接负压吸引器,定时抽吸,观察出血是否停止,并记录引流液的性状及量。做好留置三腔气囊管期间的护理和拔管出血停止后的观察及拔管。

(五)心理护理

护理人员应关心、安慰患者,尤其是反复出血者。解释各项检查、治疗措施,耐心细致地解答患者或家属的提问,消除他们的疑虑。同时,经常巡视,大出血时陪伴患者,以减轻患者的紧张情绪。抢救工作应迅速而不忙乱,使其产生安全感、信任,保持稳定情绪,帮助患者消除紧张恐惧心理,更好地配合治疗及护理。

(六)健康教育

1.疾病知识指导

应帮助患者和家属掌握有关疾病的病因和诱因,以及预防、治疗和护理知识,以减少再度出血的危险。并且指导患者及家属学会早期识别出血征象及应急措施。

2.饮食指导

合理饮食是避免诱发上消化道出血的重要措施。注意饮食卫生和规律饮食;进食营养丰富、易消化的食物,避免粗糙、刺激性食物,或过冷、过热、产气多的食物、饮料,禁烟、浓茶、咖啡等对胃有刺激的食物。

3.生活指导

生活起居要有规律,劳逸结合,情绪乐观,保证身心愉悦,避免长期精神紧张。应在医师指导下用药,同时,慢性病者应定期门诊随访。

4.自我观察

教会患者出院后早期识别出血征象及应急措施:出现头晕、心悸等不适,或呕血、黑便时,立即卧床休息,保持安静,减少身体活动;呕吐时取侧卧位,以免误吸;立即送医院治疗。

5.及时就诊的指标

(1)有呕血和黑便。

(2)出现血压降低、头晕、心悸等不适。

五、护理效果评估

(1)患者呕血和黑便停止,生命体征正常。

(2)患者活动耐力增加,活动时无晕厥、跌倒危险。

(3)患者置管期间无窒息、意外吸入,食管胃底黏膜无溃烂、坏死。

(4)患者体重逐渐恢复正常,营养状态良好。

第二节 反流性食管炎

反流性食管炎是指胃十二指肠内容物反流入食管所引起的食管黏膜炎症、糜烂、溃疡和纤维化等病变,甚至引起咽喉、气道等食管以外的组织损害。其发病男性多于女性,男女比例大约为 3∶2,发病率为1.92%。随着年龄的增长,食管下段括约肌收缩力下降,胃十二指肠内容物自发性反流,而使老年人反流性食管炎的发病率有所增加。

一、病因与发病机制

(一)抗反流屏障削弱

食管下括约肌是指食管末端3~4 cm 长的环形肌束。正常人静息时压力为1.3~4.0 kPa(10~30 mmHg),为一高压带,防止胃内容物反流入食管。由于年龄的增长,机体老化导致食管下括约肌的收缩力下降引起食物反流。一过性食管下括约肌松弛也是反流性食管炎的主要发病机制。

(二)食管清除作用减弱

正常情况下,一旦发生食物反流,大部分反流物通过1~2 次食管自发和继发性的蠕动性收缩将食管内容物排入胃内,即容量清除,剩余的部分则由唾液缓慢地中和。老年人食管蠕动缓慢和唾液产生减少,影响了食管的清除作用。

(三)食管黏膜屏障作用下降

反流物进入食管后,可以凭借食管上皮表面黏液、不移动水层和表面 HCO_3^-、复层鳞状上皮等构成上皮屏障,以及黏膜下丰富的血液供应构成的后上皮屏障,发挥其抗反流物对食管黏膜损伤的作用。随着机体老化,食管黏膜逐渐萎缩,黏膜屏障作用下降。

二、护理评估

(一)健康史

询问患者的饮食结构及习惯,有无长期服用药物史。

(二)身体评估

1.反流症状

反酸、反胃(胃内容物在无恶心和不用力的情况下涌入口腔)、嗳气等,多在餐后明显或加重,平卧或躯体前屈时易出现。

2.反流物引起的刺激症状

患者胸骨后或剑突下有烧灼感、胸痛、吞咽困难等。由胸骨下段向上延伸,常在餐后1小时出现,平卧、弯腰或腹压增高时可加重。反流物刺激食管痉挛导致胸痛,常发生在胸骨后或剑突下。严重时可为剧烈刺痛,可放射到后背、胸部、肩部、颈部、耳后,有的酷似心绞痛的特点。

3.其他症状

咽部不适,有异物感、棉团感或堵塞感,可能与胃酸反流引起食管上段括约肌压力升高有关。

4.并发症

(1)上消化道出血:因食管黏膜炎症、糜烂及溃疡可以导致上消化道出血。

(2)食管狭窄:食管炎反复发作致使纤维组织增生,最终导致瘢痕性狭窄。

(3)Barrett食管:在食管黏膜的修复过程中,食管-贲门交界处2cm以上的食管鳞状上皮被特殊的柱状上皮取代,称为Barrett食管。Barrett食管发生溃疡时,又称Barrett溃疡。Barrett食管是食管癌的主要癌前病变,其腺癌的发生率较正常人高30~50倍。

(三)辅助检查

1.内镜检查

内镜检查是反流性食管炎最准确、最可靠的诊断方法,能判断其严重程度和有无并发症,结合活检可与其他疾病相鉴别。

2.24 小时食管 pH 监测

应用便携式 pH 记录仪在生理状态下对患者进行 24 小时食管 pH 监测,可提供食管是否存在过度胃酸反流的客观依据。在进行该项检查前 3 天,应停用抑酸药与促胃肠动力的药物。

3.食管吞钡 X 线检查

对不愿意接受或不能耐受内镜检查者行该检查。严重患者可发现阳性 X 线征。

(四)心理-社会状况

反流性食管炎长期持续存在,病情反复、病程迁延,因此患者会出现食欲缺乏,体重下降,导致患者心情烦躁、焦虑;合并消化道出血时,会使患者紧张、恐惧。应注意评估患者的情绪状态及对本病的认知程度。

三、常见护理诊断及问题

(一)疼痛

胸痛与胃食管黏膜炎性病变有关。

(二)营养失调

低于机体需要量与害怕进食、消化吸收不良等有关。

(三)有体液不足的危险

有体液不足的危险与合并消化道出血引起活动性体液丢失、呕吐及液体摄入量不足有关。

(四)焦虑

焦虑与病情反复、病程迁延有关。

(五)知识缺乏

缺乏对反流性食管炎病因和预防知识的了解。

四、诊断要点与治疗原则

(一)诊断要点

根据临床上有明显的反流症状,内镜下有反流性食管炎的表现,以及过度胃酸反流的客观依据即可做出诊断。

(二)治疗原则

以药物治疗为主,对药物治疗无效或发生并发症者可进行手术治疗。

1.药物治疗

目前多主张采用递减法,即开始使用质子泵抑制剂加促胃肠动力药,迅速控制症状,待症状控制后再减量维持。

(1)促胃肠动力药:目前主要应用的药物是西沙必利。常用量为每次5~15 mg,每天3~4次,疗程8~12周。

(2)抑酸药。①H_2受体拮抗剂:西咪替丁400 mg、雷尼替丁150 mg、法莫替丁20 mg,每天2次,疗程8~12周;②质子泵抑制剂:奥美拉唑20 mg、兰索拉唑30 mg、泮托拉唑40 mg、雷贝拉唑10 mg和埃索美拉唑20 mg,每天1次,疗程4~8周;③抗酸药:仅用于症状轻、间歇发作的患者,作为临时缓解症状用。反流性食管炎有并发症或停药后很快复发者,需要长期维持治疗。H_2受体拮抗剂、西沙必利、质子泵抑制剂均可用于维持治疗,其中以质子泵抑制剂效果最好。维持治疗的剂量因患者而异,以调整至患者无症状的最低剂量为合适剂量。

2.手术治疗

手术为不同术式的胃底折叠术。手术指征如下:①经内科治疗无效;②虽经内科治疗有效,但患者不能忍受长期服药;③经反复扩张治疗后仍反复发作的食管狭窄;④确证由反流性食管炎引起的严重呼吸道疾病。

3.并发症的治疗

(1)食管狭窄:大部分狭窄可行内镜下食管扩张术治疗。扩张后予以长程质子泵抑制剂维持治疗可防止狭窄复发。少数严重瘢痕性狭窄需行手术切除。

(2)Barrett食管:药物治疗是预防Barrett食管发生和发展的重要措施,必须使用质子泵抑制剂治疗及长期维持。

五、护理措施

(一)一般护理

为减少平卧时及夜间反流,可将床头抬高15~20 cm。避免睡前2小时内进食,白天进餐后亦不宜立即卧床。应避免食用使食管下括约肌压力降低的食物和药物,如高脂肪、巧克力及硝酸甘油、钙通道阻滞剂等。应戒烟及禁酒。减少一切影响腹压增高的因素,如肥胖、便秘、紧束腰带等。

(二)用药护理

遵医嘱给予药物治疗,注意观察药物的疗效及不良反应。

1.H_2受体拮抗剂

药物应在餐中或餐后即刻服用,若需同时服用抗酸药,则两药应间隔1小时以上。若静脉给药应注意控制速度,过快可引起低血压和心律失常。西咪替丁对雄性激素受体有亲和力,可导致男性乳腺发育、阳痿及性功能紊乱,应做好解释工作。该药物主要通过肾排泄,用药期间应监测肾功能。

2.质子泵抑制剂

奥美拉唑可引起头晕,应嘱患者用药期间避免开车或做其他必须高度集中注意力的工作。兰索拉唑的不良反应包括荨麻疹、皮疹、瘙痒、头痛、口苦、肝功能异常等,轻度不良反应不影响继续用药,较严重时应及时停药。泮托拉唑的不良反应较少,偶可引起头痛和腹泻。

3.抗酸药

该药在饭后 1 小时和睡前服用。服用片剂时应嚼服,乳剂给药前应充分摇匀。抗酸药应避免与奶制品、酸性饮料及食物同时服用。

(三)饮食护理

(1)指导患者有规律地进餐,饮食不宜过饱,选择营养丰富、易消化的食物。避免摄入过咸、过甜、过辣的刺激性食物。

(2)制订饮食计划:与患者共同制订饮食计划,指导患者及家属改进烹饪技巧,增加食物的色、香、味,引起患者食欲。

(3)观察并记录患者每天进餐次数、量、种类,以了解其摄入营养素的情况。

六、健康指导

(一)疾病知识的指导

向患者及家属介绍本病的有关病因,避免诱发因素。保持良好的心理状态,平时生活要有规律,合理安排工作和休息时间,注意劳逸结合,积极配合治疗。

(二)饮食指导

指导患者加强饮食卫生和饮食营养,养成有规律的饮食习惯;避免过冷、过热、辛辣等刺激性食物及浓茶、咖啡等饮料;嗜酒者应戒酒。

(三)用药指导

根据病因及病情进行指导,嘱患者长期维持治疗,介绍药物的不良反应,如有异常及时复诊。

第三节　慢性胃炎

慢性胃炎是指由多种原因引起的胃黏膜慢性炎症。其发病率在各种胃病中居首位,男性多于女性,各个年龄段均可发病,且随年龄增长发病率逐渐增高。

慢性胃炎的分类方法很多,2000 年全国慢性胃炎研讨会共识意见中采纳了国际上新悉尼系统的分类方法,将慢性胃炎分为浅表性(又称非萎缩性)、萎缩性和特殊类型 3 类。慢性浅表性胃炎是指不伴有胃黏膜萎缩性改变的慢性炎症,幽门螺杆菌感染是其主要病因;慢性萎缩性胃炎是指胃黏膜已经发生了萎缩性改变,常伴有肠上皮化生,又分为多灶萎缩性胃炎和自身免疫性胃炎 2 类;特殊类型胃炎种类很多,临床上较少见。

一、病因及诊断检查

(一)致病因素

1.幽门螺杆菌感染

幽门螺杆菌感染是慢性浅表性胃炎最主要的病因。幽门螺杆菌具有鞭毛,其分泌的黏液素可直接侵袭胃黏膜,释放的尿素酶可分解尿素产生 NH_3 中和胃酸,使幽门螺杆菌在胃黏膜定居和繁殖,同时可损伤上皮细胞膜;幽门螺杆菌产生的细胞毒素还可引起炎症反应和菌体壁诱导自身免疫反应的发生,导致胃黏膜慢性炎症。

2.饮食因素

高盐饮食,长期饮烈酒、浓茶、咖啡,摄取过热、过冷、过于粗糙的食物等,均易引起慢性胃炎。

3.自身免疫

患者血液中存在自身抗体,如抗壁细胞抗体和抗内因子抗体,可使壁细胞数目减少,胃酸分泌减少或缺失,还可使维生素 B_{12} 吸收障碍导致恶性贫血。

4.其他因素

各种原因引起的十二指肠液反流入胃,削弱或破坏胃黏膜的屏障功能而损伤胃黏膜;老年人胃黏膜退行性病变;胃黏膜营养因子缺乏,如促胃液素(胃泌素)缺乏;服用非甾体抗炎药等,均可引起慢性胃炎。

(二)身体状况

慢性胃炎起病缓慢,病程迁延,常反复发作,缺乏特异性症状。由幽门螺杆菌感染引起的慢性胃炎患者多数无症状;部分患者有上腹不适、腹部隐痛、腹胀、食欲缺乏、恶心和呕吐等消化不良的表现;少数患者可有少量上消化道出血;自身免疫性胃炎患者可出现明显厌食、体重减轻和贫血。体格检查可有上腹部轻微压痛。

(三)心理社会状况

病情反复、病程迁延不愈可使患者出现烦躁、焦虑等不良情绪。

(四)实验室及其他检查

1.胃镜及活组织检查

胃镜及活组织检查是诊断慢性胃炎最可靠的方法。慢性浅表性胃炎可见红斑(点、片状或条状)、黏膜粗糙不平、出血点或出血斑;慢性萎缩性胃炎可见黏膜呈颗粒状、黏膜血管显露、色泽灰暗、皱襞细小。

2.幽门螺杆菌检测

可通过侵入性(如快速尿素酶试验、组织学检查和幽门螺杆菌培养等)和非侵入性(如^{13}C 或^{14}C 尿素呼气试验、粪便幽门螺杆菌抗原检测和血清学检查等)方法检测幽门螺杆菌。

3.胃液分析

自身免疫性胃炎时,胃酸缺乏;多灶萎缩性胃炎时,胃酸分泌正常或偏低。

4.血清学检查

自身免疫性胃炎时,血清抗壁细胞抗体和抗内因子抗体可呈阳性,血清促胃液素(胃泌素)水平明显升高;多灶萎缩性胃炎时,血清促胃液素(胃泌素)水平正常或偏低。

二、护理诊断及医护合作性问题

(一)疼痛

腹痛与胃黏膜炎性病变有关。

(二)营养失调,低于机体需要量

营养失调与厌食、消化吸收不良等有关。

(三)焦虑

焦虑与病情反复、病程迁延有关。

(四)潜在并发症

癌变。

(五)知识缺乏

缺乏对慢性胃炎病因和预防知识的了解。

三、治疗及护理措施

(一)治疗要点

治疗原则是积极祛除病因,根除幽门螺杆菌感染,对症处理,防治癌前病变。

1.病因治疗

(1)根除幽门螺杆菌感染:目前多采用的治疗方案是以胶体铋剂或质子泵抑

制剂为基础加上两种抗生素的三联治疗方案。如常用奥美拉唑或枸橼酸铋钾，与阿莫西林及甲硝唑或克拉霉素3种药物联用，2周为1个疗程。治疗失败后再治疗比较困难，可换用两种抗生素，或采用胶体铋剂和质子泵抑制剂合用的四联疗法。

（2）其他病因治疗：因非甾体抗炎药引起者，应立即停药并给予制酸药或硫糖铝；因十二指肠液反流引起者，应用硫糖铝或氢氧化铝凝胶吸附胆汁；因胃动力学改变引起者，应给予多潘立酮或莫沙必利等。

2.对症处理

有胃酸缺乏和贫血者，可用胃蛋白酶合剂等以助消化；对于上腹胀满者，可选用胃动力药、理气类中药；有恶性贫血时可肌内注射维生素 B_{12}。

3.胃黏膜异型增生的治疗

异型增生是癌前病变，应定期随访，给予高度重视。不典型增生者，可给予维生素 C、维生素 E、β-胡萝卜素、叶酸和微量元素硒预防胃癌的发生；对已经明确的重度异型增生可手术治疗，目前多采用内镜下胃黏膜切除术。

（二）护理措施

1.病情观察

主要观察有无上腹不适、腹胀、食欲缺乏等消化不良的表现；观察腹痛的部位、性质，呕吐物与大便的颜色、量及性状；评估实验室及胃镜检查结果。

2.饮食护理

（1）营养状况评估：观察并记录患者每天进餐次数、量和品种，以了解机体的营养摄入状况。定期监测体重，监测血红蛋白浓度、血清蛋白等有关营养指标的变化。

（2）制订饮食计划：①与患者及其家属共同制订饮食计划，以营养丰富、易消化、少刺激为原则。②胃酸低者可适当食用刺激胃酸分泌或酸性的食物，如浓肉汤、鸡汤、山楂、食醋等；胃酸高者应指导患者避免食用酸性和多脂肪食物，可饮用牛奶，进食菜泥、面包等。③鼓励患者养成良好的饮食习惯，进食应规律，少食多餐，细嚼慢咽。④避免摄入过冷、过热、过咸、过甜、辛辣和粗糙的食物，戒除烟酒。⑤提供舒适的进餐环境，改进烹饪技巧，保持口腔清洁卫生，以促进患者的食欲。

3.药物治疗的护理

（1）严格遵医嘱用药，注意观察药物的疗效及不良反应。

（2）枸橼酸铋钾：宜在餐前半小时服用，因其在酸性环境中方起作用；服药时要用吸管直接吸入,防止将牙齿、舌染黑;部分患者服药后出现便秘或黑便,少数患者有恶心、一过性血清转氨酶升高,停药后可自行消失,极少数患者可能出现急性肾衰竭。

(3)抗菌药物:服用阿莫西林前应详细询问患者有无青霉素过敏史,用药过程中要注意观察有无变态反应的发生;服用甲硝唑可引起恶心、呕吐等胃肠道反应,以及口腔金属味、舌炎、排尿困难等不良反应,宜在餐后半小时服用。

(4)多潘立酮及西沙必利:应在餐前服用,不宜与阿托品等解痉药合用。

4.心理护理

护理人员应主动安慰、关心患者,向患者说明不良情绪会诱发和加重病情,经过正规的治疗和护理,慢性胃炎可以康复。

5.健康指导

向患者及家属介绍本病的有关知识、预防措施等;指导患者避免诱发因素,保持愉快的心情,生活规律,养成良好的饮食习惯,戒除烟酒;向患者介绍服用药物后可能出现的不良反应,指导患者按医嘱坚持用药,定期复查,如有异常及时复诊。

第四节　溃疡性结肠炎

溃疡性结肠炎是一种病因尚不十分明确的直肠和结肠慢性非特异性炎症性疾病。病变主要局限于大肠黏膜与黏膜下层。临床表现为腹泻、排黏液脓血便、腹痛。病情轻重不等,多呈反复发作。本病可发生在任何年龄,多见于 20～40 岁,亦可见于儿童或老年。男女发病率无明显差别。

一、症状

(一)腹泻

腹泻为最主要的症状,黏液脓血便是本病活动期的重要表现。大便次数及便血的程度可反映病情轻重,轻者每天排便 2～4 次,便血轻或无;重者每天10 次以上,脓血明显,甚至大量便血。

(二)腹痛

轻型患者可无腹痛或仅有腹部不适。一般诉有轻度至中度腹痛,多为左下腹或下腹的阵痛,亦可涉及全腹。有疼痛-便意-便后缓解的规律及里急后重。

(三)其他症状

可有腹胀,严重病例有食欲缺乏、发热、恶心、呕吐等。

二、体征

患者呈慢性病容,精神状态差,重者呈消瘦、贫血貌。轻者仅有左下腹轻压痛,有时可触及痉挛的降结肠或乙状结肠。重型和暴发型患者常有明显压痛和鼓肠。若有腹肌紧张、反跳痛、肠鸣音减弱,应注意中毒性巨结肠、肠穿孔等并发症。

三、评估要点

(一)一般情况

患者呈慢性病容,精神状态差,重者呈消瘦、贫血等不同程度的全身症状。

(二)专科情况

(1)腹痛的特点,是否间歇性疼痛,有无腹部绞痛,疼痛有无规律、有无关节痛。

(2)评估排便次数、颜色、量、性质是否正常。

(3)评估患者的出入量是否平衡,水、电解质是否平衡。

(三)实验室及其他检查

1.血液检查

可有红细胞和血红蛋白减少,活动期白细胞计数增高,血沉增快和C反应蛋白增高是活动期的标志。

2.粪便检查

肉眼检查常见血、脓和黏液,显微镜检查见多量红细胞、白细胞或脓细胞。

3.结肠镜检查

结肠镜检查是本病诊断的最重要手段之一,可直接观察病变肠黏膜并取活检。

4.X线钡剂灌肠检查

可见黏膜粗乱或有细颗粒改变。

四、护理措施

(1)休息与活动:在急性发作期或病情严重时均应卧床休息,缓解期也应适当休息,注意劳逸结合。

(2)病情观察:严密观察腹痛的性质、部位及生命体征的变化,以了解病情的进展情况。

（3）用药护理：遵医嘱给予柳氮磺吡啶和（或）糖皮质激素，以减轻炎症，使腹痛缓解。注意药物的疗效及不良反应。嘱患者餐后服药，服药期间定期复查血象；应用糖皮质激素者，要注意激素的不良反应，不可随意停药，防止停药反应。

（4）给患者安排舒适、安静的环境，同时注意观察大便的量、性状、次数并做好记录，保持肛周皮肤的清洁和干燥。

（5）由于本病为慢性反复发作性的过程，患者会产生各种不良情绪，护士应做好心理疏导；指导患者及家属正确对待疾病，让患者保持情绪稳定，树立战胜疾病的信心。

第五节　消化性溃疡

消化性溃疡主要指发生于胃和十二指肠的慢性溃疡，即胃溃疡和十二指肠溃疡，因溃疡的形成与胃酸/胃蛋白酶的消化作用有关而得名。临床以慢性病程、周期性发作和节律性上腹部疼痛为主要特点。消化性溃疡是消化系统的常见病，我国总发病率为10％～12％，秋冬和冬春之交好发。临床上十二指肠溃疡较胃溃疡多见，二者之比约为3∶1。男性患病较女性多见，男女之比为（3～4）∶1。十二指肠溃疡好发于青壮年，胃溃疡的发病年龄高峰比十二指肠溃疡约晚10年。

一、病因及诊断检查

（一）致病因素

1.幽门螺杆菌感染

大量研究表明幽门螺杆菌感染是消化性溃疡的主要病因，尤其是十二指肠溃疡。其机制尚未完全阐明，可能是幽门螺杆菌感染通过直接或间接作用于胃十二指肠黏膜，胃酸分泌增加，使黏膜屏障作用削弱，引起局部炎症和免疫反应，导致胃十二指肠黏膜损害和溃疡形成。

2.胃酸和胃蛋白酶

消化性溃疡的最终形成是由于胃酸/胃蛋白酶对黏膜的自身消化所致。胃酸分泌增多不仅破坏胃黏膜屏障，还能激活胃蛋白酶，从而降解蛋白质分子，损伤黏膜，故胃酸在溃疡的形成过程中起关键作用，是溃疡形成的直接原因。

3.非甾体抗炎药

如阿司匹林、吲哚美辛、糖皮质激素等可直接作用于胃十二指肠黏膜,损害黏膜屏障,主要通过抑制前列腺素合成,削弱其对黏膜的保护作用。

4.其他因素

(1)遗传:O型血人群的十二指肠溃疡发病率高于其他血型。

(2)吸烟:烟草中的尼古丁成分可引起胃酸分泌增加、幽门括约肌张力降低、胆汁及胰液反流增多,从而削弱胃肠黏膜屏障。

(3)胃十二指肠运动异常:胃排空增快,可使十二指肠壶腹部酸负荷增大;胃排空延缓,可引起十二指肠液反流入胃,而损伤胃黏膜。

总之,胃酸/胃蛋白酶的损害作用增强和(或)胃十二指肠黏膜防御/修复机制减弱是本病发生的根本环节。但胃和十二指肠溃疡发病机制也有所不同,胃溃疡的发病主要是防御/修复机制减弱,十二指肠溃疡的发病主要是损害作用增强。

(二)身体状况

临床表现轻重不一,部分患者可无症状或症状较轻,或以出血、穿孔等并发症为首发表现。典型的消化性溃疡有如下临床特点。①慢性病程:病史可达数年至数十年。②周期性发作:发作与缓解交替出现,发作常有季节性,多在春秋季好发。③节律性上腹部疼痛:腹痛与进食之间有明显的相关性和节律性。

1.症状

(1)上腹部疼痛:为本病的主要症状,疼痛部位多位于中上腹,偏右或偏左。疼痛性质可为钝痛、胀痛、灼痛、剧痛或饥饿不适感。多数患者疼痛有典型的节律性,胃溃疡疼痛常在餐后1小时内发生,至下次餐前消失,即进食-疼痛-缓解,故又称饱食痛;十二指肠溃疡疼痛常在两餐之间发生,至下次进餐后缓解,即疼痛-进食-缓解,故又称空腹痛或饥饿痛,部分患者也可出现午夜痛。

(2)其他:可有反酸、嗳气、恶心、呕吐、腹胀、食欲缺乏等消化不良的症状,或有失眠、多汗等自主神经功能失调的表现,病程长者可出现消瘦、体重下降和贫血。

2.体征

溃疡发作期上腹部可有局限性轻压痛,胃溃疡压痛点常位于剑突下或剑突下稍偏左,十二指肠溃疡压痛点多在中上腹或中上腹稍偏右。缓解期无明显体征。

3.并发症

(1)出血:是最常见的并发症。出血引起的临床表现取决于出血的量和速度,轻者仅表现为呕血与黑便,重者可出现低血量持久休克征象。

(2)穿孔:急性穿孔是最严重的并发症,常见诱因有饮食过饱、饮酒、劳累、服用非甾体抗炎药等。表现为突发的剧烈腹痛,迅速蔓延至全腹,并出现腹肌紧张、弥漫性腹部压痛、反跳痛,肝浊音界缩小或消失,肠鸣音减弱或消失等体征,部分患者出现休克。慢性穿孔的症状不如急性穿孔剧烈,往往表现为腹痛规律的改变,顽固而持久,常放射至背部。

(3)幽门梗阻:多由十二指肠溃疡或幽门管溃疡引起。溃疡急性发作时炎症水肿可引起暂时性梗阻,慢性溃疡愈合后形成瘢痕可致永久性梗阻。主要表现为上腹胀痛,餐后明显,频繁大量呕吐,呕吐物含酸腐味宿食。严重呕吐可致脱水和低氯低钾性碱中毒,常继发营养不良和体重减轻。上腹部空腹振水音、胃蠕动波及插胃管抽液量超过 200 mL 是幽门梗阻的特征性表现。

(4)癌变:少数胃溃疡可发生癌变。对有长期胃溃疡病史、年龄在 45 岁以上、胃溃疡上腹痛的节律性消失、症状顽固且经严格内科治疗无效、粪便隐血试验持续阳性者,应考虑癌变,需进一步检查和定期随访。

(三)心理社会状况

由于本病病程长、周期性发作和节律性腹痛,会使患者产生紧张、焦虑或抑郁等情绪,当并发出血、穿孔或癌变时,易产生恐惧心理。

(四)实验室及其他检查

1.胃镜及胃黏膜活组织检查

胃镜及胃黏膜活组织检查是确诊消化性溃疡首选的检查方法。胃镜检查可直接观察溃疡部位、病变大小和性质,还可在直视下取活组织做病理学检查及幽门螺杆菌检测。

2.X 线钡剂检查

龛影是溃疡的 X 线检查直接征象,对溃疡有确诊价值;激惹和变形等间接征象提示可能有溃疡的发生。

3.幽门螺杆菌检测

幽门螺杆菌检测是消化性溃疡诊断的常规检查项目,因为有无幽门螺杆菌感染决定治疗方案的选择。

4.粪便隐血试验

隐血试验阳性提示溃疡活动期,胃溃疡患者如隐血试验持续阳性,提示有癌变的可能。

二、护理诊断及医护合作性问题

(1)疼痛:腹痛与胃酸刺激溃疡面、引起化学性炎症或并发穿孔等有关。

(2)营养失调(低于机体需要量):与疼痛所致摄食减少或频繁呕吐有关。

(3)焦虑:与溃疡反复发作、迁延不愈或出现并发症使病情加重有关。

(4)潜在并发症:上消化道出血、穿孔、幽门梗阻、癌变。

(5)缺乏溃疡病防治知识。

三、治疗及护理措施

(一)治疗要点

本病的治疗目的是消除病因、控制症状、促进溃疡愈合、防止复发和防治并发症。

1.一般治疗

注意休息,劳逸结合,饮食规律,戒烟、酒,消除紧张、焦虑情绪,停用或慎用非甾体抗炎药等。

2.药物治疗

(1)抑制胃酸药物:有碱性抗酸药和抑制胃酸分泌药2类。①碱性抗酸药:如氢氧化铝、铝碳酸镁及其复方制剂等,能中和胃酸,缓解疼痛,因其疗效差、不良反应较多,现很少应用。②抑制胃酸分泌的药物:H_2受体拮抗药是目前临床使用最为广泛的抑制胃酸分泌、治疗消化性溃疡的药物。常用药物有西咪替丁、雷尼替丁和法莫替丁等,4～6周为1个疗程。质子泵抑制剂是目前最强的抑制胃酸分泌药物,其解除溃疡疼痛、促进溃疡愈合的效果优于H_2受体拮抗药,且能抑制幽门螺杆菌的生长。常用药物有奥美拉唑、兰索拉唑和泮托拉唑等,疗程一般为6～8周。

(2)保护胃黏膜药物:常用硫糖铝、枸橼酸铋钾和米索前列醇。

(3)根除幽门螺杆菌药物:对于有幽门螺杆菌感染的消化性溃疡,无论初发或复发、活动或静止、有无并发症,均应予以根除幽门螺杆菌治疗。

3.手术治疗

对于大量出血经内科治疗无效、急性穿孔、瘢痕性幽门梗阻、胃溃疡有癌变、经正规内科治疗无效的顽固性溃疡者可选择手术治疗。

(二)护理措施

1.病情观察

密切观察患者腹痛的规律和特点,与进食、服药的关系,呕吐物及粪便的颜色和性状;监测生命体征及腹部体征的变化。观察患者有无出血、穿孔、幽门梗阻和癌变征象,一旦发现及时通知医师,并配合做好各项护理工作。

2.生活护理

(1)适当休息:溃疡活动期且症状较重或有并发症者,应适当休息。

(2)饮食护理:基本要求同慢性胃炎。指导患者进餐定时定量、少食多餐、细嚼慢咽。选择营养丰富、易消化,低脂、适量蛋白质的食物,如脱脂牛奶、鸡蛋和鱼等;主食以面食为主,因其柔软、含碱且易消化,不习惯于面食则以软米饭或米粥代替;避免辛辣、油炸、过酸、过咸食物,以及浓茶、咖啡等刺激饮料,以减少胃酸分泌。

3.药物治疗的护理

严格遵医嘱用药,注意观察药物的疗效及不良反应,并告知患者用药的注意事项。

(1)碱性抗酸药:应在饭后1小时和睡前服用,避免与奶制品、酸性食物及饮料同服。氢氧化铝凝胶能阻碍磷的吸收,引起磷缺乏症,长期大量服用还可引起严重便秘;服用镁制剂可引起腹泻。

(2)H_2受体拮抗药:应在餐中或餐后即刻服用,也可将一天的剂量在睡前顿服,若与抗酸药联用时,两药间隔1小时以上。静脉给药时要注意控制速度,避免低血压和心律失常的发生。长期大量应用西咪替丁可出现男性乳房肿胀、性欲减退、腹泻、眩晕、头痛、肌肉痉挛或肌痛、皮疹、脱发,偶见粒细胞减少、精神错乱等。

(3)质子泵抑制剂:奥美拉唑可引起头晕,告知患者服药期间避免从事注意力高度集中的工作;兰索拉唑的主要不良反应有荨麻疹、皮疹、瘙痒、头痛、口干、肝功能异常等,不良反应严重时应及时停药;泮托拉唑的不良反应较少,偶有头痛和腹泻。

(4)保护胃黏膜药物:硫糖铝片应在餐前1小时服用,可有便秘、口干、皮疹、眩晕、嗜睡等不良反应;米索前列醇可引起子宫收缩,孕妇禁用。

(5)根除幽门螺杆菌药物:应在餐后服用抗生素,尽量减少对胃黏膜的刺激,服药要定时定量,以达到根除幽门螺杆菌的目的。

4.并发症的护理

(1)穿孔:急性消化道穿孔时,禁食并胃肠减压,做好术前准备工作;慢性穿孔时,密切观察疼痛的性质,指导患者遵医嘱用药。

(2)幽门梗阻:观察患者呕吐物的性状,准确记录出入液量,重者禁食禁水、胃肠减压,及时纠正水、电解质、酸碱平衡紊乱。

5.心理护理

正确评估患者及家属的心理反应,告知患者及家属,经过正规治疗和积极预防,溃疡是可以痊愈的,并说明不良情绪会诱发和加重病情,使患者树立信心,消除紧张、恐惧心理。指导患者心理放松,转移注意力,保持乐观的情绪。

6.健康指导

(1)疾病知识指导:向患者及家属介绍导致溃疡发生及加重的相关因素;指导患者生活规律,保持乐观的心态,保证充足的睡眠和休息,适当锻炼,提高机体抵抗力;建立合理的饮食习惯和结构,戒除烟酒,避免摄入刺激性食物。

(2)用药指导:指导患者严格遵医嘱正确服药,学会观察药物疗效和不良反应,不可擅自停药和减量,以避免溃疡复发;忌用或慎用对胃黏膜有损害的药物,如阿司匹林、咖啡因、糖皮质激素等;若用药后腹痛节律改变或出现并发症,应及时就医。

第六节　胆道感染

胆道感染是临床上常见的疾病,按发生部位分为胆囊炎和胆管炎。按发病急缓和病程经过分为急性、亚急性和慢性炎症。胆道感染与胆石症互为因果关系。胆石症引起胆道梗阻、胆汁淤积,细菌繁殖致胆道感染,胆道感染的发作又是胆石形成的重要的致病因素和促发因素。

急性胆囊炎是胆囊发生的急性化学性或细菌性炎症。约95%的患者合并有胆囊结石,称为结石性胆囊炎,发病原因为结石导致胆囊管梗阻及继发细菌感染。致病菌可通过胆道逆行侵入胆囊,或经血循环或淋巴途径进入胆囊,致病菌主要为革兰氏阴性菌,以大肠埃希菌最常见,其次有肠球菌、铜绿假单胞菌、厌氧菌等。5%的患者未合并有胆囊结石,称为非结石性胆囊炎,发病原因尚不十分清楚,易发生在严重创伤、烧伤、手术后及危重患者中,可能是这些患者都有不同程度的低血压和组织低血流灌注,胆囊也受到低血流灌注损害,导致黏膜糜烂,胆囊壁受损。急性胆囊炎病理过程分为急性单纯性胆囊炎、急性化脓性胆囊炎和急性坏疽性胆囊炎3个阶段。

慢性胆囊炎是急性胆囊炎反复发作的结果,70%～95%的患者合并胆囊结石。

急性梗阻性化脓性胆管炎又名急性重症胆管炎,是急性胆管炎和胆道梗阻未解除、感染未控制、病情进一步发展的结果。由于胆管内压力持续升高,管腔内充满脓性胆汁,高压脓性胆汁逆流入肝,大量细菌和毒素经肝窦入血,导致脓毒症和感染性休克。

一、护理评估

(一)健康史

注意询问患者饮食习惯和饮食种类,发病是否与饱食和高脂饮食有关,既往有无胆囊结石、胆囊炎、胆管结石、胆管炎及黄疸病史。

(二)身体状况

1.急性胆囊炎

(1)腹痛:急性发作典型表现是突发右上腹阵发性绞痛,常在饱餐、进油腻食物后,或在夜间发作。疼痛常放散到右肩部、肩胛部和背部。病变发展可出现持续性疼痛并阵发性加重。

(2)发热:患者常有轻度发热,通常无寒战。如果胆囊积脓、穿孔或合并急性胆管炎,可出现明显的寒战高热。

(3)消化道症状:疼痛时常伴有恶心、呕吐、厌食等消化道症状。

(4)体格检查:右上腹部可有不同程度和范围的压痛、反跳痛及肌紧张,Murphy征阳性,可扪及肿大的胆囊。

(5)并发症:胆囊积脓、胆囊穿孔、弥漫性腹膜炎、急性化脓性胆管炎、急性坏死性胰腺炎。

2.慢性胆囊炎

临床症状常不典型,多数患者有胆绞痛病史,尔后有厌油腻、腹胀、嗳气等消化道症状,右上腹部和肩背部隐痛,一般无畏寒、高热和黄疸。体格检查右上腹胆囊区轻压痛或不适感,Murphy征可呈阳性。

3.急性梗阻性化脓性胆管炎

发病急骤、病情发展迅速、并发症凶险。除一般胆道感染的夏柯三联征(腹痛、寒战高热、黄疸)外,患者迅速出现休克、中枢神经系统受抑制表现,即雷诺(Reynolds)五联征,如果患者不及时治疗,可迅速死亡。查体可有不同程度的上腹部压痛和腹膜刺激征。

(三)心理-社会状况

患者因即将面临手术、担心预后、疾病反复发作等因素引起焦虑与恐惧。急性梗阻性化脓性胆管炎患者,因病情危重,患者及其亲属常难以应对。

(四)辅助检查

1.实验室检查

胆囊炎患者白细胞计数和中性粒细胞比例增高;急性梗阻性化脓性胆管炎患者,白细胞计数$>10\times10^9$/L,中性粒细胞比例增高,胞质可出现中毒颗粒。血小板计数降低,凝血酶原时间延长。

2.B超检查

急性胆囊炎可见胆囊肿大、壁厚,囊内有结石。慢性胆囊炎囊壁厚或萎缩,其内有结石或胆固醇沉着。急性梗阻性化脓性胆管炎患者可在床旁检查,能及时了解胆道梗阻的部位和病变性质,以及肝内外胆管扩张情况。

(五)治疗要点

1.非手术治疗

非手术治疗方法包括禁食,输液,纠正水、电解质及酸碱失衡,全身支持疗法,选用有效的抗生素控制感染,解痉止痛等处理。大多数急性胆囊炎患者病情能控制,待以后行择期手术。而急性梗阻性化脓性胆管炎患者,如病情较轻,可在 6 小时内试行非手术治疗,若无明显好转,应紧急手术治疗。

2.手术治疗

(1)急性胆囊炎发病在 72 小时内、经非手术治疗无效且病情恶化,或有胆囊穿孔、弥漫性腹膜炎、急性化脓性胆管炎、急性坏死性胰腺炎等并发症者,均应行急诊手术,争取行胆囊切除术。但高危患者,或局部炎症水肿、粘连重、解剖关系不清者,应选用胆囊造口术,3 个月后再行胆囊切除术。

(2)其他胆囊炎均应在患者情况处于最佳状态时择期行胆囊切除术。

(3)急性梗阻性化脓性胆管炎手术的目的是抢救生命,应力求简单有效,常采用胆总管切开减压、T 形管引流。其他方法还有 PTCD、经内镜鼻胆管引流术等。

二、护理诊断及合作性问题

(一)焦虑与恐惧

其与疼痛、病情反复发作、手术有关。

(二)急性疼痛

急性疼痛与疾病本身和手术伤口有关。

(三)体温升高

体温升高与术前感染、术后炎症反应有关。

(四)营养失调

低于机体需要量与胆道功能失调,胆汁排出受阻,或手术后胆汁引流至体外导致消化不良、食欲缺乏、肝功能受损有关。

(五)体液不足

体液不足与 T 形管引流、呕吐、感染性休克有关。

(六)潜在并发症

胆囊穿孔、弥漫性腹膜炎、急性化脓性胆管炎、急性坏死性胰腺炎、感染性休克等。

三、护理目标

患者情绪平稳,积极配合治疗,疼痛缓解,体温正常,营养得到改善,能维持体液平衡,无胆囊穿孔、弥漫性腹膜炎、急性化脓性胆管炎、急性坏死性胰腺炎、感染性休克等并发症发生。

四、护理措施

(一)非手术疗法及术前护理

(1)心理护理:加强与患者沟通,介绍胆囊炎的有关知识,解释术前准备的目的和必要性,使之配合。急性梗阻性化脓性胆管炎患者应将其病情的严重性告知患者亲属,使其理解配合。

(2)病情观察:应密切观察体温、脉搏、血压、黄疸、神志、腹痛程度及腹部体征,发现异常,及时通知医师。

(3)禁食、输液:急性胆囊炎需禁食,补充水、电解质和纠正酸碱紊乱。凝血酶原低者,补充维生素 K,若紧急手术者,可输全血供给凝血酶原。

(4)营养支持:向慢性胆囊炎患者解释进食低脂饮食的意义,提供低脂、高热量饮食。

(5)抗感染与对症处理:遵医嘱应用解痉、镇痛及抗感染药物,高热者用物理或药物降温。

(6)急性梗阻性化脓性胆管炎患者应及时完成手术前各项准备工作,如扩容、广谱、足量、联合使用抗生素,视病情使用激素、血管活性药物等抗休克措施,争取尽快手术。

(二)术后护理

同胆石症患者术后护理,急性梗阻性化脓性胆管炎患者仍需严密观察病情变化,继续积极抗休克治疗。

(三)健康指导

指导患者宜进食低脂、高热量、高维生素、易消化饮食,如出现发热、腹痛、黄疸等情况,及时来医院就诊。

五、护理评价

患者情绪平稳,积极配合治疗,疼痛缓解,体温恢复正常;营养得到改善,能维持体液平衡,无胆囊穿孔、弥漫性腹膜炎、急性化脓性胆管炎、急性坏死性胰腺炎、感染性休克等并发症发生。

第四章 神经内科护理

第一节 脑血管疾病

脑血管疾病是指脑部血管病变和(或)全身血液循环紊乱所致的脑组织供血障碍、脑功能异常或结构破坏的脑部疾病的总称,是神经系统的常见病、多发病。

急性脑血管疾病临床分为缺血性脑血管疾病和出血性脑血管疾病2类。常见病因有血管壁病变(高血压性动脉硬化最常见)、心脏病及血流动力学改变、血液成分改变及其他,如栓子、脑血管痉挛、受压、外伤等,部分原因不明。

一、缺血性脑血管疾病

缺血性脑血管疾病主要包括短暂性脑缺血发作、脑梗死(脑血栓形成、脑栓塞、腔隙性梗死)。①短暂性脑缺血发作是局灶性脑缺血导致突发短暂性、可逆性神经功能障碍。发作持续数分钟,通常30分钟内完全恢复,CT或MRI大多正常,超过2小时常遗留轻微神经功能缺损表现。传统短暂性脑缺血发作定义时限为24小时内恢复。②脑血栓形成是脑动脉主干或皮质支动脉粥样硬化导致血管增厚、管腔狭窄闭塞和血栓形成,引起脑局部血流减少或供血中断,脑组织缺血、缺氧导致软化坏死,出现局灶性神经系统症状体征。③脑栓塞是各种栓子随血流进入颅内动脉,使血管腔急性闭塞,引起相应供血区脑组织缺血坏死及脑功能障碍。

短暂性脑缺血发作的治疗目的是消除病因、减少和预防复发、保护脑功能,对短时间内反复发作病例应采取有效治疗措施,防止脑梗死发生。脑梗死的治疗主要是挽救缺血半暗带,防治再灌注损伤,控制脑水肿及保护脑细胞功能,争取在3~6小时内溶栓,采取整体化治疗,治疗方案个体化。

（一）护理评估

1.健康史

询问有无动脉硬化、高血压或低血压、风湿性心脏病及冠心病、糖尿病病史，有无不良饮食习惯，如高盐、高脂饮食，酗酒及吸烟等；了解既往是否有类似发作，其发病时间、主要表现、诊治情况等；询问本次发病的情况，如有无诱因、前驱症状、起病情况和主要症状等。

脑血栓形成多于安静或睡眠状态下发病，脑栓塞多在活动时急剧发病，症状多在数秒或数分钟内达高峰，是脑血管疾病起病最快的一种，多属完全性卒中，可反复发作。

2.身体状况

（1）短暂性脑缺血发作无意识障碍，脑梗死通常意识清楚或伴轻度意识障碍，生命体征一般无明显改变。若梗死面积大、进展迅速，可因颅内压增高出现昏迷，甚至死亡。主要表现为局灶神经症状。

（2）神经系统体征视脑血管闭塞的部位及梗死的范围而定，常为各种类型的运动障碍、视力障碍、失语及感觉障碍。①短暂性脑缺血发作：以椎-基底动脉系统缺血发作多发，常见眩晕、平衡障碍，特征性症状有跌倒发作、短暂性全面遗忘和双眼视力障碍。②脑血栓形成及脑栓塞：常见于颈内动脉和大脑中动脉。大脑中动脉主干闭塞导致病灶对侧中枢性面舌瘫（均等性偏瘫）、偏身感觉障碍及偏盲（三偏），优势半球受累出现失语症，非优势半球受累出现体象障碍。

3.心理-社会评估

平时有头痛、头晕、高血压、糖尿病及冠心病，不被重视，对突发失语、瘫痪而产生自卑、恐惧感。

4.辅助检查

（1）神经影像学检查。①CT检查：一般病后24小时逐渐显示低密度梗死灶（图4-1）。②MRI检查：可清晰显示早期缺血性梗死，梗死后数小时即出现T_1低信号、T_2高信号病灶（图4-2）。

（2）病因检查：①经颅多普勒发现颈动脉和颈内动脉狭窄、动脉粥样硬化斑、血栓形成，超声心动图检查发现心脏附壁血栓、心房黏液瘤、二尖瓣脱垂等；②血液生化检查，血糖、血脂、血液流变学检查等。、

（二）护理诊断及合作性问题

1.感知改变

感知改变与缺血性脑血管病致感觉接收、传导障碍有关。

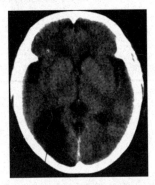

图 4-1　CT 示低密度脑梗死病灶

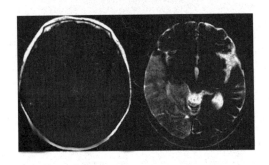

图 4-2　MRI 检查图象

右颞、枕叶大面积脑梗死右侧外侧裂池明显变窄,脑沟几乎消失(该患者大脑后动脉由颈内动脉系统供血,为变异型)

2.有皮肤完整性受损的危险

有皮肤完整性受损的危险与缺血性脑血管病致感觉迟钝或消失、肢体瘫痪有关。

3.自理缺陷

进食、卫生、如厕与肢体活动能力部分或完全丧失有关。

4.言语沟通障碍

言语沟通障碍与缺血性脑血管病损害语言功能区,致使语言的接受或表达发生障碍,损害锥体系统导致发音肌肉瘫痪有关。

(三)预期目标

保持皮肤完好无损,防治并发症,掌握肢体功能训练技巧,早期进行功能训练,减少后遗症的发生,预防复发。

(四)护理措施

1.一般护理

(1)休息:病室内保持安静、清洁,保证患者充分休息。

(2)饮食护理:应给予高热量、高蛋白、高维生素、适量纤维素、低盐、低糖、低脂和低胆固醇的食物。若有饮水呛咳、吞咽困难,可予糊状流质或半流质饮食,小口慢慢喂食。必要时,鼻饲流质。糖尿病患者给予糖尿病饮食。

2.心理护理

患者因偏瘫、失语而产生消极、自卑的心理,因生活不能自理而性情急躁,会使病情加重。护士应主动关心患者,从思想上开导患者,训练患者定期排便,嘱家属要给予患者物质和精神上的支持,消除患者异常心理。

3.病情观察

注意观察患者症状变化,有无加重或缓解,有无并发症出现。

4.对症护理

(1)高血压:起病后 24～48 小时收缩压超过 29.3 kPa(220 mmHg)、舒张压超过 16.0 kPa(120 mmHg)或平均动脉压超过 17.3 kPa(130 mmHg)时,可遵医嘱使用降压药。严密监测血压,切忌过度降压,导致脑灌注压降低。

(2)脑水肿:发病后 2～5 天为脑水肿高峰期,可根据病情使用脱水剂。

(3)高血糖:血糖宜控制在 6～9 mmol/L,若高于 10 mmol/L,宜用胰岛素治疗,并注意水、电解质平衡。

(4)感染:有意识障碍者可适当使用抗生素,预防呼吸道感染、尿路感染和压疮。

5.用药护理

(1)抗血小板聚集药:抗血小板聚集药用于短暂性脑缺血发作和脑血栓形成的防治,常用阿司匹林、噻氯匹定、氯吡格雷。阿司匹林一般剂量治疗时不良反应较少,选用肠溶片、小剂量服用不良反应更少;噻氯匹定常见消化道反应,餐后服用,可减轻其不良反应,偶有粒细胞、血小板减少和肝功能损害,服药期间要监测血象和肝功能;氯吡格雷常见腹泻和皮疹等不良反应。

(2)溶栓、抗凝和降纤药物:溶栓、抗凝和降纤药物主要用于脑血栓形成患者的治疗,脑栓塞慎用抗凝治疗,腔隙性梗死禁用溶栓和抗凝治疗。溶栓药物常用尿激酶、组织型纤溶酶原激活剂,能迅速溶解血栓,使闭塞的血管再通;抗凝药物常用肝素、双香豆素、华法林,主要防止血栓扩延和新的血栓发生;降纤药物常用降纤酶、巴曲酶等。以上药物均可导致出血倾向,溶栓药还能引起严重头痛、呕吐、血压急剧升高。必须严格遵医嘱服用,准确给药;密切观察生命体征变化和出血倾向,尤其是颅内出血;定时监测出血和凝血时间;备有维生素 K 等拮抗剂,以便及时处理继发性出血;当出现严重并发症,应立即告之医师进行紧急处理。

(3)扩血管药:短暂性脑缺血发作患者视病情选择使用扩血管药;脑梗死急性期不宜使用或慎用扩血管药,宜在亚急性期(2~4 周)使用。

(五)健康教育

(1)低脂、低胆固醇、高维生素饮食,禁烟、酒,控制体重,适量运动。

(2)对危险因素积极干预,做好二级预防,加强康复护理。

(3)避免精神紧张及操劳过度,保持情绪稳定。

二、出血性脑血管病

出血性脑血管疾病主要包括脑出血和蛛网膜下腔出血。

脑出血是指原发性脑实质内出血。多见于 50 岁以上的中老年人,大多发生于基底节区,表现为意识障碍、头痛及神经系统定位体征。常并发感染(呼吸系统及泌尿系统)、应激性溃疡、稀释性低钠血症、中枢性高热、痫性发作及下肢深静脉血栓形成。轻型脑出血经治疗后,可明显好转,重症患者病死率高。

蛛网膜下腔出血是指脑底或脑表面的血管破裂,血液直接进入蛛网膜下腔。本病多见于中青年人,表现为突然剧烈头痛及呕吐,伴一过性意识障碍、脑膜刺激征阳性、血性脑脊液。再出血、脑血管痉挛、交通性脑积水是常见的并发症。

脑出血急性期治疗主要是防止进一步出血,降低颅内压,控制脑水肿,维持生命功能,防止并发症的发生;恢复期治疗主要是进行功能恢复,改善脑功能,减少后遗症及预防复发。蛛网膜下腔出血急性期治疗主要是去除出血的原因,防治继发性脑血管痉挛,制止继续出血和防止复发。

(一)护理评估

1.健康史

(1)询问有无高血压及动脉粥样硬化或脑动脉瘤、脑血管畸形及出血性疾病病史。

(2)了解本次发病前有无情绪激激动、过分紧张、劳累、用力排便及其他体力活动过度等诱因。

(3)了解起病情况及主要表现,包括头痛、运动障碍、感觉障碍和意识障碍等。

2.身体状况

(1)全身表现:主要表现在以下几个方面。①生命体征异常:呼吸一般较快,病情重者呼吸深而慢,或呈潮式呼吸、叹息样呼吸等;出血早期血压往往升高,血压不稳和持续下降是循环功能衰竭征象;出血后常引发高热。若始终低热者,可能为出血后的吸收热。②头痛与呕吐:神志清楚或轻度意识障碍者,常述有头痛;意识模糊或浅昏迷患者,可用健侧手触摸病灶侧头部;呕吐多为喷射性,呕吐物为咖啡色胃内容物。③意识障碍:轻者,躁动不安、意识模糊不清;重者,进入昏迷状态,鼾声大作,眼球固定于正中位,面色潮红或苍白,大汗,尿失禁或尿潴留等。④瞳孔变化:早期双侧瞳孔可时大时小;若病灶侧瞳孔散大,对光反应迟钝或消失,是小脑幕切迹疝形成的征象;若双侧瞳孔均逐渐散大,对光反应消失,是双侧小脑幕切迹疝、枕骨大孔疝或深昏迷的征象;若两侧瞳孔缩小或呈针尖样,提示脑桥出血。

(2)局灶性神经体征:见表4-1。约70%的高血压脑出血发生在基底节区。基底节区出血表现为病灶对侧出现不同程度的偏瘫、偏身感觉障碍和偏盲,病理反射阳性。双眼球常偏向病灶侧。优势半球出血者,还可有失语、失用等症状。

表 4-1　高血压脑出血临床特点

部位	昏迷	瞳孔	眼球运动	运动、感觉障碍	偏盲
壳核	较常见	正常	向病灶侧偏斜	主要为轻偏瘫	常见
丘脑	常见	小,光反射迟钝	向下内偏斜	主要为偏身感觉障碍	短暂出现
脑叶	少见	正常	正常或向病灶侧偏斜	轻偏瘫或偏身感觉障碍	常见
脑桥	早期出现	针尖样瞳孔	水平侧视麻痹	交叉瘫	无
小脑	延迟出现	小,光反射存在	晚期受损	共济失调步态	无

(3)蛛网膜下腔出血:①突发劈裂样剧烈头痛;②不同程度的意识障碍或一过性意识丧失,重者可有谵妄、昏迷等;③脑膜刺激征阳性。

3.心理-社会评估

患者易产生忧郁、紧张、焦虑、悲观和绝望的心理,对治疗失去信心。家属是否积极配合治疗、能否为患者提供正确的照顾十分重要。社区卫生服务机构能否为患者提供出院后连续的医疗服务,其环境条件是否适应患者的康复训练亦很重要。

4.辅助检查

(1)头颅CT检查:为首选检查项目,可显示出血部位呈高密度影,并确定血肿部位、大小、形态及是否破入脑室(图4-3)。蛛网膜下腔出血显示大脑外侧裂池、前纵裂池、鞍上池、脑桥小脑三角池、环池和后纵裂池高密度出血征象(图 4-4)。

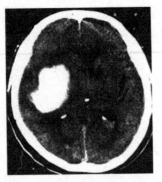

图 4-3　CT 示右侧基底节区出血

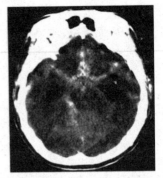

图 4-4　CT 示蛛网膜下腔出血(脑池内高密度影)

(2)头颅 MRI 检查:对急性出血性脑血管病的检测不如脑梗死明显,但也能发现出血病灶(图 4-5)。

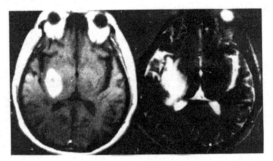

图 4-5　MRI 示右侧基底节区出血

(3)数字减影脑血管造影:可检出脑血管的改变。

(4)脑脊液检查:蛛网膜下腔出血脑脊液压力增高,多呈均匀血性,但局限性脑出血脑脊液外观也可正常。

(二)护理诊断及合作性问题

1.意识障碍

意识障碍与脑出血有关。

2.疼痛

头痛与出血性脑血管疾病致颅内压增高有关。

3.躯体移动障碍

躯体移动障碍与出血性脑血管疾病致瘫痪有关。

4.语言沟通障碍

语言沟通障碍与出血性脑血管疾病病变累及语言中枢有关。

5.体温过高

体温过高与出血性脑血管疾病病变累及体温调节中枢、抵抗力下降继发感染有关。

6.潜在并发症

脑疝、上消化道出血、压疮。

(三)预期目标

维持生命功能,防止并发症,早期进行功能训练,减少后遗症,预防复发。

(四)护理措施

1.一般护理

(1)休息:病室内保持安静、清洁、温度适宜、空气新鲜。头痛患者的室内光线应柔和,要限制探视,保证患者充分休息。脑出血患者急性期绝对卧床,尤其在发病24~48小时内应尽量避免搬动。必须搬动时,要保持身体长轴在一条直线上,避免牵动头部,加重出血。蛛网膜下腔出血需绝对卧床休息4~6周,避免一切可能引起血压和颅内压增高的因素。

(2)饮食:应给予高热量、高蛋白、高维生素、适量纤维素、低盐、低糖、低脂和低胆固醇的食物。意识障碍或消化道出血者,宜禁食24~48小时后给予鼻饲流质。

(3)给氧:凡有呼吸困难、发绀、意识障碍及严重脑组织供血障碍者,可给予一般氧浓度鼻导管、鼻塞或面罩给氧,以缓解组织缺氧。

(4)保持呼吸道通畅:发生呕吐时,头偏向一侧;意识不清时,取出义齿,以防误吸而阻塞呼吸道;昏迷时肩下垫高,防止舌根后坠阻塞呼吸道;当痰液排出困难时,可根据具体情况采用有效咳嗽、叩击胸部、湿化呼吸道、机械吸痰的方法,及时清除呼吸道分泌物。

(5)口腔护理:注意清洁口腔,早晚刷牙,饭后及时漱口。

2.心理护理

在护理过程中要细致耐心,态度和蔼,消除患者紧张情绪。给予患者足够的关爱和精神支持,指导患者进行自我心理调整,以减轻焦虑。

3.病情观察

注意观察意识、头痛、瞳孔等变化情况,监测体温、呼吸、心率、心律、血压的变化;准确记录24小时出入液量;加强病房巡视,一旦发现病情变化,及时报告医师。

4.对症护理

(1)血压升高的护理:血压升高主要分以下两种情况。①脑出血:急性期收缩压<22.0 kPa(165 mmHg)或舒张压低于12.7 kPa(95 mmHg),无须降血压治疗;收缩压在22.7~26.7 kPa(170~200 mmHg)或舒张压在13.3~14.7 kPa(100~110 mmHg),暂时可不必使用降压药,先脱水降颅内压,并严密观察血压情况。必要时,再用降压药;收缩压>29.3 kPa(220 mmHg)、舒张压>16.0 kPa(120 mmHg)或平均动脉压>17.3 kPa(130 mmHg)时,在降颅内压的同时行平稳降血压治疗,使血压维持在略高于发病前水平或24./14.0 kPa(180/105 mmHg)左右,血压降低幅度不宜过大,否则可能会造成脑低灌注。②蛛网膜下腔出血:平均动脉压>16.7 kPa(125 mmHg)或收缩压>24.0 kPa(180 mmHg),可在血压监测下,降压至正常或者起病前水平。

(2)颅内压增高及脑疝的护理:①绝对卧床休息,将床头抬高15°~30°,以减轻脑水肿;②限制液体输入,遵医嘱快速静脉滴入脱水剂,如20%甘露醇,或静脉推注50%葡萄糖等,以控制脑水肿,降低颅内压;③密切观察有无脑疝先兆,及时发现呼吸、心搏骤停,并立即实施心肺复苏术。

(3)消化道出血的护理:每次鼻饲时,应抽吸胃液,若患者有呃逆、腹胀、胃液呈咖啡色或解黑便,应考虑消化道出血,需立即通知医师给予止血药物。

(4)失语护理:非语言沟通是失语患者有效的交流方式,可借助手势、表情、点头或摇头、文字卡片、书写、实物等进行。

(5)压疮的护理:协助患者经常更换体位,嘱患者穿质地软、宽松的衣服,保持床褥软、平整而无皱折。保持皮肤清洁。

(6)排便护理:①尿失禁时,应及时清洗会阴部,更换内裤、被褥,清理污物,使用护垫,以保持会阴部清洁和干燥。②便秘者,应给予高纤维素食物与充足的水分摄入;可从升结肠开始顺结肠方向进行腹部按摩;必要时,使用缓泻剂或灌肠,但对颅内压增高的患者,忌大量液体灌肠,防止颅内压进一步增高。

5.用药护理

(1)控制脑水肿,降低颅内压:常用有脱水剂(20%甘露醇、10%甘油果糖)和利尿药(呋塞米)。这些药物常引起水、电解质失衡。用药时,应主要观察出入量及血清电解质变化。甘露醇与甘油果糖交替使用,可减少甘露醇用量,减轻甘露醇不良反应。甘油果糖无肾功能损害,进入体内代谢后可提供能量,且无需胰岛素,尤其适合高血糖患者,见表4-2。

表 4-2　脑水肿的药物治疗

药物	剂量和途径	适应证及备注
皮质类固醇		
地塞米松	10～20 mg,静脉滴注或口服;然后每天 4 次,每次 4 mg	地塞米松不良反应较少,对脑肿瘤或脑脓肿伴发的水肿有效,对脑出血可能有效,对脑梗死可能无效
泼尼松	40 mg,口服;然后每天 4 次,每次 15 mg	
甲泼尼龙	60 mg,静脉滴注或口服;然后每天 4 次,每次 20 mg	
渗透性利尿药		
20％甘露醇	125～250 mL 静脉滴注或静脉推注,每6～8小时 1 次,连用 7～10 天	甘露醇 20～30 分钟起效,维持4～6小时;冠心病、心功能和肾功能不全者慎用;不良反应为电解质失衡
10％甘油果糖	500 mL,静脉滴注,每天 1 次,3～6 小时输完(输液过快,易发生溶血)	甘油果糖作用较缓和,用于轻症,不良反应为恶心和呕吐
利尿药		
呋塞米(速尿)	40 mg,静脉推注,每天 2 次	常与甘露醇合用
提高胶体渗透压药物		
10％血浆清蛋白	50 mL,静脉滴注,每天 1～2 次	作用较持久

(2)止血药:高血压脑出血一般不用止血药物,脑室出血和蛛网膜下腔出血常规使用止血药物。常用抗纤溶药,如氨基己酸(6-氨基己酸)、氨甲苯酸、巴曲酶等,注意预防肾功能损害及深静脉血栓形成。

(3)钙通道阻滞剂:能减轻脑血管痉挛,改善脑供血,常用尼莫地平、盐酸氟桂利嗪等。但此药可出现头痛、头晕、乏力、血压下降、心率增快等不良反应,使用时应观察血压变化,缓慢改变体位。血压过低时,慎用或遵医嘱用多巴胺、间羟胺(阿拉明)等药升压。

(五)健康教育

(1)向患者及其家属解释高血压、动脉粥样硬化、脑动脉瘤、脑血管畸形、血液病与出血性脑血管病关系密切,应保持心情舒畅,避免紧张、兴奋和用力过猛等。

(2)戒烟、忌酒,多吃富含维生素的食物,养成良好的排便习惯。

(3)培养患者对病后生活的适应能力。病情稳定后,尽早锻炼;进入恢复期后,指导患者训练以增强生活自理能力。

三、腰椎穿刺术的护理

腰椎穿刺术是将腰椎穿刺针通过腰椎间隙刺入蛛网膜下腔进行脑脊液抽取和药物注射的一种临床诊疗技术,是神经内科临床常用的检查方法之一。腰椎穿刺术对神经系统疾病的诊断和治疗有重要价值,简便易行,也比较安全。

(一)适应证及禁忌证

1.适应证

(1)脑血管病变。

(2)各种中枢神经系统的炎性病变。

(3)脑肿瘤。

(4)中枢神经系统白血病。

(5)脊髓病变。

2.禁忌证

(1)穿刺部位的皮肤、皮下软组织或脊柱有感染。

(2)颅内压明显增高或已出现脑疝迹象。

(3)高颈段脊髓肿物或脊髓外伤的急性期。

(4)有全身严重感染性疾病、病情危重、躁动不安者等。

(二)诊疗操作的护理配合

1.术前准备

(1)物品准备:腰椎穿刺包(内有腰椎穿刺针、5 mL 及 10 mL 注射器、7 号注射针头、洞巾、纱布、试管、测压管)、2％利多卡因注射液、消毒盘、手套、胶布。根据需要,可准备培养基。

(2)患者准备:向患者介绍腰椎穿刺术的目的及注意事项,家属签字同意穿刺;患者排空大小便;消除患者紧张心理。

(3)环境准备:安静、清洁、温暖,有屏风遮挡。

2.术中配合

(1)安排患者卧于硬板床或将其身下垫一硬板。

(2)协助医师保持患者腰穿体位,暴露穿刺部位。

(3)配合进行穿刺部位消毒、术者戴手套、铺巾及 2％利多卡因行局部麻醉。

(4)当穿刺成功,应观察脑脊液是否缓缓流出。

(5)询问患者有无不适,观察患者面色、呼吸、脉搏、瞳孔等,发现异常立即通知医师,停止穿刺并做相应处理。若患者感到下肢电击样疼痛,应告之为针尖碰击马尾所致,无须处理。

(6)收集脑脊液 3～5 mL 于无菌试管中,送检。若需做细菌培养,试管及棉塞应在火焰下灭菌。

(7)术毕,拔出穿刺针后,穿刺点用碘伏消毒后覆盖纱布,胶布固定。整理用物。

3.术后护理

(1)嘱患者去枕平卧 4～6 小时,不要抬头,但可翻身,防止发生低颅压性头痛。

(2)出现头痛,可静脉滴注等渗盐水,将卧床时间延长至 24 小时。

(3)观察穿刺点有无脑脊液渗漏、出血或感染。若有异常,通知医师做相应处理。

(三)操作方法

1.体位

患者取去枕弯腰抱膝侧卧位,背垂直于床面,腰部尽量后凸,使椎间隙拉宽(图 4-6)。

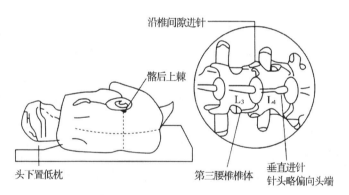

沿椎间隙进针

髂后上棘

L₃　L₄

头下置低枕　　第三腰椎椎体　　垂直进针针头略偏向头端

图 4-6　腰穿示意图

2.穿刺点

一般取第 3 或第 4 腰椎间隙作为穿刺部位,相当于两髂后上棘连线与后正中线的交点。

3.操作

(1)穿刺部位消毒,术者戴手套、铺巾及 2% 利多卡因行局部麻醉。

(2)左手固定穿刺处皮肤,右手用无菌纱布包裹穿刺针(套上针芯)从椎间隙缓慢进针,与脊柱成垂直方向,针尖略偏向头端,成人进针深度为 4～6 cm,儿童为 2～4 cm。当均匀进针过程中感到阻力突然消失,说明针尖已刺入蛛网膜下腔。将针芯缓慢抽出,防止脑疝形成。

(3)测定颅内压时,应接上测压管[正常脑脊液压力为 0.8～1.8 kPa(80～180 mmH₂O)或每分钟 40～50 滴];若需做动力试验(压颈试验)了解蛛网膜下腔有无阻塞,可在测压后,压迫一侧颈静脉约 10 分钟。正常时,脑脊液压力立即上升,解除压迫后 10～20 秒又降至原来水平,称动力试验阴性,表示蛛网膜下腔通畅;若压迫颈静脉后,不能使脑脊液压力上升,则为动力试验阳性,表示蛛网膜下腔阻塞;若压迫颈静脉后,脑脊液压力缓慢上升,放松压力缓慢下降,也为动力试验阳性,表示蛛网膜下腔未完全阻塞。

(4)移去测压管,收集脑脊液 3～5 mL,分置 2～3 个试管,及时送检。

(5)术毕,先将针芯插入再拔出穿刺针,针孔做无菌处理,用敷料覆盖。

第二节 三叉神经痛

三叉神经痛是指三叉神经分布范围内反复发作短暂性剧烈疼痛,分为原发性及继发性两种。前者病因未明,可能是某些致病因素使三叉神经脱髓鞘而产生异位冲动或伪突触传递。继发性三叉神经痛常见原因有鼻咽癌颅底转移、中颅窝脑膜瘤、听神经瘤、半月节肿瘤、动脉瘤压迫、颅底骨折、脑膜炎、颅底蛛网膜炎、三叉神经节带状疱疹病毒感染等。

一、病因和发病机制

近年来,由于显微血管减压术的开展,认为三叉神经痛是邻近血管压迫三叉神经根所致。绝大部分为小脑上动脉从三叉神经根的上方或内上方压迫了神经根,少数为小脑前下动脉从三叉神经根的下方压迫了神经根。血管对神经的压迫,使神经纤维挤压在一起,逐渐使其发生脱髓鞘改变,从而引起相邻纤维之间的短路现象,轻微的刺激即可形成一系列的冲动,通过短路传入中枢,引起一阵阵剧烈的疼痛。

二、临床表现

多发生于 40 岁以上,女性略多于男性,多为单侧发病。突发闪电样、刀割样、钻顶样、烧灼样剧痛,严格限于三叉神经感觉支配区内,伴有面部抽搐,又称痛性抽搐,每次发作持续数秒钟至1～2分钟即骤然停止,间歇期无任何疼痛。在疲劳或紧张时发作较频。

三、治疗原则

三叉神经痛,无论是原发性还是继发性,在未明确病因或难以查出病因的情况下均可用药物治疗或封闭治疗,以缓解症状。一旦确诊病因,应针对病因治疗,除非因高龄、身患严重疾患等因素难以接受者或病因去除治疗后仍疼痛发作者,可继续采用药物治疗或封闭疗法。服药不良反应大者,亦可先选择封闭疗法。

四、治疗

(一)药物治疗

三叉神经痛的药物治疗,主要用于发病初期或症状较轻者。经过一段时间的药物治疗,部分患者可达到完全治愈或症状得到缓解,表现在发作程度减轻、发作次数减少。

目前应用最广泛的、最有效的药物是抗癫痫药。在用药方面应根据患者的具体情况进行具体分析,各药可单独使用,亦可互相联合应用。在采用药物治疗过程中,应特别注意各种药物不良反应,进行必要的检测,以免发生不良反应。

1.卡马西平

该药对三叉神经脊束核及丘脑中央内侧核部位的突触传导有显著的抑制作用。用药达到有效治疗量后,多数患者于24小时内发作性疼痛消失或明显减轻。文献报道,卡马西平可使70%以上的患者完全止痛,20%患者疼痛缓解,此药需长期服用才能维持疗效,多数停药后疼痛再现。不少患者服药后疗效有时会逐渐下降,需加大剂量。此药不能根治三叉神经痛,复发者再次服用仍有效。

用法与用量:口服开始时一次 0.1～0.2 g,每天 1～2 次,然后逐天增加 0.1 g。每天最大剂量不超过1.6 g,取得疗效后,可逐天逐次地减量,维持在最小有效量。如最大剂量应用 2 周后疼痛仍不消失或减轻,则应停止服用,改用其他药物或治疗方法。

不良反应有眩晕、嗜睡、步态不稳、恶心,数天后消失,偶有白细胞减少、皮疹,可停药。

2.苯妥英钠

苯妥英钠为一种抗癫痫药,在未开始应用卡马西平之前,该药曾被认为是治疗三叉神经痛的首选药物。本药疗效不如卡马西平,止痛效果不完全,长期使用止痛效果减弱,因此,目前已列为第二位选用药物。

本品主要通过增高周围神经对电刺激的兴奋阈值及抑制脑干三叉神经脊髓束的突触间传导而起作用。其疗效仅次于卡马西平,文献报道有效率为88%～96%,但需长期用药,停药后易复发。

用法与用量:成人开始时每次0.1 g,每天3次口服。如用药后疼痛不见缓解,可加大剂量到每天0.2 g,每天3次,但最大剂量不超过0.8 g/d。取得疗效后再逐渐递减剂量,以最小量维持。肌肉注射或静脉注射:一次0.125～0.25 g,每天总量不超过0.5 g。临用时,用等渗盐水溶解后方可使用。

不良反应为长期服用该药或剂量过大时,可出现头痛、头晕、嗜睡、共济失调及神经性震颤等。一般减量或停药后可自行恢复。本品对胃有刺激性,易引起厌食、恶心、呕吐及上腹痛等症状。饭后服用可减轻上述症状。长期服用可出现黏膜溃疡,多见于口腔及生殖器,并可引起牙龈增生,同时服用钙盐及抗过敏药可减轻。苯妥英钠并可引起白细胞减少、视力减退等症状。大剂量静脉注射,可引起心肌收缩力减弱、血管扩张、血压下降,严重时可引起心脏传导阻滞、心搏骤停。

3.氯硝西泮

本品为抗癫痫药物,对三叉神经痛也有一定疗效。服药4～12天,血浆药物浓度达到稳定水平,为30～60 μg/mL。口服氯硝西泮后,30～60分钟作用逐渐显著,维持6～8小时,一般在最初2周内可达最大效应,其效果次于卡马西平和苯妥英钠。

用法与用量:氯硝安定药效强,开始1 mg/d,分3次服,即可产生治疗效果。而后每3天调整药量0.5～1 mg,直至达到满意的治疗效果,至维持剂量为3～12 mg/d。最大剂量为20 mg/d。

不良反应有嗜睡、行为障碍、共济失调、眩晕、言语不清、肌张力低下等,对肝肾功能也有一定的损害,有明显肝脏疾病者禁用。

4.山莨菪碱(654-2)

山莨菪碱为从我国特产茄科植物山莨菪中提取的一种生物碱,其作用与阿托品相似,可使平滑肌松弛,解除血管痉挛(尤其是微血管),同时具有镇痛作用。本药对治疗三叉神经痛有一定疗效,近期效果满意,据文献报道有效率为76.1%～78.4%,止痛时间一般为2～6个月,个别达5年之久。

用法与用量。①口服:每次5～10 mg,每天3次,或每次20～30 mg,每天1次。②肌内注射:每次10 mg,每天2～3次,待疼痛减轻或疼痛发作次数减少后改为每次 10 mg,每天 1 次。

不良反应有口干、面红、轻度扩瞳、排尿困难、视近物模糊及心率增快等反应。以上反应多在1～3小时内消失,长期用药不会蓄积中毒。有青光眼和心脏病患者忌用。

5.巴氯芬

巴氯芬是抑制性神经递质 γ 氨基丁酸的类似物,临床实验研究表明,本品能缓解三叉神经痛。用法:巴氯芬开始每次10 mg,每天 3 次,隔天增加 10 mg/d,直到治疗的第2周结束时,将用量递增至每天 60～80 mg。每天平均维持量:单用者为 50～60 mg,与卡马西平或苯妥英钠合用者为 30～40 mg。文献报道,治疗三叉神经痛的近期疗效,巴氯芬与卡马西平几乎相同,但远期疗效不如卡马西平,巴氯芬与卡马西平或苯妥英钠均具有协同作用,且比卡马西平更安全,这一特点使巴氯芬在治疗三叉神经痛方面颇受欢迎。

6.麻黄碱

本品可以兴奋脑啡肽系统,因而具有镇痛作用,其镇痛程度为吗啡的1/12～1/7。用法:每次30 mg,肌内注射,每天 2 次。甲亢、高血压、动脉硬化、心绞痛等患者禁用。

7.硫酸镁

本品在眶上孔或眶下孔注射可治疗三叉神经痛。

8.维生素 B_{12}

文献报道,大剂量维生素 B_{12} 对治疗三叉神经痛确有较好疗效。方法:维生素 B_{12} 4 000 μg 加维生素 B_1 200 mg 加 2% 普鲁卡因 4 mL,对准扳机点做深浅上下左右四点式注药,对放射的始端做深层肌下进药,放射的终点做浅层四点式进药,药量可根据疼痛轻重适量进入。但由于药物作用扳机点可能变位,治疗时可酌情根据变位更换进药部位。

9.哌咪清(匹莫齐特)

文献报道,用其他药物治疗无效的顽固性三叉神经痛患者本品有效,且其疗效明显优于卡马西平。开始剂量为每天 4 mg,逐渐增加至每天 12～14 mg,分2 次服用。不良反应以锥体外系反应较常见,亦可有口干、无力、失眠等。

10.维生素 B_1

在神经组织蛋白合成过程中起辅酶作用,参与胆碱代谢,其止痛效果差,只能作为辅助药物。用法与用量。①肌内注射 1 mg/d,每天 1 次,10 天后改为2～3 次/周,持续 3 周为一个疗程。②三叉神经分支注射:根据疼痛部位可做眶上神经、眶下神经、上颌神经和下颌神经注射。每次 500～1 000 µg,每周2～3 次。③穴位注射:每次 25～100 µg,每周 2～3 次。常用颊车、下关、四白及阿是穴等。

11.激素

原发性三叉神经痛和继发性三叉神经痛的病例,其病理改变在光镜和电镜下都表现为三叉神经后根有脱髓鞘改变。在临床治疗中发现,许多用卡马西平、苯妥英钠等治疗无效的患者,改用强的松、地塞米松等治疗有效。这种激素治疗的原理与治疗脱髓鞘疾病相同,利用激素的免疫抑制作用达到治疗三叉神经痛的目的。由于各学者报告的病例少,只是对一部分卡马西平、苯妥英钠治疗无效者应用有效,其长期效果和机理有待进一步观察。剂量与用量:①泼尼松,每次 5 mg,每天 3 次。②地塞米松(氟美松),每次 0.75 mg,每天 3 次。注射剂:每支 5 mg,每次 5 mg,每天 1 次,肌内或静脉注射。

(二)神经封闭法

神经封闭法主要包括三叉神经半月节及其周围支乙醇封闭术和半月节射频热凝法,其原理是通过乙醇的化学作用或热凝的物理作用作用于三叉神经纤维,使其发生坏变,从而阻断神经传导达到止痛目的。

1.三叉神经乙醇封闭法

封闭用乙醇一般在浓度 80％左右(因封闭前注入局麻,故常用 98％浓度)。

(1)眶上神经封闭:适用于三叉神经第 1 支痛。方法如下:患者取坐位或卧位,位于眶上缘中内 1/3 交界处触及切迹,皮肤消毒及局麻后,用短细针头自切迹刺入皮肤直达骨面,找到骨孔后刺入,待患者出现放射痛时,先注入 2％利多卡因0.5～1 mL,待眶上神经分布区针感消失,再缓慢注入乙醇0.5 mL左右。

(2)眶下神经封闭:在眶下孔封闭三叉神经上颌支的眶下神经,适用于三叉神经第 2 支痛(主要疼痛局限在鼻旁、下眼睑、上唇等部位)。方法如下:患者取坐位或卧位,位于距眶下缘约 1 cm,距鼻中线 3 cm,触及眶下孔,该孔走向与矢状面成 40°～45°角,长约 1 cm,故穿刺时针头由眶下孔作 40°～45°角向外上、后进针,深度不超过 1 cm。患者出现放射痛时,以下操作同眶上神经封闭。

(3)后上齿槽神经封闭:在上颌结节的后上齿槽孔处进行,适用于三叉神经第 2 支痛(痛区局限在上白齿及其外侧黏膜者)。方法如下:患者取坐位或卧位,头转向健侧,穿刺点在颧弓下缘与齿槽嵴成角处,即相当于过眼眶外缘的垂线与颧骨下缘相交点,局部消毒后,先用左手指将附近皮肤向下前方拉紧,继之以 4～5 cm长穿刺针自穿刺点稍向后上方刺入,直达齿槽嵴的后侧骨面,然后紧贴骨面缓慢深入 2 cm 左右,即达后上齿槽孔处,先注入 2％利多卡因,后再注入乙醇。

（4）颏神经封闭：在下颌骨的颏孔处进行，适用于三叉神经第 3 支痛（主要局限在颏部、下唇）。方法如下：在下颌骨上、下缘间的中点（相当于咬肌前缘和颏正中线之间中点）找到颏孔，然后自后上方并与皮肤成 45°角向前下进针刺入骨面，插入颏孔，以下操作同眶上神经封闭。

（5）上颌神经封闭：用于三叉神经第 2 支痛（痛区广泛及眶下神经封闭失效者）。上颌神经主干自圆孔穿出颅腔至翼腭窝。方法常用侧入法：穿刺点位于眼眶外缘至耳道间连线中点下方，穿刺针自该点垂直刺入深约 4 cm，触及翼突板，继之退针 2 cm 左右稍改向前方 15°角重新刺入，滑过翼板前缘，再深入 0.5 cm 入翼腭窝内，患者有放射痛时，回抽无血后，先注入 2％利多卡因，待上颌部感觉麻后，注入乙醇 1 mL。

（6）下颌神经封闭：用于三叉神经第 3 支痛（痛区广泛及眶下神经封闭失效者）。下颌神经主干自卵圆孔穿出。方法常用侧入法，穿刺点同上颌神经穿刺点，垂直进针达翼突板后，退针 2 cm 再改向上后方15°角进针，患者出现放射痛后，注药同上颌神经封闭。

（7）半月神经节封闭：用于三叉神经 2、3 支痛或 1、2、3 支痛。方法常用前入法：穿刺点在口角上方及外侧约 3 cm 处，自该点进针，方向后、上、内，即正面看应对准向前直视的瞳孔，从侧面看朝颧弓中点，约进针 5 cm 处达颅底触及试探，当刺入卵圆孔时，患者即出现放射痛（下颌区），则再推进0.5 cm，上颌部亦出现剧痛即确入半月节内。回抽无血、无脑脊液，先注入 2％利多卡因0.5mL 同侧面部麻木后，再缓慢注入乙醇 0.5 mL。

以上乙醇封闭法的治疗效果差异较大，短者数月，长者可达数年。复发者可重复封闭，但难以根治。

2.三叉神经半月节射频热凝法

该法首先由 Sweat(1974)提出，它通过穿刺半月节插入电极后用电刺激确定电极位置，从而有选择地用射频温控定量灶性破坏法，达到止痛目的。方法如下。①半月节穿刺：同半月节封闭术。②电刺激：穿入成功后，插入电极通入 0.2～0.3 V，用 50～75 W/s 的方波电流，这时患者感觉有刺激区的蚁行感。③射频温探破坏：电刺激准确定位后，打开射频发生器，产生射频电场，此时为进一步了解电极位置，可将温度控制在 42～44 ℃，这种电流可造成可逆性损伤并刺激产生疼痛，一旦电极位置无误，则可将温度增高，每次 5 ℃，增高至 60～80 ℃，每次 30～60 秒。在破坏第 1 支痛时，则稍缓慢加热并检查角膜反射。此方法有效率为85％左右,但仍复发而不能根治。

3.三叉神经痛的 γ 刀放射疗法

曾有学者利用 MRI 定位像输入 HP-9000 计算机,使用 Gamma plan 进行定位和定量计算,选择三叉神经感觉根进脑干区为靶点照射,达到缓解症状目的,其疗效尚不明确。

五、护理

(一)护理评估

1.健康史评估

(1)原发性三叉神经痛是一种病因尚不明确的疾病。但三叉神经痛可继发于脑桥、小脑脚占位病变压迫三叉神经及多发硬化等。因此,应询问患者是否患有多发硬化,检查有无占位性病变,每次面部疼痛有无诱因。

(2)评估患者年龄。此病多发生于中老年人。40 岁以上起病者占70％～80％,女性略多于男性,比例为3:1。

2.临床观察与评估

(1)评估疼痛的部位、性质、程度、时间:通常疼痛无预兆,大多数人为单侧,开始和停止都很突然,间歇期可完全正常。发作表现为电击样、针刺样、刀割样或撕裂样的剧烈疼痛,每次数秒至 2 分钟。疼痛以面颊、上下颌及舌部最为明显;口角、鼻翼、颊部和舌部为敏感区。轻触即可诱发,称为扳机点;当碰及触发点,如洗脸、刷牙时疼痛发作,或当因咀嚼、呵欠和讲话等引起疼痛,以致患者不敢做这些动作。表现为面色憔悴、精神抑郁和情绪低落。

(2)严重者伴有面部肌肉的反复性抽搐、口角牵向患侧,称为痛性抽搐。并可伴有面部发红、皮温增高、结膜充血和流泪等。严重者可昼夜发作,夜不成眠或睡后痛醒。

(3)病程可呈周期性:每次发作期可为数天、数周或数月不等;缓解期亦可数天至数年不等。病程越长,发作越频繁越重。神经系统检查一般无阳性体征。

(4)心理评估:使用焦虑量表评估患者的焦虑程度。

(二)患者问题

1.疼痛

主要由于三叉神经受损引起面颊、上下颌及舌疼痛。

2.焦虑

焦虑与疼痛反复、频繁发作有关。

(三)护理目标

(1)患者自感疼痛减轻或缓解。

（2）患者述舒适感增加，焦虑症状减轻。

（四）护理措施

1.治疗护理

（1）药物治疗：原发性三叉神经痛首选卡马西平治疗。其不良反应为头晕、嗜睡、口干、恶心、皮疹、再生障碍性贫血、肝功能损害、智力和体力衰弱等。护理者必须注意观察，每1～2个月复查肝功能和血常规。偶有皮疹、肝功能损害和白细胞减少，需停药；也可按医师建议，单独或联合使用苯妥英钠、氯硝西泮、巴氯芬、野木瓜等治疗。

（2）封闭治疗：三叉神经封闭是通过注射药物于三叉神经分支或三叉神经半月节上，阻断其传导，导致面部感觉丧失，获得一段时间的止痛效果。注射药物有无水乙醇、甘油等。封闭术的止痛效果往往不够满意，远期疗效较差，还有可能引起角膜溃疡、失明、颅神经损害、动脉损伤等并发症。且对三叉神经第1支疼痛不适用。但对全身状况差而不能耐受手术的患者、鉴别诊断及为手术创造条件的过渡性治疗仍有一定的价值。

（3）经皮选择性半月神经节射频电凝治疗：在X线监视下或经CT导向将射频电极针经皮插入半月神经节，通电加热至65～75℃维持1分钟，可选择性地破坏节后无髓鞘的传导痛温觉的Aδ和C细纤维，保留有髓鞘的传导触觉的Aα和β粗纤维，疗效可达90%以上，但有面部感觉异常、角膜炎、咀嚼无力、复视和带状疱疹等并发症。长期随访复发率为21%～28%，但重复应用仍有效。本方法尤其适用于年老体弱不适合手术治疗的患者、手术治疗后复发者及不愿意接受手术治疗的患者。

射频电凝治疗后并发症的观察护理：观察患者的恶心、呕吐反应，随时处理污物，遵医嘱补液补钾；询问患者有无局部皮肤感觉减退，观察其是否有同侧角膜反射迟钝、咀嚼无力、面部异样不适感觉。并注意给患者进餐软食，洗脸水温度要适宜。如有术中穿刺方向偏内、偏深误伤视神经引起视力减退、复视等并发症，应积极遵医嘱给予治疗，并防止患者活动摔伤、碰伤。

（4）外科治疗。①三叉神经周围支切除及抽除术：两者手术较简单，因神经再生而容易复发，故有效时间短，目前较少采用，仅限于第1支疼痛者姑息使用。②三叉神经感觉根切断术：经枕下入路三叉神经感觉根切断术，三叉神经痛均适用此种入路，手术操作较复杂，危险性大，术后反应较多，但常可发现病因，可很好保护运动根及保留部分面部和角膜触觉，复发率低，至今仍广泛使用。③三叉神经脊束切断术：此手术危险性太大，术后并发症严重，现很少采用。④微血管减压术:已知有85%~96%的三叉神经痛患者是由于三叉神经根存在血管压迫所致,用手术方法将压迫神经的血管从三叉神经根部移开,疼痛则会消失,这就是微血管减压术。因为微血管减压术是针对三叉神经痛的主要病因进行治疗,去除血管对神经的压迫后,约90%的患者疼痛可以完全消失,面部感觉完全保留,而达到根治的目的。微血管减压术可以保留三叉神经功能,运用显微外科技术进行手术,减小了手术创伤,很少遗留永久性神经功能障碍;术中手术探查可以发现引起三叉神经痛的少见病因,如影像学未发现的小肿瘤、蛛网膜增厚及粘连等,因而成为原发性三叉神经痛的首选手术治疗方法。

三叉神经微血管减压术的手术适应证:正规药物治疗一段时间后,药物效果不明显或疗效明显减退的患者;药物过敏或严重不良反应不能耐受者;疼痛严重,影响工作、生活和休息者。

微血管减压术治疗三叉神经痛的临床有效率为90%~98%,影响其疗效的因素很多,其中压迫血管的类型、神经受压的程度及减压方式的不同对其临床治疗和预后的判断有着重要的意义。微血管减压术治疗三叉神经痛也存在5%~10%的复发率,不同术者和手术方法的不同差异很大。研究表明,患者的性别、年龄、疼痛的支数、疼痛部位、病程、近期疗效及压迫血管的类型可能与复发存在一定的联系。导致三叉神经痛术后复发的主要原因如下:①病程>8年;②静脉为压迫因素;③术后无即刻症状消失者。三叉神经痛复发最多见于术后2年内,2年后复发率明显降低。

2.心理支持

由于本病为突然发作的反复阵发性剧痛,易出现精神抑郁和情绪低落等表现,护士应关心、理解、体谅患者,帮助其减轻心理压力,增强战胜疾病的信心。

3.健康教育

指导患者生活有规律,合理休息、娱乐;鼓励患者运用指导式想象、听音乐、阅读报刊等分散注意力,消除紧张情绪。

第三节　面　神　经　炎

面神经炎又称 Bell 麻痹,是面神经在茎乳孔以上面神经管内段的急性非化脓性炎症。

一、病因

病因不明,一般认为是面部受冷风吹袭、病毒感染、自主神经功能紊乱造成面神经的营养微血管痉挛,引起局部组织缺血、缺氧所致。近年来也有认为本病可能是一种免疫反应。膝状神经节综合征则是水痘-带状疱疹病毒感染,使膝状神经节及面神经发生炎症所致。

二、临床表现

无年龄和性别差异,多为单侧,偶见双侧,多为吉兰-巴雷综合征。发病与季节无关,通常急性起病,数小时至 3 天达到高峰。病前 1～3 天患侧乳突区可有疼痛。同侧额纹消失,眼裂增大,闭眼时,眼睑闭合不全,眼球向外上方转动并露出白色巩膜,称 Bell 现象。病侧鼻唇沟变浅,口角下垂。不能做噘嘴和吹口哨动作,鼓腮时病侧口角漏气,食物常滞留于齿颊之间。

若病变波及鼓索神经,尚可有同侧舌前 2/3 味觉减退或消失。镫骨肌支以上部位受累时,出现同侧听觉过敏。膝状神经节受累时除面瘫、味觉障碍和听觉过敏外,还有同侧唾液、泪腺分泌障碍,耳内及耳后疼痛,外耳道及耳郭部位带状疱疹,称膝状神经节综合征。一般预后良好,通常于起病1～2 周后开始恢复,2～3个月内痊愈。发病时伴有乳突疼痛、老年、患有糖尿病和动脉硬化者预后差。可遗有面肌痉挛或面肌抽搐。可根据肌电图检查及面神经传导功能测定判断面神经受损的程度和预后。

三、诊断与鉴别诊断

根据急性起病的周围性面瘫即可诊断,但需与以下疾病鉴别。①吉兰-巴雷综合征:可有周围面瘫,多为双侧性,并伴有对称性肢体瘫痪和脑脊液蛋白-细胞分离。②中耳炎、迷路炎、乳突炎等并发的耳源性面神经麻痹,以及腮腺炎肿瘤下颌化脓性淋巴结炎等所致者多有原发病的特殊症状及病史。③颅后窝肿瘤或脑膜炎引起的周围性面瘫:起病较慢,且有原发病及其他脑神经受损表现。

四、治疗

(一)急性期治疗

以改善局部血液循环,消除面神经的炎症和水肿为主。如是带状疱疹所致的 Hunt 综合征,可口服阿昔洛韦 5 mg/(kg·d),每天 3 次,连服 7～10 天。①皮质类固醇激素:泼尼松 20～30 mg,每天 1 次,口服,连续 7～10 天。②改善微循环,减轻水肿:706 代血浆(羟乙基淀粉)或低分子右旋糖苷 250～500 mL,静脉滴注,每天 1 次,连续 7～10 天,亦可加用脱水利尿药。③神经营养代谢药物:

维生素 B_1 50～100 mg,维生素 B_{12} 500 μg,胞磷胆碱 250 mg,辅酶 Q_{10} 5～10 mg 等,肌内注射,每天 1 次。④理疗:茎乳孔附近超短波透热疗法,红外线照射。

(二)恢复期治疗

以促进神经功能恢复为主。①口服维生素 B_1、维生素 B_{12} 各 1～2 片,每天 3 次;地巴唑 10～20 mg,每天 3 次。亦可用加兰他敏 2.5～5 mg,肌内注射,每天 1 次。②中药,针灸,理疗。③采用眼罩,滴眼药水,涂眼药膏等方法保护暴露的角膜。④病后 2 年仍不恢复者,可考虑行神经移植治疗。

五、护理

(一)一般护理

(1)病后两周内应注意休息,减少外出。

(2)本病一般预后良好,约 80% 患者可在 3～6 周内痊愈,因此应向患者说明病情,使其积极配合治疗,解除心理压力,尤其是年轻患者,应保持健康心态。

(3)给予易消化、高热量的半流质饮食,保证机体营养代谢,增强身体抵抗力。

(二)观察要点

面神经炎是神经科常见病之一,在护理观察中主要注意以下两方面的鉴别。

1.分清面瘫属中枢性还是周围性瘫痪

中枢性面瘫是由对侧皮质延髓束受损引起的,故只产生对侧下部面肌瘫痪,表现为鼻唇沟变浅、口角下坠、露齿、鼓腮、吹口哨时出现肌肉瘫痪,而皱额、闭眼仍正常或稍差。哭笑等情感运动时,面肌仍能收缩。周围性面瘫所有表情肌均瘫痪,不论随意或情感活动,肌肉均无收缩。

2.正确判断患病一侧

面肌挛缩时病侧鼻唇沟加深,眼裂缩小,易误认健侧为病侧。如让患者露齿,可见挛缩侧面肌不收缩,而健侧面肌收缩正常。

(三)保护暴露的角膜及防止结膜炎

由于患者不能闭眼,因此必须注意眼的清洁卫生。①外出必须戴眼罩,避免尘沙进入眼内;②每天抗生素眼药水滴眼,入睡前用眼药膏,以防止角膜炎或暴露性角结膜炎;③擦拭眼泪的正确方法是向上,以防止加重外翻;④注意用眼卫生,养成良好习惯,不能用脏手、脏手帕擦泪。

(四)保持口腔清洁,防止牙周炎

由于患侧面肌瘫痪,进食时食物残渣常停留于患侧颊齿间,故应注意口腔卫生。①经常漱口,必要时使用消毒漱口液;②正确使用刷牙方法,应采用"短横法或竖转动法"两种方法,以去除菌斑及食物残片;③牙齿的邻面与间隙容易堆积菌斑而发生牙周炎,可用牙线紧贴牙齿颈部,然后在邻面作上下移动,每个牙齿4～6次,直至刮净;④牙龈乳头萎缩和齿间空隙大的情况下可用牙签沿着牙龈的形态线平行插入,不宜垂直插入,以免影响美观和功能。

(五)家庭护理

1.注意面部保暖

夏天避免在窗下睡觉,冬天迎风乘车要戴口罩,在野外作业时注意面部及耳后的保护。耳后及病侧面部给予温热敷。

2.平时加强身体锻炼

增强抗风寒侵袭的能力,积极治疗其他炎性疾病。

3.瘫痪面肌锻炼

因面肌瘫痪后常松弛无力,患者自己可对着镜子用手掌贴于瘫痪的面肌上做环形按摩,每天3～4次,每次15分钟,以促进血液循环,并可减轻患者面肌受健侧的过度牵拉。当神经功能开始恢复时,鼓励患者练习病侧各个面肌的随意运动,以促进瘫痪肌的早日康复。

第五章　神经外科护理

第一节　颅脑损伤

颅脑损伤分为头皮损伤、颅骨损伤与脑损伤，三者可单独或合并存在。其发生率仅次于四肢损伤，占全身损伤的 15％～20％，常与身体其他部位的损伤复合存在，其致残率及致死率均居首位。常见于交通、工矿等事故，自然灾害、爆炸、火器伤、坠落、跌倒，以及各种锐器、钝器对头部的伤害。颅脑损伤对预后起决定性作用的是脑损伤的程度及其处理效果。

一、头皮损伤

(一)解剖生理概要

头皮分为 5 层(图 5-1)：由外及里依次为皮肤、皮下组织、帽状腱膜、帽状腱膜下层、骨膜层。其中浅部 3 层紧密连接，不易分离，深部 2 层之间连接疏松，较易分离。各层解剖特点如下。

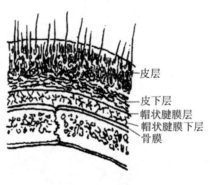

皮层
皮下层
帽状腱膜层
帽状腱膜下层
骨膜

图 5-1　头皮解剖

1.皮肤层

皮肤层厚而致密，内含大量汗腺、皮脂腺、毛囊，具有丰富的血管，外伤时易致出血。

2.皮下组织层

皮下组织层由致密的结缔组织和脂肪组织构成,前者交织成网状,内有血管、神经穿行。

3.帽状腱膜层

帽状腱膜层前连额肌,后连枕肌,两侧达颞肌筋膜,坚韧、富有张力。

4.帽状腱膜下层

帽状腱膜下层是位于帽状腱膜与骨膜之间的疏松结缔组织层,范围较广,前至眶上缘,后达上项线,其间隙内的静脉经导静脉与颅内静脉窦相通,是颅内感染和静脉窦栓塞的途径之一。

5.骨膜层

骨膜层是由致密结缔组织构成的,骨膜在颅缝处贴附紧密,其余部位贴附疏松,故骨膜下血肿易局限。

头皮血液供应丰富,且动、静脉伴行,由颈内、外动脉的分支供血,左右各五支在颅顶汇集,各分支间有广泛的吻合支,其抗感染及愈合能力较强。

(二)分类与特点

头皮损伤是颅脑损伤中最常见的损伤,严重程度差别较大,可能是单纯损伤,也可能是合并颅骨及脑损伤。

1.头皮血肿

头皮血肿大多由钝器伤所致,按照血肿出现在头皮的层次分为以下3种。

(1)皮下血肿:血肿位于皮肤表层与帽状腱膜之间,因受皮下纤维隔限制,血肿体积小、张力高、压痛明显,有时因周围组织肿胀隆起,中央反而凹陷,易被误认为凹陷性颅骨骨折,需用颅骨X线摄片作鉴别。

(2)帽状腱膜下血肿:头部受到斜向暴力,头皮发生了剧烈滑动,撕裂该层间的导血管所致。由于该层组织疏松,出血易于扩散,严重时血肿边界可与帽状腱膜附着缘一致,覆盖整个穹隆部,蔓延至全头部,似戴一顶有波动的帽子。小儿及体弱者,可导致休克或贫血。

(3)骨膜下血肿:血肿因受到骨缝处骨膜牢固粘连的限制,多局限于某一颅骨范围内,多由颅骨骨折引起。

较小的头皮血肿,一般1~2周可自行吸收,无须特殊处理,早期可给予加压冷敷以减少出血和疼痛,24~48小时后改用热敷以促进血肿吸收,切忌用力揉搓。若血肿较大,则应在严格皮肤准备和消毒下,分次穿刺抽吸后加压包扎。处理头皮血肿同时,应警惕合并颅骨损伤及脑损伤的可能。

2.头皮裂伤

头皮裂伤多为锐器或钝器打击所致,是常见的开放性头皮损伤,由于头皮血管丰富,出血较多,可引起失血性休克。处理时须着重检查有无颅骨和脑损伤。头皮裂伤较浅时,因断裂血管受头皮纤维隔的牵拉,断端不能收缩,出血量反较帽状腱膜全层裂伤者多。现场急救可局部压迫止血,争取在 24 小时之内实施清创缝合。缝合前要检查伤口有无骨碎片及有无脑脊液或脑组织外溢。缝合前应剃净伤处头发,冲洗消毒伤口,实施清创缝合后,注射破伤风抗毒素。

3.头皮撕脱伤

头皮撕脱伤多因发辫受机械力牵拉,使大块头皮自帽状腱膜下层或连同骨膜一起被撕脱所致。可导致失血性或疼痛性休克。急救时,除加压包扎止血、防止休克外,应保留撕脱的头皮,避免污染,用无菌敷料包裹,隔水放置于有冰块的容器内,随伤员一同送往医院。手术应争取在伤后 6~8 小时内进行,清创植皮后,应保护植皮片不受压、不滑动,利于皮瓣成活。对于骨膜已撕脱者,在颅骨外板上多处钻孔达板障,待骨孔内肉芽组织生成后再行植皮。

二、颅骨损伤

颅骨骨折指颅骨受暴力作用致颅骨结构改变。颅骨骨折提示伤者受暴力较重,合并脑损伤概率较高。颅骨骨折不一定合并严重的脑损伤,没有骨折也可能合并脑损伤,其临床意义不在于骨折本身。颅骨骨折按骨折部位分为颅盖骨折和颅底骨折,按骨折形态分为线性骨折和凹陷性骨折,按骨折是否与外界相通分为开放性骨折与闭合性骨折。

(一)解剖生理概要

颅骨由颅盖和颅底构成,颅盖、颅底均有左右对称的骨质增厚部分,形成颅腔的坚强支架。

颅盖骨质坚实,由内、外骨板和板障构成。外板厚,内板较薄,内、外骨板表面均有骨膜覆盖,内骨膜也是硬脑膜外层,在颅骨的穹隆部,内骨膜与颅骨板结合不紧密,故颅顶部骨折时容易形成硬脑膜外血肿。

颅底骨面凹凸不平,厚薄不一,有两侧对称、大小不等的骨孔和裂隙,脑神经及血管由此出入颅腔。颅底被蝶骨嵴和岩骨嵴分为颅前窝、颅中窝和颅后窝。颅骨的气窦,如额窦、筛窦、蝶窦及乳突气房等均贴近颅底,气窦内壁与颅脑膜紧贴,颅底骨折越过气窦时,相邻硬脑膜常被撕裂,形成脑脊液外漏,易发生颅内感染。

(二)病因与发病机制

颅腔近似球体,颅骨有一定的弹性,有相当的抗压缩和抗牵张能力。颅骨受到暴力打击时,着力点局部可下陷变形,颅腔也可随之变形。当暴力强度大、受力面积小时,颅骨多以局部变形为主;当受力点呈锥形内陷时,内板首先受到较大牵张力而折裂。此时若外力作用终止,则外板可弹回复位保持完整,仅造成内板骨折,骨折片可穿破硬脑膜造成局限性脑挫裂伤。如果外力继续存在,则外板也将随之折裂,形成凹陷性骨折或粉碎性骨折。当外力引起颅骨整体变形较重,受力面积又较大时,可不发生凹陷性骨折,而在较为薄弱的颞骨鳞部或颅底引发线性骨折,局部骨折线往往沿暴力作用的方向和颅骨脆弱部分延伸。当暴力直接打击在颅底平面上或暴力由脊柱上传时,常引起颅底骨折。颅前窝损伤可能累及的脑神经有嗅神经、视神经,颅中窝损伤可累及面神经、听神经,颅后窝损伤少见。

(三)临床表现

1.颅盖骨折

(1)线性骨折:发生率最高,局部有压痛、肿胀。经颅骨X线摄片确诊。单纯线性骨折本身不需要特殊处理,但应警惕合并脑损伤或颅内出血,尤其是硬脑膜外血肿,有时可伴发局部骨膜下血肿。

(2)凹陷性骨折:局部可扪及局限性下陷区。若凹陷骨折位于脑重要功能区浅面,可出现偏瘫、失语、癫痫等病症。X线摄片可见骨折片陷入颅内的深度,CT扫描有助于骨折情况和合并脑损伤的诊断。

2.颅底骨折

颅底骨折多为强烈的间接暴力作用于颅底或颅盖骨折延伸到颅底所致,常为线性骨折。依骨折的部位不同可分为颅前窝、颅中窝和颅后窝骨折,临床表现各异。

(1)颅前窝骨折:骨折累及眶顶和筛骨,可有鼻出血、眶周("熊猫眼"征)及球结膜下淤血斑。若脑膜、骨膜均破裂,则合并脑脊液鼻漏,即脑脊液经额窦或筛窦由鼻孔流出。若筛板或视神经管骨折,可合并嗅神经或视神经损伤。

(2)颅中窝骨折:骨折累及蝶骨,也可有鼻出血或合并脑脊液鼻漏。若累及颞骨岩部,且脑膜、骨膜及鼓膜均破裂时,则合并脑脊液耳漏,即脑脊液经中耳由外耳道流出;若鼓膜完整,脑脊液则经咽鼓管流向鼻咽部,常被误认为是鼻漏。颅中窝骨折常合并第Ⅶ、Ⅷ对脑神经损伤。若累及蝶骨和颞骨的内侧部,还可能损伤垂体或第Ⅱ、Ⅲ、Ⅳ、Ⅴ、Ⅵ对脑神经。若骨折伤及颈动脉海绵窦段,可因动静脉瘘的形成而出现搏动性突眼及颅内杂音。破裂孔或颈内动脉管处的破裂，可发生致命性的鼻出血或耳出血。

（3）颅后窝骨折：骨折累及颞骨岩部后外侧时，一般在伤后 1～2 天出现乳突部皮下淤血斑（Battle 征）。若累及枕骨基底部，可在伤后数小时出现枕下部肿胀及皮下淤血斑；枕骨大孔或岩尖后缘附近的骨折，可合并后组脑神经（第Ⅸ～Ⅻ对脑神经）损伤。

（四）辅助检查

1.X 线片

可显示颅内积气，但仅 30％～50％病例能显示骨折线。

2.CT 检查

有助于眼眶及视神经管骨折的诊断，且显示有无脑损伤。

3.尿糖试纸测定

鉴别是否为脑脊液。

（五）诊断要点

外伤史、临床表现和颅骨 X 线摄片、CT 检查基本可以明确诊断和定位，对脑脊液外漏有疑问时，可收集流出液做葡萄糖定量来测定。

（六）治疗要点

1.颅盖骨折

（1）单纯线性骨折：无须特殊处理，仅需卧床休息，对症治疗，如止痛、镇静等。但须注意有无继发颅内血肿等并发症。

（2）凹陷性骨折：若凹陷性骨折位于脑重要功能区表面，有脑受压症状或大面积骨折片下陷，直径＞5 cm，深度＞1 cm 时，应手术整复或摘除碎骨片。

2.颅底骨折

颅底骨折无须特殊治疗，主要观察有无脑损伤及处理脑脊液外漏、脑神经损伤等并发症。一旦出现脑脊液外漏即属开放性损伤，应使用破伤风抗毒素及抗生素预防感染，大部分漏口在伤后 1～2 周自愈。若 4 周以上仍未自愈，可行硬脑膜修补术。若骨折片压迫视神经，应尽早手术减压。

（七）护理评估

1.健康史

了解受伤过程，如暴力大小、方向，受伤时有无意识障碍及口鼻出血情况，初步判断是否伴有脑损伤。同时了解患者有无合并其他疾病。

2.目前身体状况

(1)症状和体征:了解患者目前的症状和体征可判断受伤程度和定位,观察患者有无"熊猫眼"征、Battle 征,明确有无脑脊液外漏。鉴别血性脑脊液外漏与耳鼻损伤出血时,可将流出的血性液体滴于白色滤纸上,如见血迹外围有月晕样淡红色浸润圈,可判断为脑脊液外漏。有时颅底骨折虽伤及颞骨,且骨膜及脑膜均已破裂但鼓膜尚完整时,脑脊液可经咽鼓管流至咽部而被患者咽下,故应询问患者是否有腥味液体流至咽部。

(2)辅助检查:颅骨 X 线及 CT 检查结果,确定骨折的部位和性质。

3.心理、社会状况

了解患者可因头部外伤而出现的焦虑、害怕、恐惧等心理反应,以及对骨折能否恢复正常的担心程度。同时也应了解家属对疾病的认识及心理反应。

(八)常见护理诊断/问题

1.疼痛

疼痛与损伤有关。

2.有感染的危险

感染与脑脊液外漏有关。

3.感知的改变

感知的改变与脑神经损伤有关。

4.知识缺乏

缺乏有关预防脑脊液外漏逆行感染的相关知识。

5.潜在并发症

潜在并发症为颅内出血、颅内压增高、颅内低压综合征。

(九)护理目标

(1)患者疼痛与不适程度减轻。

(2)患者生命体征平稳,无颅内感染发生。

(3)脑神经损伤症状减轻。

(4)患者能够叙述预防脑脊液外漏逆行感染的注意事项。

(5)患者病情变化能够被及时发现和处理。

(十)护理措施

1.脑脊液外漏的护理

(1)保持外耳道、鼻腔和口腔清洁,清洁时注意棉球不可过湿,以免液体逆流入颅。

（2）在鼻前庭或外耳道口松松地放置干棉球，随湿随换，同时记录 24 小时浸湿的棉球数，以估计脑脊液外漏量。

（3）避免用力咳嗽、打喷嚏、擤鼻涕及用力排便，以免颅内压骤然升降导致脑脊液逆流。

（4）脑脊液鼻漏者不可经鼻腔吸痰或放置胃管，禁止耳、鼻滴药、冲洗和堵塞，禁忌做腰穿。

（5）取头高位及患侧卧位休息，将头抬高 15°至漏液停止后 3～5 天，借重力作用使脑组织移至颅底硬脑膜裂缝处，促使局部粘连而封闭漏口。

（6）密切观察有无颅内感染迹象，根据医嘱预防性应用抗生素及破伤风抗毒素。

2.病情观察

观察有无颅内继发性损伤，如脑组织、脑膜、血管损伤引起的癫痫、颅内出血、继发性脑水肿、颅内压增高等。脑脊液外漏可推迟颅内压增高症状的出现，应严密观察意识、生命体征、瞳孔及肢体活动等情况，及时发现颅内压增高及脑疝的早期迹象。注意颅内低压综合征，若脑脊液外漏多，可使颅内压过低而导致颅内血管扩张，出现剧烈头痛、眩晕、呕吐、厌食、反应迟钝、脉搏细弱、血压偏低等。

（十一）护理评价

（1）患者疼痛是否缓解。

（2）患者有无颅内感染发生，脑脊液外漏是否如期愈合，护理措施是否得当。

（3）脑神经损伤症状是否减轻。

（4）患者能否叙述预防脑脊液外漏逆行感染的注意事项，遵医行为如何。

（5）患者病情变化是否被及时发现，并发症是否得到及时控制、预防和处理。

（十二）健康指导

对于颅底骨折合并脑脊液外漏者，主要是预防颅内感染，要劝告患者勿挖外耳道、抠鼻孔和擤鼻；注意预防感冒，以免咳嗽、打喷嚏；同时合理饮食，防止便秘，避免屏气、用力排便。

三、脑损伤

脑的被膜自外向内依次为硬脑膜、蛛网膜和软脑膜。硬脑膜坚韧且有光泽，由两层合成，外层兼具颅骨内膜的作用，内层较坚厚，两层之间有丰富的血管和神经。蛛网膜薄而透明，缺乏血管和神经，与硬脑膜之间有硬膜下腔，与软脑膜之间有蛛网膜下腔，充满脑脊液。脑脊液为无色透明液体，内含各种浓度不等的无机盐、葡萄糖、微量蛋白和淋巴细胞,对中枢神经系统起缓冲、保护、运输代谢产物及调节颅内压等作用。软脑膜薄且富有血管,覆盖于脑的表面并深入沟裂内。

脑损伤是指由于暴力作用造成脑膜、脑组织、脑血管及脑神经的损伤。根据伤后脑组织与外界是否相通,将脑损伤分为开放性和闭合性两类,前者多由锐器或火器直接造成,有头皮裂伤、颅骨骨折和硬脑膜破裂,常伴有脑脊液外漏;后者由头部接触较钝物体或间接暴力造成,脑膜完整,无脑脊液外漏。根据脑损伤机制及病理改变分为原发性脑损伤和继发性脑损伤,前者指暴力作用于头部时立即发生的脑损伤,且不再继续加重,主要有脑震荡、脑挫裂伤及原发性脑干损伤等;后者指受伤一定时间后出现的脑受损病变,主要有脑水肿和颅内血肿,颅内血肿往往需要开颅手术。

(一)病因与发病机制

颅脑损伤的程度和类型多种多样。引起脑损伤的外力除可直接导致颅骨变形外,也可使头颅产生加速或减速运动,致使脑组织受到压迫、牵张、滑动或负压吸附等多种应力。由于暴力作用部位不同,脑在颅腔内产生的超常运动也各异,其运动方式可以是直线性也可以是旋转性。如人体坠落时,运动的头颅撞击于地面,受伤瞬间头部产生减速运动,脑组织会因惯性力作用撞击于受力侧的颅腔内壁,造成减速性损伤(图 5-2)。大而钝的物体向静止的头部撞击时,引起头部的加速运动而产生惯性力。当暴力过大并伴有旋转力时,可使脑组织在颅腔内产生旋转运动,不仅使脑组织表面在颅腔内摩擦、撞击引起损伤,而且在脑组织内不同结构间产生剪应力,引起更为严重的损伤。惯性力引起的脑损伤分散且广泛,常有早期昏迷的表现。由于颅前窝和颅中窝的凹凸不平,各种不同部位和方式的头部损伤,均易在额极、颞极及其底面发生惯性力的脑损伤。

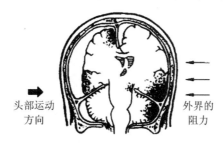

图 5-2　头部做减速运动时的脑损伤机制

(二)临床表现

1.脑震荡

脑震荡是最常见的轻度原发性脑损伤,患者受伤后立即出现短暂的意识障碍,可为神志不清或完全昏迷,持续数秒或数分钟,一般不超过 30 分钟,较重者出现皮肤苍白、出汗、血压下降、心动徐缓、呼吸微弱、肌张力降低、各种生理反射迟钝或消失。清醒后大多不能回忆受伤当时乃至伤前一段时间内的情况,临床称为逆行性遗忘。可能会伴有头痛、头昏、恶心、呕吐等症状,短期内可自行好转。神经系统检查无阳性体征,显微镜下可见神经组织结构紊乱。

2.脑挫裂伤

脑挫裂伤是常见的原发性脑损伤,包括脑挫伤及脑裂伤,前者指脑组织遭受破坏较轻,软脑膜尚完整;后者指软脑膜、血管和脑组织同时有破裂,伴有外伤性蛛网膜下腔出血。因两者常同时存在,临床上又不易区别,故合称为脑挫裂伤。脑挫裂伤可单发,也可多发,好发于额极、颞极及其基底。临床表现如下。

(1)意识障碍:脑挫裂伤最突出的临床表现。伤后立即出现,其程度和持续时间与脑挫裂伤程度、范围直接相关。多数患者在半小时以上,严重者可长期持续昏迷。

(2)局灶症状和体征:受伤当时立即出现与伤灶区功能相应的神经功能障碍或体征,如运动区损伤出现锥体束征、肢体抽搐、偏瘫等;若仅伤及"哑区",可无神经系统缺损的表现。

(3)头痛、恶心、呕吐:与颅内压增高、自主神经功能紊乱或外伤性蛛网膜下腔出血有关。后者还可出现脑膜刺激征,腰穿脑脊液检查有红细胞。

(4)颅内压增高与脑疝:因继发颅内血肿或脑水肿所致,使早期的意识障碍或偏瘫程度加重,或意识障碍好转后又加重,同时有血压升高、心率减慢、瞳孔不等大及锥体束征等表现。

3.原发性脑干损伤

原发性脑干损伤的症状与体征在受伤当时即已出现。单独的原发性脑干损伤较少,常与弥漫性损伤共存。患者常因脑干网状结构受损、上行激活系统功能障碍而持久昏迷,昏迷程度较深。伤后早期常出现严重生命体征变化,表现为呼吸节律紊乱,心率及血压波动明显。双侧瞳孔时大时小,对光反射无常,眼球歪斜或同向凝视。出现病理反射、肌张力增高、去皮质强直等。

4.弥散性轴索损伤

弥散性轴索损伤属于惯性力所致的弥散性脑损伤,由于脑的扭曲变形,脑内产生剪切或牵拉作用,造成脑白质广泛性轴索损伤。病变可分布于大脑半球、胼胝体、小脑或脑干。显微镜下所见为轴突断裂、结构改变。可与脑挫裂伤合并存在或继发脑水肿,使病情加重。主要表现为受伤当时立即出现的较长时间昏迷。是由广泛的轴索损害,皮层与皮层下中枢失去联系所致。若累及脑干,患者出现一侧或双侧瞳孔散大、对光反应消失或同向凝视等。神志好转后,可因继发脑水肿而再次昏迷。

5.颅内血肿

颅内血肿是颅脑损伤中最多见、最危险,却可逆的继发性病变。其严重性在于引起颅内压增高导致脑疝危及生命,早期发现和及时处理可改善预后。根据血肿的来源和部位可分为硬脑膜外血肿、硬脑膜下血肿和脑内血肿。根据血肿引起颅内压增高及早期脑疝症状所需时间分为以下 3 种类型:①急性型,72 小时内出现症状。②亚急性型,3 天~3 周出现症状。③慢性型,3 周以上才出现症状。

(1)硬脑膜外血肿:指出血积聚于颅骨与硬脑膜之间。与颅骨损伤有密切关系,症状取决于血肿的部位及扩展的速度。①意识障碍:可以是原发性脑损伤直接导致,也可由血肿本身导致颅内压增高、脑疝引起,前者较轻,最初的昏迷时间很短,与脑疝引起昏迷之间有一段意识清醒时间。后者常发生于伤后数小时至1~2 天。经过中间清醒期,再度出现意识障碍,并渐次加重。如果原发性脑损伤较严重或血肿形成较迅速,也可不出现中间清醒期。少数患者可无原发性昏迷,而在血肿形成后出现昏迷。②颅内压增高及脑疝表现:出现头痛、恶心、呕吐剧烈、烦躁不安、淡漠、嗜睡、定向不准等症状。一般成人幕上血肿>20 mL,幕下血肿>10 mL,即可引起颅内压增高症状。幕上血肿者大多先经历小脑幕切迹疝,然后合并枕骨大孔疝,故严重的呼吸循环障碍常发生在意识障碍和瞳孔改变之后。幕下血肿者可直接发生枕骨大孔疝,瞳孔改变、呼吸骤停几乎同时发生。

(2)硬脑膜下血肿:硬脑膜下血肿是指出血积聚在硬脑膜下腔,是最常见的颅内血肿。急性硬脑膜下血肿症状类似硬脑膜外血肿,脑实质损伤较重,原发性昏迷时间长,中间清醒期不明显,颅内压增高与脑疝的其他征象多在伤后 1~3 天内进行性加重。由于病情发展急重,一经确诊应尽早手术治疗。慢性硬脑膜下血肿好发于老年人,大多有轻微头部外伤史,有的患者伴有脑萎缩、血管性或出血性疾病。由于致伤外力小,出血缓慢,患者可有慢性颅内压增高表现,如头痛、恶心、呕吐和视盘水肿等;血肿压迫症状,如偏瘫、失语和局限性癫痫等;有时可有智力下降、记忆力减退和精神失常。

(3)脑内血肿:有2种类型。①浅部血肿,出血均来自脑挫裂伤灶,少数与颅骨凹陷性骨折部位相应,好发于额叶和颞叶,常与硬脑膜下和硬膜外血肿并存。②深部血肿,多见于老年人,血肿位于白质深部,脑表面可无明显挫伤。临床表现以进行性意识障碍为主,若血肿累及重要脑功能区,可出现偏瘫、失语、癫痫等局灶症状。

(三)辅助检查

一般采用 CT、MRI 检查。脑震荡无阳性发现,可显示脑挫裂伤的部位、范围、脑水肿的程度及有无脑室受压和中线结构移位等;弥散性轴索损伤 CT 扫描可见大脑皮质与髓质交界处、胼胝体、脑干、内囊区域或第三脑室周围有多个点状或小片状出血灶;MRI 检查能提高小出血灶的检出率;硬脑膜外血肿 CT 检查表现为颅骨内板与脑表面之间有双凸镜形或弓形密度增高影,常伴颅骨骨折和颅内积气;硬脑膜下血肿 CT 检查示颅骨内板下低密度的新月形、半月形或双凸镜形影;脑内血肿 CT 检查在脑挫裂伤灶附近或脑深部白质内见到圆形或不规则高密度血肿影,周围有低密度水肿区。

(四)诊断要点

患者外伤史、意识改变、瞳孔的变化、锥体束征,以及 CT、MRI 检查可明确诊断。

1.非手术治疗

(1)脑震荡:通常无须特殊治疗。一般卧床休息1~2周,可完全恢复。适当给予镇痛、镇静等对症处理,禁用吗啡及哌替啶。

(2)脑挫裂伤:以非手术治疗为主。①一般处理:静卧、休息,床头抬高,宜取侧卧位;保持呼吸道通畅;维持水、电解质、酸碱平衡;应用抗生素预防感染;对症处理;严密观察病情变化。②防治脑水肿:是治疗脑挫裂伤的关键。可采用脱水、激素或过度换气等治疗对抗脑水肿,降低颅内压;吸氧、限制液体入量;冬眠低温疗法降低脑代谢率等。③促进脑功能恢复:应用营养神经药物,如 ATP、辅酶 A、细胞色素 C 等,以供应能量,改善细胞代谢,促进脑细胞功能恢复。

2.手术治疗

(1)重度脑挫裂伤:经非手术治疗无效,颅内压增高明显,甚至出现脑疝迹象时,应做脑减压术或局部病灶清除术。

(2)硬脑膜外血肿:一经确诊,立即手术,清除血肿。

(3)硬脑膜下血肿:多采用颅骨钻孔冲洗引流术,术后引流48~72小时。

（4）脑内血肿：一般经手术清除血肿。

（5）常见手术方式：开颅血肿清除术、去骨瓣减压术、钻孔探查术、脑室引流术、钻孔引流术。

(五)护理评估

1.健康史

详细了解受伤过程，如暴力大小、方向、性质、速度及患者当时有无意识障碍，其程度及持续时间，有无中间清醒期、逆行性遗忘，受伤当时有无口鼻、外耳道出血或脑脊液外漏发生，是否出现头痛、恶心、呕吐等情况；初步判断是颅伤、脑伤或是复合损伤；同时应了解现场急救情况；了解患者既往健康状况。

2.目前身体状况

评估患者的症状和体征，了解有无神经系统病征及颅内压增高征象；观察患者意识、瞳孔、生命体征及神经系统体征的动态变化，区分脑损伤是原发的还是继发的；结合 X 线、CT 及 MRI 检查结果判断损伤的严重程度。

3.心理、社会状况

了解患者及家属对颅脑损伤及其术后功能恢复的心理反应，常见心理反应有焦虑、恐惧等；了解家属对患者的支持能力和程度。

(六)常见护理诊断/问题

1.清理呼吸道无效

清理呼吸道无效与脑损伤后意识障碍有关。

2.疼痛

疼痛与颅内压增高和手术切口有关。

3.营养失调：低于机体需要量

其与脑损伤后高代谢、呕吐、高热、不能进食等有关。

4.体温过高

体温过高与脑干损伤有关。

5.潜在并发症

潜在并发症为颅内压增高、脑疝及癫痫发作。

(七)护理目标

（1）患者意识逐渐恢复，生命体征平稳，呼吸道通畅。

（2）患者的疼痛减轻，舒适感增加。

（3）患者营养状态能够维持或接近正常水平。

（4）患者体温维持正常。

（5）患者颅内压增高、脑疝的早期迹象及癫痫发作能够得到及时预防、发现和处理。

（八）护理措施

1.现场急救

及时而有效的现场急救在缓解致命性危险因素的同时（如窒息、大出血、休克等），为进一步治疗创造了有利条件，如预防或减少感染机会，提供确切的受伤经过。

（1）维持呼吸道通畅：颅脑损伤患者常有不同程度的意识障碍，失去正常的咳嗽反射和吞咽功能，呼吸道分泌物不能有效排除，舌根后坠可引起严重呼吸道梗阻。应及时清除口咽部分泌物、呕吐物，将患者侧卧或放置口咽通气道，必要时行气管切开，保持呼吸道通畅。

（2）伤口处理：单纯头皮出血，清创后加压包扎止血；开放性颅脑损伤应剪短伤口周围头发，伤口局部不冲洗、不用药；外露的脑组织周围可用消毒纱布卷保护，外加干纱布适当包扎，避免局部受压。若伤情许可，宜将头部抬高以减少出血。尽早进行全身抗感染治疗及破伤风预防注射。

（3）防治休克：有休克征象者，应查明有无颅外部位损伤，如多发性骨折、内脏破裂等。患者平卧，注意保暖，及时补充血容量。

（4）做好护理记录：准确记录受伤经过、初期检查发现、急救处理经过及生命体征、意识、瞳孔、肢体活动等病情，为进一步处理提供依据。

2.病情观察

动态的病情观察是鉴别原发性与继发性脑损伤的重要手段。观察内容包括意识、瞳孔、生命体征、神经系统体征等。

（1）意识状态：意识障碍是脑损伤患者最常见的变化之一。通过意识障碍的程度可判断颅脑损伤的轻重；意识障碍出现的迟早和有无继续加重，可作为区别原发性和继发性脑损伤的重要依据。

传统意识分法：分为清醒、模糊、浅昏迷、昏迷和深昏迷五级。①意识清醒：患者能正确回答问题，判断力和定向力正确。②意识模糊：为最轻或最早出现的意识障碍，因而也是最需要关注的。患者能简单回答问题，但不确切，判断力和定向力差，呈嗜睡状。③浅昏迷：患者意识丧失，对疼痛刺激有反应，角膜、吞咽反射和病理反射尚存，重的意识模糊与浅昏迷的区别仅在于前者尚能保持呼之能应或呼之能睁眼这种最低限度的合作。④昏迷：指痛觉反应已经迟钝、随意运动已完全丧失的意识障碍阶段，可有鼾声、尿潴留等表现，瞳孔对光反应与角膜反射尚存在。⑤深昏迷:患者对痛刺激无反应,各种反射消失,呈去皮质强直状态。

Glasgow昏迷评分法:评定睁眼、语言及运动反应,以三者积分表示意识障碍程度,最高15分,表示意识清醒,8分以下为昏迷,最低3分(表5-1)。

表5-1 Glasgow昏迷评分法

睁眼反应	评分	语言反应	评分	运动反应	评分
能自行睁眼	4	回答正确	5	遵嘱活动	6
呼之能睁眼	3	回答错误	4	刺痛定位	5
刺痛能睁眼	2	语无伦次	3	躲避刺痛	4
不能睁眼	1	只能发声	2	刺痛肢屈	3
		不能发声	1	刺痛肢伸	2
				无反应	1

(2)生命体征:生命体征紊乱是脑干受损的征象。为避免患者躁动影响准确性,应先测呼吸,再测脉搏,最后测血压。颅脑损伤患者以呼吸变化最为敏感和多变,注意节律、深浅。若伤后血压上升,脉搏缓慢有力,呼吸深慢,提示颅内压升高,应警惕颅内血肿或脑疝发生;伤后,心率减慢和血压升高与意识障碍和瞳孔变化同时出现,为小脑幕切迹疝;枕骨大孔疝患者可未经明显的意识障碍和瞳孔变化阶段而突然发生呼吸停止。伤后早期,由于组织创伤反应,可出现中等程度发热;若累及间脑或脑干可导致体温调节紊乱,出现体温不升或中枢性高热。

(3)瞳孔变化:可因动眼神经、视神经及脑干部位的损伤引起。正常瞳孔等大、圆形,在自然光线下直径3~4 mm,直接、间接对光反应灵敏。伤后一侧瞳孔进行性散大,对侧肢体瘫痪伴意识障碍加重,提示脑受压或脑疝;伤侧瞳孔先短暂缩小,继之散大,伴对侧肢体运动障碍,提示伤侧颅内血肿;双侧瞳孔散大、对光反应消失、眼球固定伴深昏迷或去皮质强直,多为原发性脑干损伤或临终表现。观察瞳孔时应排除某些药物、剧痛、惊骇等对瞳孔变化的影响。

(4)其他:观察有无脑脊液外漏、呕吐,有无剧烈头痛或烦躁不安等颅内压增高的表现或脑疝先兆。注意CT和MRI扫描结果及颅内压监测情况。

3.一般护理

(1)体位:抬高床头15°~30°,以利脑静脉回流,减轻脑水肿。深昏迷患者取侧卧位或侧俯卧位,以利于口腔内分泌物排出。保持头与脊柱在同一直线上,头部过伸或过屈均会影响呼吸道通畅及颈静脉回流,不利于降低颅内压。氧气吸入,做好气管插管、气管切开准备。

(2)营养与补液:及时、有效补充能量和蛋白质以减轻机体损耗。不能进食者在伤后 48 小时后可行全胃肠外营养。评估患者营养状况,如体重、氮平衡、血浆蛋白、血糖、血电解质等,以便及时调整营养素供给量和配方。

(3)卧床患者基础护理:加强皮肤护理、口腔护理、排尿排便等生活护理,尤其是意识不清昏迷患者预防各种并发症的发生。

(4)根据病情做好康复护理:重型颅脑损伤患者生命体征平稳后要及早进行功能锻炼,可减少日后的并发症和后遗症,主要通过姿势治疗、按摩、被动运动、主动运动等。

4.高热患者的护理

高热可造成脑组织相对缺氧,加重脑损害,故须采取积极降温措施。常用物理降温法有冰帽,或头、颈、腋、腹股沟等处放置冰袋或冰水毛巾等。如体温过高、物理降温无效或引起寒战时,需采用冬眠疗法。常用氯丙嗪、异丙嗪各 25 mg 或 50 mg 肌内注射或静脉滴注,用药 20 分钟后开始物理降温。降温速度以每小时下降 1 ℃为宜,降至肛温为 32～34 ℃较为理想。可每 4～6 小时重复用药,一般维持 3～5 天。低温期间应密切观察生命体征并记录,若收缩压低于 13.3 kPa(100 mmHg),呼吸次数减少或不规则时,应及时通知医师停止冬眠疗法或更换冬眠药物。观察局部皮肤、肢体末端和耳郭处血液循环情况,以免冻伤,并防止肺炎、压疮的发生。停用冬眠疗法时,应先停物理降温,再逐渐停冬眠药物。

5.颅内压增高的护理

见本章第三节。

6.脑室引流管的护理

对有脑室引流管患者护理时应注意:①严格无菌操作。②引流袋最高处距侧脑室的距离为10～15 cm。③注意引流速度,禁忌流速过快,避免颅内压骤降造成危险。④控制脑脊液引流量,以每天不超过500 mL为宜。⑤注意观察脑脊液性状,若有大量鲜血提示脑室内出血,若为混浊则提示有感染。

(九)护理评价

(1)患者意识状态是否逐渐恢复,患者呼吸是否平稳,有无误吸发生。

(2)患者疼痛是否减轻。

(3)患者的营养状态如何,营养素供给是否得到保证。

(4)患者体温是否恢复正常。

(5)患者是否出现颅内压增高、脑疝及癫痫发作等并发症,若出现,是否得到及时发现和处理。

（十）健康指导

（1）康复训练：根据脑损伤遗留的语言、运动或智力障碍程度，制订康复训练计划，以改善患者生活自理能力及社会适应能力。

（2）外伤性癫痫患者应定期服用抗癫痫药物，不能单独外出，以防发生意外。

（3）骨瓣去除患者应做好自我保护，防止因重物或尖锐物品碰撞患处而发生意外；尽可能取健侧卧位，以防止膨出的脑组织受到压迫。3～6个月后视情况可做颅骨修补术。

第二节 脑　疝

当颅腔内某分腔有占位性病变时，该分腔的压力大于邻近分腔，脑组织由高压力区向低压力区移位，导致脑组织、血管及脑神经等重要结构受压或移位，产生相应的临床症状和体征，称为脑疝。

根据移位的脑组织及其通过的硬脑膜间隙和孔道，可将脑疝分为以下常见的3类：①小脑幕切迹疝，又称颞叶疝，为颞叶的海马回、钩回通过小脑幕切迹被推移至幕下。②枕骨大孔疝，又称小脑扁桃体疝，为小脑扁桃体及延髓经枕骨大孔被推挤向椎管内。③大脑镰下疝，又称扣带回疝，一侧半球的扣带回经镰下孔被挤入对侧分腔（图5-3）。

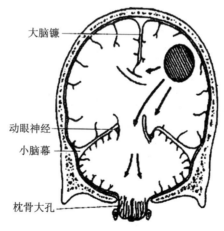

图 5-3　大脑镰下疝（上）、小脑幕切迹疝（中）、枕骨大孔疝（下）

脑疝是颅内压增高的危象和引起死亡的主要原因,常见的有小脑幕切迹疝和枕骨大孔疝。

一、病因与发病机制

(1)外伤所致各种颅内血肿,如硬膜外血肿、硬膜下血肿及脑内血肿。

(2)颅内脓肿。

(3)颅内肿瘤,尤其是颅后窝、中线部位及大脑半球的肿瘤。

(4)颅内寄生虫病及各种肉芽肿性病变。

(5)医源性因素,对于颅内压增高患者,进行不适当的操作,如腰椎穿刺放出脑脊液过多过快,使各分腔间的压力差增大,则可促使脑疝形成。

发生脑疝时,移位的脑组织在小脑幕切迹或枕骨大孔处挤压脑干,使脑干受压移位,导致其实质内血管受到牵拉,严重时基底动脉进入脑干的中央支可被拉断而致脑干内部出血,出血常为斑片状,有时出血可沿神经纤维走行方向达内囊水平。同侧的大脑脚受到挤压会造成病变对侧偏瘫,同侧动眼神经受到挤压可产生动眼神经麻痹症状。钩回、海马回移位可将大脑后动脉挤压于小脑幕切迹缘上致枕叶皮层缺血坏死。移位的脑组织可致小脑幕切迹裂孔及枕骨大孔堵塞,使脑脊液循环通路受阻,颅内压增高进一步加重,形成恶性循环,使病情迅速恶化。

二、临床表现

(一)小脑幕切迹疝

(1)颅内压增高:剧烈头痛,进行性加重,伴躁动不安,频繁呕吐。

(2)进行性意识障碍:由于阻断了脑干内网状结构上行激活系统的通路,随脑疝的进展,患者出现嗜睡、浅昏迷、深昏迷。

(3)瞳孔改变:脑疝初期,由于患侧动眼神经受刺激导致患侧瞳孔变小,对光反射迟钝;随病情进展,患侧动眼神经麻痹,患侧瞳孔逐渐散大,直接和间接对光反射均消失,并伴上睑下垂及眼球外斜;晚期,对侧动眼神经因脑干移位也受到推挤时,则出现双侧瞳孔散大,对光反射消失,患者多处于濒死状态(图5-4)。

(4)运动障碍:钩回直接压迫大脑脚,锥体束受累后,病变对侧肢体肌力减弱或麻痹,病理征阳性(图5-5)。脑疝进展时,可致双侧肢体自主活动消失,严重时可出现去皮质强直状,这是脑干严重受损的信号。

(5)生命体征变化:若脑疝不能及时解除,病情进一步发展,则患者出现深昏迷,双侧瞳孔散大固定,血压骤降,脉搏快弱,呼吸浅而不规则,呼吸、心跳相继停止而死亡。

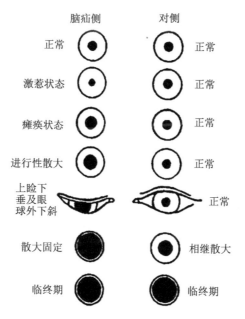

脑疝侧　　　　　对侧

正常　●　　●　正常

激惹状态　○　　●　正常

瘫痪状态　●　　●　正常

进行性散大　●　　●　正常

上睑下垂及眼球外下斜　　　　正常

散大固定　●　　●　相继散大

临终期　●　　●　临终期

图 5-4　一侧颞叶钩回疝引起的典型瞳孔变化

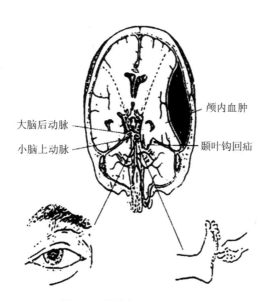

大脑后动脉　　　　　　　颅内血肿

小脑上动脉　　　　　　　颞叶钩回疝

图 5-5　脑疝与临床病症的关系

动眼神经受压导致同侧瞳孔散大、上睑下垂及眼外肌瘫痪,锥体束受压导致对侧肢体瘫痪、肌张力增加、腱反射活跃、病理反射阳性

(二)枕骨大孔疝

枕骨大孔疝是小脑扁桃体及延髓经枕骨大孔被挤向椎管中,又称小脑扁桃体疝。由于颅后窝容积较小,对颅内高压的代偿能力也小,病情变化更快。患者常有进行性颅内压增高的临床表现:头痛剧烈,呕吐频繁,颈项强直或强迫头位。生命体征紊乱出现较早,意识障碍、瞳孔改变出现较晚。因脑干缺氧,瞳孔可忽大忽小。由于位于延髓的呼吸中枢受损严重,患者早期即可突发呼吸骤停而死亡。

三、治疗要点

关键在于及时发现和处理。

(一)非手术治疗

患者一旦出现典型的脑疝症状,应立即给予脱水治疗,以缓解病情,争取时间。

(二)手术治疗

确诊后,尽快手术,去除病因,如清除颅内血肿或切除脑肿瘤等;若难以确诊或虽确诊但病变无法切除者,可通过脑脊液分流术、侧脑室外引流术或病变侧颞肌下、枕肌下减压术等降低颅内压。

四、急救护理

(1)快速静脉输入甘露醇、山梨醇、呋塞米等强效脱水剂,并观察脱水效果。

(2)保持呼吸道通畅,吸氧。

(3)准备气管插管盘及呼吸机,对呼吸功能障碍者行人工辅助呼吸。

(4)密切观察呼吸、心跳、瞳孔的变化。

(5)紧急做好术前特殊检查及术前准备。

第三节　颅内压增高症

颅内压增高症是神经外科常见临床病理综合征。颅脑损伤、脑肿瘤、脑出血、脑积水和颅内炎症等疾病引起颅腔内容物体积增加,导致颅内压持续在 2.0 kPa (15 mmHg)以上,并发头痛、呕吐、视盘水肿等相应的综合征时,称为颅内压增高。如不及时诊断和解除引起颅内压增高的病因,或采取相应的缓解措施,患者将因意识丧失、呼吸抑制等脑疝综合征而死亡。

成人颅腔是由颅骨构成的半封闭体腔,颅腔内容纳脑组织、脑脊液和血液3种内容物,当儿童颅缝闭合后或成人颅腔的容积固定不变时,为 1 400～1 500 mL。颅腔内的上述 3 种内容物使颅内保持一定的压力,称为颅内压。由于颅内的脑脊液介于颅腔壁和脑组织之间,一般以脑脊液的静水压代表颅内压力,通过侧卧位腰椎穿刺或直接脑室穿刺测量来获得该压力数值,成人的正常颅内压为 0.7～2.0 kPa(5～15 mmHg),儿童的正常颅内压为 0.5～1.0 kPa(4～7 mmHg)。临床上颅内压还可以通过采用颅内压监护装置,进行持续的动态观察。

正常颅内压可有小范围的波动,它与血压和呼吸关系密切,在血压收缩期颅内压略有增高,舒张期颅内压稍下降;呼气时压力略增,吸气时压力稍降。颅内压的调节除部分依靠颅内的静脉血被排挤到颅外血液循环外,主要是通过脑脊液量的增减来调节。当颅内压降低时,脑脊液的分泌增加、吸收减少,使颅内脑脊液量增多,以维持颅内压不变。相反,当颅内压增高时,脑脊液的分泌减少而吸收增多,使颅内脑脊液量减少,从而代偿增加颅内压。脑脊液的总量占颅腔总容积的 10%,一般允许颅内增加的临界容积约为 5%,以应付正常生理状态下颅内空间的变化,如果超过此范围,颅内压则开始增高。当颅腔内容物体积增大或颅腔容量缩减超过颅腔容积的 8%～10%,生理调节能力失调,则会产生严重的颅内压增高。

一、病因与发病机制

(一)病因

(1)颅内占位性病变:如颅内肿瘤、血肿、脓肿等,使颅内空间相对变小。

(2)脑积水:交通性或非交通性的脑积水造成脑脊液过多,是形成颅内压增高的原因。

(3)脑水肿:脑组织损伤、炎症、缺血缺氧及中毒,均可引起严重脑水肿,导致颅内压增高。

(4)脑循环血量的异常:血液中 $PaCO_2$ 上升,脑血管扩张,脑循环血量增多,导致颅内压增高。

(5)先天性畸形:如颅底凹陷征、狭颅征,使颅腔容积变小。

(6)大片凹陷性骨折:使颅腔变小。

(二)发病机制

1.影响颅内压增高的因素

(1)年龄:婴幼儿及小儿的颅缝未闭合或尚未牢固融合,或老年人由于脑萎缩,使颅内的代偿空间增多,均可使颅腔的代偿能力增加,从而缓和或延迟病情的进展。

(2)病变的进展速度:Langlitt 1965 年用犬做颅腔内容物体积与颅内压之间关系的实验,得出颅内压力与体积之间的关系是指数关系(图5-6),两者之间的关系可以说明一些临床现象,如当颅内占位性病变时,随着病变的缓慢增长,可以长期不出现颅内压增高症状。一旦由于代偿功能失调,颅内压急剧上升,病情将迅速发展,往往在短期内即出现颅内高压危象或脑疝。

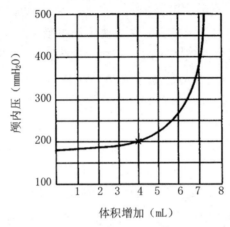

图 5-6　颅内压力与体积之间的关系曲线

(3)病变部位:颅脑中线或颅后窝的占位性病变容易阻塞脑脊液循环通路,导致颅内压增高症状;颅内大静脉窦附近的占位性病变,由于早期即可压迫静脉窦,引起颅内静脉血液的回流或脑脊液的吸收障碍,使颅内压增高症状可于早期出现。

(4)伴发脑水肿的程度:脑寄生虫病、脑脓肿、脑结核、脑肉芽肿等由于炎症性反应均可伴有明显的脑水肿,早期即可出现颅内压增高的症状。

(5)全身系统性疾病:其他系统的严重病变,如尿毒症、肝昏迷、毒血症、肺部感染、酸碱平衡失调等都可引起继发性脑水肿致颅内压增高。高热可加重颅内压增高的程度。

2.颅内压增高的后果

颅内压持续增高,可引起一系列中枢神经系统功能紊乱和病理变化(图5-7)。主要病理改变包括以下几种。

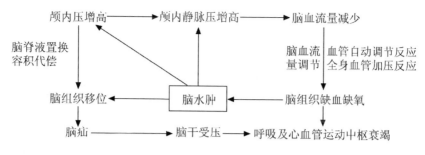

图 5-7 颅内压增高的病理生理变化

(1)脑血流量的降低:正常成人每分钟约有 1 200 mL 血液进入颅内,并能自动调节。

其公式如下:

$$脑血流量 = \frac{脑灌注压}{脑血管阻力}$$

脑的灌注压 = 平均动脉压 - 颅内压,正常值为 9.3~12.0 kPa(70~90 mmHg),脑血管阻力为 0.2~0.3 kPa(1.2~2.5 mmHg),此时脑血管的自动调节功能良好。如因颅内压增高而引起脑灌注压下降,可通过血管扩张,以降低血管阻力的自动调节反应,维持脑血流量的稳定。如果颅内压不断增高使脑灌注压低于 5.3 kPa(40 mmHg)时,脑血管自动调节功能失效,脑血流量随之急剧下降,就会造成脑缺血缺氧。当颅内压升至接近平均动脉压水平时,颅内血流几乎完全停止,患者就会处于严重的脑缺血缺氧状态,最终出现脑死亡。

(2)脑疝:参见本章第二节。

(3)脑水肿:颅内压增高可直接影响脑的代谢和血流量,从而产生脑水肿,使脑的体积增大,进而加重颅内压增高。颅内压增高使脑血流量降低,造成脑组织缺血缺氧,加重脑水肿,进而加重颅内压增高,引发脑疝,使脑组织移位,压迫脑干,导致脑干功能衰竭(呼吸、循环衰竭)。

(4)库欣综合征:颅内压急剧升高时,患者出现血压升高(全身血管加压反应)、心跳和脉搏减慢、呼吸节律紊乱及体温升高等各项生命体征发生变化,这种变化即称库欣综合征。多见于急性颅内压增高病例。

(5)胃肠功能紊乱:部分颅内压增高患者,可首先表现为胃肠功能紊乱,出现呕吐,胃十二指肠溃疡、出血和穿孔等,这与颅内压增高引起下丘脑自主神经中枢功能紊乱有关。

(6)神经性肺水肿:有 5%~10% 的急性颅内压增高病例出现,表现为呼吸急促、痰鸣,并有大量泡沫状血性痰。这与下丘脑、延髓受压导致 α-肾上腺能神经活性增强有关。

二、临床表现

(一)头痛

头痛是颅内压增高最常见的症状之一,以早晨或晚间较重,部位多位于额部及颞部,可从颈枕部向前放射至眼眶。头痛程度可随颅内压的增高而进行性加重。用力、咳嗽、喷嚏、弯腰或低头活动时常使头痛加重。头痛性质以胀痛和撕裂痛为多见。

(二)恶心、呕吐

头痛剧烈时,可伴有恶心和呕吐。呕吐呈喷射性,易发生于饭后。呕吐后头痛可有所缓解,患者常因此而拒食,反复呕吐可导致水、电解质紊乱和体重减轻。

(三)视盘水肿

视盘水肿由视神经受压、眼底静脉回流受阻引起,这是颅内压增高的重要客观体征之一。表现为视神经乳头充血,边缘模糊不清,中央凹陷消失,视网膜静脉怒张。若视盘水肿长期存在,则视盘颜色苍白,视力减退,视野向心缩小,称为视神经继发性萎缩。患者常有一过性的视力模糊,即使此时颅内压增高得以解除,往往视力的恢复也并不理想,甚至继续恶化直至失明。

以上三者是颅内压增高的典型表现,称为颅内压增高"三主征"。其中视盘水肿是诊断颅内压增高的重要客观体征。

(四)意识障碍及生命体征变化

颅内压增高的初期意识障碍可出现嗜睡、反应迟钝等。持续及严重的颅内压增高,会出现昏睡、昏迷,伴有瞳孔散大、对光反应消失、脑疝、去皮质强直。患者可伴有典型的生命体征变化,即血压升高,尤其是收缩压升高,脉压增大;脉搏缓慢,洪大有力;呼吸深慢等。

(五)其他症状和体征

颅内压增高还可引起一侧或双侧外展神经麻痹或复视、头晕、猝倒等。小儿颅内压增高时可有头皮静脉怒张、头颅增大、颅缝增宽或分离、前囟饱满。

三、实验室及其他检查

(一)头颅 X 线断层扫描(CT)及磁共振成像(MRI)

目前 CT 是诊断颅内占位性病变的首选辅助检查措施。在 CT 不能确诊的情况下,可进一步行 MRI 检查,以利于确诊。可见脑沟变浅,脑室、脑池缩小或脑结构变形等,通常能显示病变的位置、大小和形态。

(二)脑血管造影或数字减影血管造影

脑血管造影或数字减影血管造影主要用于疑有脑血管畸形或动脉瘤等疾病的检查。

(三)头颅 X 线摄片

颅内压增高时,可见脑回压迹增多、加深,鞍背骨质稀疏及蝶鞍扩大,颅骨的局部破坏或增生等,小儿可见颅骨骨缝分离。X 线片对于诊断颅骨骨折、垂体瘤所致蝶鞍扩大及听神经瘤引起内听道孔扩大等具有重要价值。

(四)腰椎穿刺

腰穿可在取脑脊液检查的同时测量颅内压力。但对有明显颅内压增高症状和体征的患者禁忌腰穿,因腰穿时可能引发脑疝。

四、治疗要点

根本的治疗方法是去除颅内压增高的病因,如切除颅内肿瘤、清除血肿、控制颅内感染等。病因未查明或一时不能解除病因者可做对症治疗。

(一)非手术治疗

1.脱水治疗

使用脱水药物以减少脑组织中的水分,从而缩小脑体积,同时限制水、钠的输入量,降低颅内压。

2.激素治疗

肾上腺皮质激素能改善毛细血管通透性,防治脑水肿。

3.冬眠低温治疗

冬眠低温治疗可以降低脑的代谢及脑组织耗氧量,减少脑水肿的发生,从而降低颅内压。

4.辅助过度换气

辅助过度换气的目的是使体内的 CO_2 排出,增加血氧分压,减少脑血流量,使颅内压相应下降。

(二)手术治疗

主要施行手术减压。

(1)开颅切除病变组织。

(2)颅骨切除术。

(3)建立脑脊液引流系统。①内引流:脑室心房分流及脑室腹腔分流。②外引流:脑室引流,脑室穿刺引流脑脊液至体外,可以暂时降低颅内压,以便进一步施行手术治疗。

五、护理评估

(一)健康史

了解有无脑外伤、颅内炎症、脑肿瘤及高血压、脑动脉硬化病史,初步判断颅内压增高的病因;评估患者有无合并其他系统疾病,有无呼吸道梗阻、便秘、剧烈咳嗽、癫痫等导致颅内压骤升的因素。

(二)目前身体状况

1.症状和体征

患者头痛的性质、程度、持续时间;有无喷射性呕吐;患者有无意识障碍、视力障碍;患者生命体征的变化等。

2.辅助检查

CT 及 MRI 检查结果;监测患者的电解质、血气分析,评估患者有无水、电解质、酸碱平衡紊乱。

3.心理、社会状况

评估颅内压增高患者有无因头痛、呕吐等不适引起的烦躁不安、焦虑、紧张等心理反应,同时要了解患者及家属对疾病的认知程度、家庭经济状况和社会支持情况。

六、常见护理诊断/问题

(一)疼痛

疼痛与颅内压增高有关。

(二)脑组织灌注量改变

脑组织灌注量改变与颅内压增高有关。

(三)体液不足

体液不足与颅内压增高引起剧烈呕吐及应用脱水剂有关。

(四)有受伤的危险

受伤与意识障碍、视力障碍有关。

(五)潜在并发症

潜在并发症为脑疝。

七、护理目标

(1)患者主诉头痛减轻,舒适感增加。

（2）脑组织灌注正常,去除引起颅内压骤增的因素。

（3）体液保持平衡,生命体征平稳,尿比重在正常范围,无脱水症状和体征。

（4）患者无意外受伤情况的发生。

（5）患者发生脑疝征象能够被及时发现和处理。

八、护理措施

（一）一般护理

1.体位

抬高头部 15°～30°,即使患者有休克情况也不可采取垂头仰卧式。头、颈应呈一直线,利于颅内静脉回流,减轻脑水肿。

2.吸氧

持续或间断吸氧,改善脑缺氧,使脑血管收缩,降低脑血流量,减轻脑水肿。

3.控制液体摄入量

补液量应以能维持出入量的平衡为度,一般每天不超过 2 000 mL,且保持尿量在 600 mL 以上。注意补充电解质并调节酸碱平衡,防止水、电解质紊乱。

4.病情观察

密切观察患者的意识状态、生命体征、瞳孔等变化,持续监测颅内压及其波型变化,警惕脑疝的发生。

5.生活护理

做好口腔、皮肤的护理工作,注意饮食调整,适当限制钠盐,保护患者,防止受伤。

（二）防止颅内压骤然升高的护理

1.保持安静

绝对卧床休息,尽量减少搬运患者次数,急需搬运时,动作要轻,头部相对固定,坐起时勿用力过猛。限制患者家属探视,避免情绪激动,以免颅内压骤然升高。

2.避免胸膜腔内压或腹内压上升

胸膜腔内压或腹内压上升会间接导致脑血液回流受阻而产生颅内压增高。

（1）尽可能地预防患者的屏气动作,保持大便通畅。颅内压增高引起的头痛导致自主神经功能紊乱,抑制规律性排便活动;恶心、呕吐及脱水药物的应用,导致患者不同程度地脱水,引起便秘。鼓励患者多吃蔬菜与水果预防便秘,对已形成便秘者可用开塞露 1～2 支,或用少量高渗液(如 500 g/L 甘油盐水 50 mL)行低位、低压灌肠,禁止大量灌肠,以免颅内压骤然增高。

(2)保持呼吸道通畅：及时清除呼吸道分泌物和呕吐物；舌根后坠者可托起下颌或放置口咽通气道；对意识不清的患者及排痰困难者，行气管切开术。

(3)避免剧烈咳嗽：避免并及时治疗感冒、咳嗽。

(4)避免髋关节长期屈曲。

(5)指导患者翻身时行呼气动作。

(6)及时控制癫痫发作：癫痫发作可加重脑缺氧及脑水肿，应遵医嘱，定时定量给予抗癫痫药物，一旦发作应及时给予抗癫痫及降颅内压处理。

(三)症状护理

1.高热

高热可使机体代谢率增高，加重脑缺氧。应采取一些降低体温的护理措施。

(1)定时测量体温。

(2)减少盖被。

(3)按医嘱给予退热药。

(4)在表浅的大血管处直接用冷敷可加速降温，可在腋下及腹股沟使用冰袋。

(5)必要时给予冬眠疗法。

2.头痛

头痛适当应用止痛剂，但禁用吗啡、哌替啶(杜冷丁)，以免抑制呼吸中枢。

3.躁动

寻找原因给予及时处理，切忌强制约束，以免患者挣扎使颅内压增高。

(四)脱水治疗的护理

应用高渗性和利尿性脱水剂，增加水分的排除，达到降低颅内压的目的，如高渗性脱水剂20％甘露醇250 mL，快速静脉滴注，每天2～4次；50％葡萄糖60～100 mL，静脉推注，每天4～6次；同时使用利尿脱水剂，如呋塞米(速尿)20～40 mg，静脉推注。过多应用呋塞米可引起电解质紊乱、血糖升高；甘露醇最好在颅内压监测指标指导下应用，防止发生低颅压，用药期间注意观察用药反应和效果，并及时记录。

(五)激素治疗的护理

肾上腺皮质激素通过稳定血-脑屏障，可预防和缓解脑水肿。常选用地塞米松5～10 mg，静脉注射或静脉滴注，每天1～2次；氢化可的松100 mg，静脉滴注，每天1～2次。由于激素有引起消化道应激性溃疡出血、增加感染机会等不良反应，按医嘱用药时注意观察。

九、护理评估

(1)患者是否主诉疼痛减轻。

(2)患者颅内压增高症状是否得到缓解,头痛是否减轻,意识状态是否改善。

(3)患者生命体征是否平稳,水、电解质是否平衡,尿量及尿比重是否正常。

(4)患者是否发生外伤。

(5)患者是否出现脑疝迹象,如果出现是否得到及时发现和处理。

十、健康指导

(1)饮食应清淡,不宜过多摄入钠盐。

(2)保持乐观情绪,维持稳定血压。

(3)保持大便通畅,防止便秘,避免用力排便。

(4)防止呼吸道感染,避免剧烈咳嗽。

(5)癫痫小发作时应积极治疗,防止癫痫大发作。

第六章　胸心外科护理

第一节　胸部损伤

胸廓由胸椎、胸骨、肋骨和肋间组织组成,外有胸壁和肩部肌肉,内有胸膜。上口由胸骨上缘和第 1 肋骨组成,下口为膈所封闭,主动脉、胸导管、奇静脉、食管、迷走神经及下腔静脉穿过各自裂孔进入腹腔。膈是重要呼吸肌,呼气时变为圆顶形,吸气时变为扁平以增加胸腔容量。

纵隔为两肺间的胸内空隙,前为胸骨,后为胸椎,两侧为左右胸膜。除两肺外,胸内器官均居于纵隔。纵隔的位置有赖于两侧胸膜腔压力的平衡。

胸膜腔左右各一。胸膜有内外两层,即脏层和壁层,两层间为潜在的胸膜腔,只有少量浆液。腔内压力为$-0.8 \sim -1.0$ kPa($-8 \sim -10$ cmH$_2$O),如负压消失肺即萎陷,故在胸部损伤或开胸手术后,保持胸膜腔内的负压至关重要。

一、病因与发病机制

胸部损伤一般根据是否穿破壁层胸膜,造成胸膜腔与外界相通而分为闭合性和开放性损伤两类。闭合性损伤多由暴力挤压、冲撞或钝器打击胸部引起,轻者造成胸壁软组织挫伤或单根肋骨骨折,重者可发生多根多处肋骨骨折或伴有胸腔内器官损伤;开放性损伤多为利器或枪弹伤所致,胸膜的完整性遭到破坏,导致开放性气胸或血胸,并常伴有胸腔内器官损伤,若同时伤及腹部脏器,称为胸腹联合伤。

二、临床表现

(一)胸痛

胸痛是胸部损伤的主要症状,常位于受损处,伴有压痛,呼吸时加剧。

(二)呼吸困难

胸部损伤后,疼痛可使胸廓活动受限、呼吸浅快。血液或分泌物堵塞气管、支气管,肺挫伤导致肺水肿、出血或淤血,气胸、血胸使肺膨胀不全等均致呼吸困难。多根多处肋骨骨折,胸壁软化引起胸廓反常呼吸运动,则加重呼吸困难。

(三)咯血

小支气管或肺泡破裂,出现肺水肿及毛细血管出血者,痰中常带血或咯血;大支气管损伤者,咯血量较多,且出现较早。

(四)休克

胸内大出血、张力性气胸、心包腔内出血、疼痛及继发感染等,均可导致休克的发生。

(五)局部体征

因损伤性质和轻重而不同,可有胸部挫裂伤、胸廓畸形、反常呼吸运动、皮下气肿、骨摩擦音、伤口出血、气管和心脏向健侧移位征象。胸部叩诊呈鼓音或浊音,听诊呼吸音减低或消失。

三、护理

(一)护理目标

(1)患者能采取有效的呼吸方式或维持氧的供应,肺内气体交换得到改善。

(2)患者掌握正确的咳嗽排痰方法,保持呼吸道通畅和胸腔闭式引流的效果。

(3)维持体液平衡和血容量。

(4)疼痛缓解或消失。

(5)患者情绪稳定,解除或减轻心理压力。

(6)防治感染,及时发现并发症或处理。

(二)护理措施

1.严密观察生命体征和病情变化

如患者出现烦躁、口渴、面色苍白、呼吸短促、脉搏快弱、血压下降等休克时,应针对导致休克的原因加强护理。失血性休克的患者,应在中心静脉压的监测下,迅速补充血容量,维持水、电解质和酸碱平衡。对开放性气胸,应立即在深呼气末用无菌凡士林纱布及厚棉垫加压封闭伤口,以避免纵隔扑动。张力性气胸应迅速在患者锁骨中线第 2 肋间行粗针头穿刺减压,置管行胸腔闭式引流术,以降低胸膜腔压力,减轻肺受压,改善呼吸和循环功能。

经以上措施处理后,病情无明显好转,血压持续下降或一度好转后又继续下降,血红蛋白、红细胞计数、血细胞比容持续降低,胸穿抽出血很快凝固或因血凝固抽不出血液,X 线显示胸膜腔阴影继续增大,胸腔闭式引流抽出血量≥200 mL/h,并持续>3小时,应考虑胸膜腔内有活动性出血。咯血或咳大量泡沫样血痰,呼吸困难加重,胸腔闭式引流有大量气体溢出,常提示肺、支气管严重损伤,应迅速做好剖胸手术准备工作。

2.多肋骨骨折

应紧急行胸壁加压包扎固定或牵引固定,矫正胸壁凹陷,以消除或减轻反常呼吸运动,维持正常呼吸功能,促使伤侧肺膨胀。

3.保持呼吸道通畅

严密观察呼吸频率、幅度及缺氧症状,给予氧气吸入,氧流量 2~4 L/min。鼓励和协助患者有效咳嗽排痰,痰液黏稠不易排出时,应用祛痰药及超声雾化或氧气雾化吸入。疼痛剧烈者,遵医嘱给予止痛剂。及时清除口腔、上呼吸道、支气管内分泌物或血液,可采用鼻导管深部吸痰或支气管镜下吸痰,以防窒息。必要时行气管切开呼吸机辅助呼吸。

4.解除心包压塞

疑有心脏压塞患者,应迅速配合医师施行剑突下心包穿刺或心包开窗探查术,以解除急性心脏压塞,并尽快准备剖胸探查术。术前快速大量输血、抗休克治疗。刺入心脏的致伤物尚留存在胸壁,手术前不宜急于拔除。如发生心搏骤停,须配合医师急行床旁开胸挤压心脏,解除心脏压塞,指压控制出血,并迅速送入手术室继续抢救。

5.防治胸内感染

胸部损伤,尤其是胸部穿透伤引起血胸的患者易导致胸内感染,要密切观察体温的变化,定时测体温。在清创、缝合、包扎伤口时注意无菌操作,防止伤口感染,合理使用抗生素。高热患者,给予物理或药物降温。患者出现寒战、发热、头痛、头晕、疲倦等中毒症状,血象示白细胞计数升高,胸穿抽出血性混浊液体,并查见脓细胞,提示血胸已继发感染形成脓胸,应按脓胸处理。

6.行闭式引流

行胸穿或胸腔闭式引流术患者,按胸穿或胸腔闭式引流常规护理。

7.做好生活护理

因伤口疼痛及带有各种管道,患者自理能力下降,护士应关心体贴患者,根据患者需要做好生活护理。协助患者床上排大小便,做好伤侧肢体及肺的功能锻炼,鼓励患者早期下床活动。

8.做好心理护理

患者由于意外创伤的打击,对治疗效果担心,对手术恐惧,患者表现为心情紧张、烦躁、忧虑等。护士应加强与患者沟通,做好心理护理。向患者及其家属解释各项治疗、护理过程,愈后情况及手术的必要性,提供有关疾病变化及各种治疗信息,鼓励患者树立信心,积极配合治疗。

第二节　血　　胸

一、概述

胸部穿透性或非穿透性创伤,由于损伤了肋间或乳内血管、肺实质、心脏或大血管而形成血胸。成人胸腔内积血量在 0.5 L 以下,称为少量血胸;积血 0.5～1 L 为中量血胸;胸腔积血 1 L 以上,称为大量血胸。内出血的速度和量取决于出血伤口的部位及大小。肺实质的出血常常能自行停止,但心脏或其他动脉出血需要外科修补。根据出血的量分为少量血胸、中量血胸、大量血胸,见图 6-1。

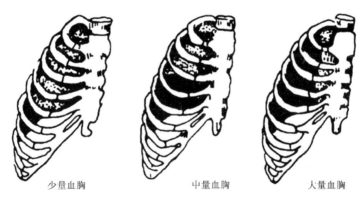

少量血胸　　　　　中量血胸　　　　　大量血胸

图 6-1　血胸示意图

二、护理评估

(一)临床症状的评估与观察

患者多因失血过多处于休克状态,胸膜腔内积血压迫肺及纵隔,导致呼吸系统循环障碍,患者严重缺氧。血胸还可能继发感染引起中毒性休克,如合并气胸,则伤侧胸部叩诊呈鼓音,下胸部叩诊呈浊音,呼吸音下降或消失。

(二)辅助检查

根据病史体征可做胸穿,如抽出血液即可确诊,行 X 线胸片检查可进一步证实。

三、护理问题

(一)低效性呼吸形态

低效性呼吸形态与胸壁完全受损及可能合并肺实质损伤有关。

(二)气体交换障碍

气体交换障碍与肺实质损伤有关。

(三)恐惧

恐惧与呼吸窘迫有关。

(四)有感染的危险

有感染的危险与污染伤口有关。

(五)有休克的危险

有休克的危险与有效循环血量缺失及其他应激生理反应有关。

四、护理措施

(一)维持有效呼吸

(1)半卧位,卧床休息。膈肌下降利于肺复张,减轻疼痛及非必要的氧气需要量。如有休克应采取中凹卧位。

(2)吸氧:根据缺氧状态给予鼻导管及面罩吸氧,并及时发现患者有无胸闷、气短、烦躁、发绀等缺氧症状,以及皮肤、黏膜的情况。

(3)协助患者翻身,鼓励深呼吸及咳痰。为及时排出痰液可给予雾化吸入及化痰药,必要时吸痰以排出呼吸道分泌物,预防肺不张及肺炎的发生。

(二)维持正常心排血量

(1)迅速建立静脉通路,保证通畅。

(2)在监测中心静脉压的前提下,遵医嘱快速输液、输血、给予血管活性药物等综合抗休克治疗。

(3)严密观察有无胸腔内出血征象:脉搏增快,血压下降;补液后血压虽短暂上升,又迅速下降;胸腔闭式引流量>200 mL/h,并持续 3 小时以上。必要时开胸止血。

(三)病情观察

(1)严密监测生命体征,注意神志、瞳孔、呼吸的变化。

(2)抗休克:观察是否有休克的征象及症状,如皮肤苍白、湿冷、不安、血压过低、脉搏浅快等情形。若有以上情形出现,应立即通知医师并安置一条以上的静脉通路输血、补液,并严密监测病情变化。

(3)如出现心脏压塞(呼吸困难、心前区疼痛、面色苍白、心音遥远),应立即抢救。

(四)胸腔引流管的护理

严密观察失血量,补足失血及预防感染。如有进行性失血、生命体征恶化,应做开胸止血手术,清除血块以减少日后粘连。

(五)心理护理

(1)提供安静舒适的环境。

(2)活动与休息:保证充足睡眠,劳逸结合,逐渐增加活动量。

(3)保持排便通畅,不宜下蹲过久。

第三节 气 胸

一、概述

胸膜腔内积气称为气胸(图 6-2)。气胸是由于利器或肋骨断端刺破胸膜、肺、支气管或食管后,空气进入胸腔所造成。气胸分 3 种。

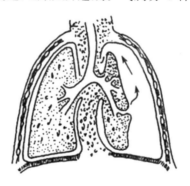

图 6-2 气胸示意图

(1)闭合性气胸:伤口伤道已闭,胸膜腔与大气不相通。

(2)开放性气胸:胸膜腔与大气相通,可造成纵隔扑动。吸气时,健侧胸膜腔负压升高,与伤侧压力差增大,纵隔向健侧移位;呼气时,两侧胸膜腔压力差减少,纵隔移向正常位置,这样纵隔随呼吸来回摆动的现象,称为纵隔扑动。

(3)张力性气胸:有受伤的组织起活瓣作用,空气只能入不能出,胸膜腔内压不断增高。如抢救不及时,可因急性呼吸衰竭而死亡。

二、护理评估

(一)临床症状评估与观察

1.闭合性气胸

小的气胸多无症状。超过 30% 的气胸患者可有胸闷及呼吸困难;气管及心脏向健侧偏移;伤侧叩诊呈鼓音,呼吸渐弱,严重者有皮下气肿及纵隔气肿。

2.开放性气胸

患者有明显的呼吸困难及发绀,空气进入伤口发出"嘶嘶"的响声。

3.张力性气胸

重度呼吸困难,发绀常有休克,颈部及纵隔皮下气肿明显。

(二)辅助检查

根据上述指征,结合 X 线胸片即可确诊,必要时做患侧第 2 肋间穿刺,常能确诊。

三、护理问题

(一)低效性呼吸形态

低效性呼吸形态与胸壁完全受损及可能合并肺实质损伤有关。

(二)疼痛

疼痛与胸部伤口及胸腔引流管刺激有关。

(三)恐惧

恐惧与呼吸窘迫有关。

(四)有感染的危险

有感染的危险与污染伤口有关。

四、护理措施

(一)维持或恢复正常的呼吸功能

(1)半卧位,卧床休息。膈肌下降利于肺复张、疼痛减轻及增加非必要的氧气需要量。

(2)吸氧:根据缺氧状态给予鼻导管及面罩吸氧,并及时发现患者有无胸闷、气短、烦躁、发绀等缺氧症状,以及皮肤、黏膜的情况。

(3)协助患者翻身,鼓励其深呼吸及咳痰,及时排出痰液,可给予雾化吸入及化痰药,必要时吸痰,排出呼吸道分泌物,预防肺不张及肺炎的发生。

(二)皮下气肿的护理

皮下气肿在胸腔闭式引流第 3～7 天可自行吸收,也可用粗针头做局部皮下穿刺,挤压放气。纵隔气肿加重时,要在胸骨柄切迹上做一2 cm的横行小切口。

(三)胸腔引流管的护理

1.体位

半卧位,利于呼吸和引流。鼓励患者进行有效的咳嗽和深呼吸运动,利于积液排出,恢复胸膜腔负压,使肺复张。

2.妥善固定

下床活动时,引流瓶位置应低于膝关节,运送患者时双钳夹管。引流管末端应在水平线下2~3 cm,保持密封(图6-3)。

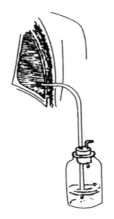

图6-3 胸腔闭式引流

3.保持引流通畅

闭式引流主要靠重力引流,水封瓶液面应低于引流管胸腔出口平面60 cm,任何情况下不得高于胸腔,以免引流液逆流造成感染。高于胸腔时,引流管要夹闭。定时挤压引流管以免阻塞。水柱波动反应残腔的大小与胸腔内负压的大小。其正常时上下可波动4~6 cm。如无波动,患者出现胸闷气促、气管向健侧移位等肺受压的症状,应疑为引流管被血块堵塞,应挤捏或用负压间断抽吸引流瓶短玻璃管,促使其通畅,并通知医师。

4.观察记录

观察引流液的量、性状、颜色及水柱波动范围,并准确记录。若引流量≥200 mL/h,并持续3小时以上,颜色为鲜红色或红色,性质较黏稠、易凝血,则疑为胸腔内有活动性出血,应立即报告医师,必要时开胸止血。每天更换水封瓶并记录引流量。

5.保持管道的密闭和无菌

使用前注意引流装置是否密封,胸壁伤口、管口周围用油纱布包裹严密,更换引流瓶时双钳夹管,严格执行无菌操作。

6.脱管处理

如引流管从胸腔滑脱,立即用手捏闭伤口处皮肤,消毒后用油纱封闭伤口,协助医师做进一步处理。

7.拔管护理

24 小时引流液<50 mL,脓液<10 mL,X 线胸片示肺膨胀良好、无漏气,患者无呼吸困难即可拔管。拔管后严密观察患者有无胸闷、憋气、呼吸困难、切口漏气、渗液、出血、皮下气肿等症状。

(四)急救处理

1.积气较多的闭合性气胸

经锁骨中线第 2 肋间行胸膜腔穿刺,或行胸膜腔闭式引流术,迅速抽尽积气,同时应用抗生素预防感染。

2.开放性气胸

用无菌凡士林纱布加厚敷料封闭伤口,再用宽胶布或胸带包扎固定,使其转变成闭合性气胸,然后穿刺胸膜腔抽气减压,解除呼吸困难。

3.张力性气胸

立即减压排气。在危急情况下可用一粗针头在伤侧第 2 肋间锁骨中线处刺入胸膜腔,尾部扎一橡胶手指套,将指套顶端剪一约 1 cm 开口起活瓣作用(图 6-4)。

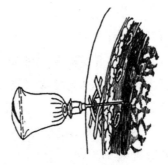

图 6-4　气胸急救处理

(五)预防感染

(1)密切观察体温变化,每 4 小时测体温一次。

(2)有开放性气胸者,应配合医师及时清创缝合。更换伤口及引流瓶应严格无菌操作。

（3）遵医嘱合理应用化痰药及抗生素。

（六）健康指导

（1）教会或指导患者腹式呼吸及有效排痰。

（2）加强体育锻炼，增加肺活量，增强机体抵抗力。

第四节　冠　心　病

一、概述

冠状动脉粥样硬化性心脏病是指冠状动脉发生严重粥样硬化性狭窄或阻塞，或在此基础上合并痉挛，以及血栓形成，造成管腔阻塞，引起冠状动脉供血不足、心肌缺血或心肌梗死的一种心脏病，简称冠心病。我国虽是冠心病的低发国家，但近年来，冠心病发病率和病死率的逐年上升趋势是不容忽视的。目前，在我国每年估计新发生的心肌梗死患者就高达 300 万之多。

冠状动脉的病变主要在动脉内膜，病变发展缓慢（一般需要 10～15 年才能发展成为典型的动脉粥样硬化斑块），在早期无症状，临床不易检出。发病时通常表现为胸骨后的压榨感、闷胀感，持续 3～5 分钟，常发散到左臂、左肩、下颌、咽喉部、背部，也可放射到右臂。用力、情绪激动、受寒、饱餐等增加心肌耗氧情况下发作的称为劳力性心绞痛，休息或含服硝酸甘油缓解。若表现为持续性剧烈压迫感、闷塞感，甚至刀割样疼痛，伴有低热、烦躁不安、多汗和冷汗、恶心、呕吐、心悸、头晕、极度乏力、呼吸困难、濒死感，休息和含服硝酸甘油不能缓解，此种情况称为心肌梗死型。冠状动脉阻塞性病变主要位于冠状动脉前降支的上、中 1/3，其次为右冠状动脉，再次为左回旋支及左冠状动脉主干，后降支比较少见。

冠心病的外科治疗主要是应用冠状动脉旁路移植术（coronary artery bypass grafting，CABG），简称"搭桥"。CABG 为缺血心肌重建血运通道，改善心肌的供血和供氧，缓解和消除心绞痛症状，改善心肌功能，延长寿命。目前，CABG 已成为治疗冠心病最常用和最有效的方法之一。自从美国临床上首例将大隐静脉应用在冠状动脉旁路移植术中取得成功后，大隐静脉作为冠状动脉旁路移植物被广泛应用。从 1968 年起，作为新发展的外科技术，乳内动脉

(internal mammary artery,IMA)得到了广泛的应用。动脉移植物的远期通畅率明显高于自体大隐静脉,可提高手术的远期效果,因此,近年来大力提倡用动脉,如胸廓内动脉、胃网膜右动脉、桡动脉等作为冠状动脉旁路移植术的移植物。并且不用体外循环,在心脏跳动下进行的冠状动脉旁路移植术取得较大进展,加快了患者的恢复,缩短了住院时间,取得了良好的效果(图 6-5)。冠状动脉旁路移植术后有 90％以上的患者症状消失或减轻,心功能改善,可恢复工作,延长寿命。

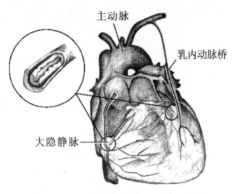

主动脉

乳内动脉桥

大隐静脉

图 6-5 冠状动脉旁路移植术

二、术前护理

(一)一般准备

1.完成各项检查

各项血标本的化验,包括全血常规、血型、凝血象、生化系列、血气分析、尿常规,如近期有心肌梗死者,加做血清酶学检查。辅助检查包括 18 导联心电图、胸部 X 线片、超声心动图、核素心肌显像和冠状动脉选择性造影。

2.呼吸道准备

患者入院 3 天后,可教会患者练习深呼吸和有效咳嗽,每天进行训练直到手术。病情较平稳的患者(重度左主干狭窄和药物不能控制心绞痛的患者可先不参与此项训练)可进行吹气球训练。患者取卧位或坐位,吸氧(氧流量 4～5 L/min),深吸气后平稳呼气,吹鼓气球。吹的时间尽量长,但以不感憋气为度,以免诱发心绞痛,每次 5～10 分钟,每天 6～8 次。训练期间,应鼓励患者做腹式呼吸。吹气球训练是一种深呼吸运动操,在吸氧的情况下进行,可增加肺活量和肺部功能残气量,提高血氧饱和度,改善心肌缺氧。

3.术前功能训练

冠状动脉搭桥术常取用大隐静脉作为移植用材料,因此,术前必须保证其完好无损。患者入院后,向其健康宣教,了解保护好大隐静脉的重要性。同时指导患者切勿用手抓挠下肢,以免造成表面皮肤的损伤。如有下肢损伤、局部炎症等情况,需制订相应的护理方案。术前进行静脉注射时,为保证手术安全,禁忌选用双下肢血管进行静脉穿刺。长时间站立工作的患者,嘱咐其穿长筒弹力袜,休息时双下肢适当抬高,以预防下肢静脉曲张。已发生下肢静脉曲张的患者,应及早治疗。长期卧床的患者,应适当协助其进行床上运动、按摩,经常用温水泡脚,以促进血液循环。

4.常规准备

向患者介绍病情及注意事项,讲清楚避免情绪激动的重要性,向家属讲清手术的必要性及手术中、手术后可能发生的危险情况,术前请家属签字,备同种血型。术野备皮,取下肢静脉,包括颈部以下所有部位均需准备,术前晚常规清洁灌肠。保证术前良好睡眠,必要时遵医嘱口服用药。

(二)其他疾病的治疗

患者如合并其他疾病,应进行内科治疗,做好如下准备。择期手术患者术前应停用抗血小板药 5 天,防止术后出血,糖尿病的患者术前应控制血糖在 6～8 mmol/L。高血压是冠心病的诱发原因之一,尤其是舒张压与冠心病的发作呈因果关系,故保持血压稳定至关重要,理想血压控制在 16.0/10.0 kPa(120/75 mmHg)。药物控制血压的同时,避免紧张、激动。不宜用力咳嗽、排便,注意卧床休息。

有心绞痛发作的患者,应将硝酸甘油片放置于患者易拿取的地方,并指导患者硝酸甘油的正确保存方法和重要性。吸烟患者,术前 3 周戒烟。呼吸功能不全者或出现呼吸道感染的患者,给予相应的治疗,控制感染、改善呼吸功能后方可手术。

对于急诊入院患者,应立即给予吸氧 2～3 L/min,限制活动,绝对卧床休息。床边心电监测,维持静脉通道,按医嘱使用硝酸甘油 0.5～2 μg/(kg·min),持续微量注射泵泵入,使用时需用避光注射器、避光延长管及避光头皮针,定时巡视。严格控制液体的入量,避免加重心脏负荷。保持环境安静舒适,减少对患者的不良刺激,以免诱发心绞痛。紧急做好配血及备皮准备。

(三)术前心理准备

现代医学模式认为,冠心病是一种心身疾病,其发病、转归均与心理社会因素有关。因此,充分认识冠心病性格、心理特点,在冠心病的围术期过程中加强心理护理,对促进冠心病患者的康复有着重要意义。需要做到以下几个方面:①

热情接待新入院的患者。②关心体贴患者。③帮助患者,满足患者的需要,协助患者遵医嘱坚持治疗,树立恢复健康的信心,增加应变能力。帮助患者培养健康的适应行为,制止不良的适应行为。④防止消极情绪,解除紧张情绪,避免因过度焦虑、恐惧而引起疾病的变化。

(四)术前访视

冠心病旁路移植术后的患者都需要进入 ICU 进行监护,待生命体征等各项指标平稳,符合转出标准时再返回普通病房。研究表明,不少患者进入 ICU 后,难以适应这个陌生、密闭且与外界隔绝的环境,往往容易产生恐惧、焦虑甚至谵妄等一系列精神障碍现象,这种现象在医学界被称为 ICU 综合征。国内相关文献报道其发生率为20%～30%,而机械通气患者的发生率高达 60%～80%。对 ICU 患者进行研究表明,发生谵妄的机械通气患者病死率较其他患者明显增高。ICU 综合征的出现不但影响患者的康复治疗,也会影响医护人员的工作效率和诊疗工作的开展。有关资料显示,加强术前访视的力度,应用人文护理可避免或减轻 ICU 综合征的发生。ICU 护士可于术前 1 天前往心外病房访视,尽量避开患者进餐、治疗、休息的时候。首先,阅读病历,了解患者的一般情况。对患者的身体状况、个人性格、文化程度、经济条件有所掌握,对患者做出评估诊断。接下来再到床旁向患者做自我介绍,发放自制卡片,标明术前应注意的相关事项,具体为术前禁食水,防止着凉感冒并戒烟,术晨更换清洁病号服,义齿需在术前取下,贵重物品(如首饰、手机、钱、物)勿带入手术室,可在术前交家属妥善保管,术前一夜保证充足的睡眠,可遵医嘱适当应用艾司唑仑等药物,晨起排空大小便,待手术室的护理员来接等内容。

请患者及家属翻阅 ICU 自制宣传画报,与患者逐条讲解,让患者充分理解术前准备的必要性,解除思想顾虑,轻松等待手术。由于冠心病患者以中老年患者为主,可交由患者自己阅读,记住照办。如果年纪很大,可让家人阅读解释、逐条落实。另外,画报可采用通俗易懂的少量文字,配以颜色鲜艳、生动的图片,可提高患者的阅读兴趣,使者及家属了解 ICU 的工作流程,术后可能出现的不舒服、不适应症状,做好心理准备。同时,在宣传册中可加入针对患者家属的宣教内容,包括指导患者家属在患者入住 ICU 期间需要准备的物品和询问病情的方式,知道应该如何配合医护人员的工作等。另外,还可以集中患者和家属观看 ICU 自制宣传片,以消除对 ICU 环境的陌生和恐惧。有需要时,可带领患者更换隔离服进入 ICU 病房内,熟悉各种监护仪器设备,包括监护仪、呼吸机的报警声音,以免在术后导致患者恐惧。

　　耐心询问,了解患者对手术的认知和顾虑,评估患者的心理状态,并根据评估内容针对患者的职业特点、文化程度、心理素质及对健康和疾病的不同认识对症下药,有的放矢地进行心理疏导。介绍病房中的成功病例,树立患者的信心。详细解答患者提出的各种问题以提高术前访视的效果,可使患者准备充分,积极主动应对手术。

　　随着医疗改革和医保的普及,患者对医院收费问题很敏感、很重视,所以术前应向患者及患者家属交代有关自费项目,让患者准备好这一部分费用,做到收费合理、实事求是、一视同仁,减少不必要的费用,避免经济纠纷的发生。

　　术前访视的工作是至关重要的,ICU 的术前访视已开展了很多年。ICU 护士会不定时地对术前术后患者进行问卷调查,以便随时了解患者及家属关心和感兴趣的内容。根据内容随时调整和扩充访视所用的卡片和宣传手册。通过对患者的术前访视并进行护理干预,有学者发现该方法可有效地减轻患者的焦虑和恐惧情绪,让患者主动配合医护人员并平稳度过在 ICU 的监护阶段,增强了患者对医护人员的依从性和配合程度,同时也提高了患者及家属的满意度,有利于构建和谐的医患、护患关系。

　　三、术中配合

　　提前将手术室温度调至 24 ℃,等待患者进入手术室,防止术中低温引起心室颤动,备好各种抢救器材、药品。用亲切的语言缓解患者紧张情绪,取得其信任与支持,尽量避免患者由于过分紧张出现亢进症状,如心悸、出汗、烦躁不安、呼吸困难等,以免增加心肌耗氧量,诱发心绞痛甚至心肌梗死。患者入室后建立有效静脉通路,协助患者取仰卧位,胸骨正中对应的背部用小方软垫抬高 15°～20°,双腿微屈,膝关节外展,臀下贴好电极板。安全、合理、舒适的体位是手术成功的保障。术中严密观察手术进展,及时提供手术所需物品,调节无影灯及手术床角度,保证吸引器及血液回收机管道通畅。随时调节压力大小,及时、准确地调整电凝输出功率,取乳内动脉时调至 30 W/s,开胸和取大隐静脉时调至50 W/s。备好 30～35 ℃生理盐水冲洗吻合口,术中采取有效保暖措施,使患者体温维持在 36 ℃以上,避免由于患者体温过低引起心室颤动。

　　手术室护士应熟练掌握冠状动脉旁路移植术特殊器械的性能、用途及使用方法,熟悉冠状动脉解剖及手术程序,术中主动配合医师操作,使手术迅速、顺利完成。术中注意妥善保管血管桥,轻拿轻放,保持湿润,防止牵拉及锐器伤,静脉瓣方向应做好标记,剩余血管桥应保留至手术结束。术中搭桥器械精细、尖锐、昂贵,应注意防止损坏或误伤手术人员。积极的护理配合是手术顺利进行的保障,有利于促进患者康复。

四、术后护理

(一)术后常规处理

ICU 近年有了重大发展,已成为临床医学的一门新兴学科,专业技术队伍不断壮大,仪器设备不断更新,监测项目更加完善。冠状动脉搭桥术后患者均被安置在心外监护室内进行严密监护。术后监护的目的是让患者尽快恢复到正常的生理状态,可转至普通病房开展治疗护理,并尽可能避免术后并发症的发生。

1.术后早期处理

(1)术后患者入 ICU 前:应做好准备工作。包括:清洁防压疮床垫的床单位,准备妥当;运行正常的治疗和监测设备,如呼吸机(按照公斤体重已完成初调,并试用无误)、监护仪、负压吸引器、人工呼吸器、氧气装置、吸痰管等,使患者及时地处于监测条件下,一旦出现意外,能及时发现和得到处理;配备控制升压药或血管扩张剂的微量输液泵、急救复苏的电除颤等装置、急救或常规必用的药物、常用的输液及冲洗管道的肝素液、IABP 机,各种观察记录表格。

(2)术终回室:患者手术结束后会由手术室送至 ICU。回室后,由平车搬到病床之前,要注意血压是否平稳,各管道是否连接牢固。搬动患者时要分工明确,专人托住患者头部,轻抬轻放,避免管道脱落。抬到病床上后,马上连接呼吸机、心电导线、动脉血压、血氧饱和度,听诊双肺呼吸音以确定呼吸机送气正常。待血压处于平稳状态后,更换术中带回药物至 ICU 输液泵上,理清并保持每条输液管道的通畅。选择中心置管较粗的分支监测中心静脉压,三通连接口处应标示该路输注液体。标示引流刻度,记录各项指标。回室 30 分钟后采集血气分析,根据化验回报再次调节呼吸机。

(3)与术中工作人员的交接班:向麻醉师与外科医师了解手术过程是否平稳,术中所见冠状动脉病变程度、分布,冠状动脉血运重建的满意度,以及是否经过体外循环。同时需要交接术中血压、心功能情况、尿量、电解质和酸碱,以及用药的反应及其用量,手术过程的特殊情况,目前正在使用的药物剂量及配制方法。与手术室护士交接患者的衣物,带回的血制品和药品,交接患者的皮肤情况,各管路是否通畅等内容,并共同填写交接记录单。冠心病患者在 ICU 的监护项目见表 6-1。

表 6-1　冠心病患者在 ICU 的监护项目

生命体征	血流动力学	特殊检查	化验检查	出入量
体温	动脉压	心电图	血尿常规	尿量
脉搏	中心静脉压	床旁胸片	电解质	胸腔引流量
呼吸	肺动脉嵌压/左心房压	床旁心脏彩超	血气	
神志	心排血量/心排血指数		血尿素氮/肌酐	
	外周血管阻力		心肌酶/肌钙蛋白	

2.冠状动脉旁路移植术后处理

与一般心脏手术后的处理原则相同,即维持生命体征的平稳,其特殊性是必须保持心脏血氧供需平衡、水与电解质平衡及酸碱平衡。针对左心功能状态不同的患者,术后处理侧重点有所不同。左心功能良好的患者,术后生命体征大多平稳,处理的重点是保持心脏血氧供需平衡,减慢心率和放宽负性肌力药物的运用。左心功能不全的患者,如缺血性心肌病,合并大的室壁瘤及严重的瓣膜病变,术后着重维护和提高心功能,通过维持适当的血压水平及保证心脏供血来实现心脏血氧供需平衡,减慢心率。

(1)保持心脏血氧供需平衡,补充血容量:冠心病的病理基础是由于冠状动脉发生严重粥样硬化性狭窄或阻塞而引起的心脏氧供需不平衡,术后保证心脏氧供,减少氧的消耗非常重要。导致心脏供氧量减少的原因通常包括血容量不足、低心排血量综合征、心脏压塞、循环负荷过重、呼吸道阻塞、胸腔积液等。而血压高、心率快、躁动、高热等原因导致了搭桥术后患者的耗氧量增多。针对上述原因,冠状动脉搭桥术后早期应控制收缩压在 $12.0 \sim 16.0$ kPa($90 \sim 120$ mmHg),观察患者引流量的多少,如无出血倾向,可控制收缩压至 20.0 kPa(150 mmHg)以下。由于冠心病患者术前多有高血压病史,术后可静脉应用硝酸甘油、亚宁定、硝普钠等药物控制血压。维持 CVP 在 $0.6 \sim 1.2$ kPa($6 \sim 12$ cmH$_2$O),保持容量平衡,纠正低心排血量,保持呼吸道通畅,给予患者充分的镇静、镇痛,必要时可应用肌松剂。持续监测体温,如体温过高时,给予物理降温,若降温效果不佳时,可遵医嘱用药退热。

(2)保持电解质和酸碱平衡:冠状动脉搭桥术后,维持电解质平衡对于预防心律失常非常重要。通常每 4 小时查血钾 1 次,如果有异常,应 $1 \sim 2$ 小时复查 1 次。血清钾的浓度应控制在 $4.0 \sim 5.0$ mmol/L 之间。低血钾症应在短时间内纠正,可在中心静脉处持续泵入 6% 氯化钾溶液,在肾功能不良和尿量较少时,应适当减速。成人患者,每补给 2 mmol 氯化钾可提高血钾 0.1 mmol/L。当血钾高于 6.0 mmol/L 时,则有心搏骤停的危险,应给予利尿剂、高渗葡萄糖加胰岛素、钙剂、碱性药物,使血钾迅速降至正常水平。临床上一般容易忽视对镁剂的补充,它对室性心律失常有抑制作用,并能扩张冠状动脉。血清镁应维持在 1.3~2.1 mmol/L 范围,在 2~4 小时内可补充硫酸镁 5 g。

(3)呼吸系统的管理:搭桥术后患者,通常给予呼吸模式的设置为容量控制。术后早期,如果患者病情稳定,清醒并配合治疗,可应用间歇通气,潮气量设置为 8~12 mL/kg,频率 10 次/分,呼气末正压(PEEP)0.5~0.8 kPa(5~8 cmH$_2$O),以防止肺不张。使用呼吸机期间必须加强气道湿化,湿化液须使用蒸馏水,有利于肺部气体交换,防止纤毛干燥而不利于痰液的排除。若湿化使用生理盐水,会导致氯化钠颗粒沉积在气管壁上,影响纤毛活动。湿化吸入温度要求控制在 28~32 ℃,相对湿度<70%。调整呼吸机参数后,应定时复查血气分析。冠状动脉搭桥术后的患者清醒、循环稳定时,应尽早拔除气管插管,脱离呼吸机,脱机过程太长是最常见的错误。搭桥术后早期拔管可改善静脉回流,降低右心负荷,增加左心室充盈,从而增加心排血量。可促进患者更早咳痰,排出痰液,减少肺部并发症,缩短住 ICU 时间,最终节省医疗开支。拔除气管插管的指标应根据患者的具体临床表现及各项监测指标决定,当患者神志清醒,可完全配合治疗,肌力正常后,即可考虑拔除气管插管。另外,需要血流动力学稳定、无出血并发症、无酸中毒及电解质紊乱,具体拔管指征见表 6-2。

据文献报道,冠状动脉搭桥术后患者常于术后 16~18 小时拔管。对于非体外循环下心脏不停跳搭桥患者,由于没有体温循环的打击,机体生理影响不大,平均拔管时间可缩短至术后 4~6 小时。拔除气管插管后,可给予鼻导管吸氧或储氧面罩吸氧。每天给予雾化吸入 2~3 次,每次 15 分钟。在不影响患者休息的情况下,间断给予体疗。对于术前患有慢性阻塞性肺病患者,由于痰液多且黏稠,往往较难咳出,可遵医嘱静脉应用大剂量氨溴索化痰。拔除气管插管的患者,早期要严密观察生命体征。注意呼吸形态,观察是否存在鼻翼翕动、呼吸浅快、呼吸困难、三凹征、发绀、烦躁不安等缺氧现象。对于呼吸状态不佳的患者,可考虑使用序贯通气。序贯通气时,患者感觉舒适,可以经口进食,避免了气管插管带来的相关损伤,保护了气道的防御功能,降低了院内肺部感染的发生率。

(4)血流动力学的监测:冠状动脉搭桥术后患者常需植入 Swan-Ganz 导管监测血流动力学和持续监测心排血量。血流动力学改变和处理见表 6-3。

表 6-2　拔管指征

具体类别	具体指征
神经系统	意识清醒
	服从命令
	没有脑卒中并发症
血流动力学	稳定
	无出血并发症或胸腔引流量＜200 mL/h
	平均动脉压 9.3～13.3 kPa(70～100 mmHg)
	适量肌松药物或 IABP 并非禁忌证
呼吸系统	pH≥7.32
	PaO_2＞10.7 kPa(80 mmHg)(FiO_2＝50％)
	自主呼吸时 $PaCO_2$＜7.3 kPa(55 mmHg)
	潮气量＞5 mL/kg
	吸气负压＞－2.5 kPa(－25 cmH_2O)
放射影像学	无大量积液、积气
	无大面积肺不张
生化指标	血清钾浓度 4.0～4.5 mmol/L

表 6-3　血流动力学改变和处理

血流动力学改变				处理	
MAP	CO	PCWP	SVR	首先	其次
↓	↓	↓	↓↑	补充容量	
↓	↓	↓	↑	补充容量	扩张血管药
↓↑	↓	↑	↑	扩血管药	正性肌力药IABP
↓	↓	↑	N˙↑	正性肌力药	
↓	N˙↑	N	↓	缩血管药	
N	N	↑	↑↓	利尿剂	

(二)术后并发症的观察与处理

1.低心排血量综合征

冠状动脉搭桥术后出现低心排血量综合征是非常危险的,它会引起血管收缩或移植血管的痉挛,加之血管移植物内血流量的减少,从而加重心肌缺血,进一步导致心排血量的减少,最后造成难以扭转的低血压状态。低心排血量可增加手术病死率和术后并发症发生率,如呼吸衰竭、肾衰竭、神经系统并发症等。

冠状动脉搭桥术后,发生低心排血量综合征的最常见原因为低血容量,可由过度利尿、失血、外周血管过度扩张、心肌收缩功能不良、外周循环阻力增强等原因造成。其他常见原因还包括心脏压塞、心律失常和张力性气胸。

(1)临床表现:烦躁或精神不振、四肢湿冷发绀、甲床毛细血管充盈减慢、呼吸急促、血压下降、心率加快、尿量减少<[0.5 mL/(kg·h)]、血气分析提示代谢性酸中毒。

(2)预防和处理:术后早期应用正性肌力药物(如多巴胺、多巴酚丁胺)等扩血管药,补足血容量,纠正酸中毒,预防低心排血量综合征的发生。一旦临床表现提示出现低心排血量综合征,应立即报告医师,详细分析,找出原因,尽早做出相应处理。补充血容量,纠正酸中毒、减轻组织水肿、保持容量平衡。每隔30~60分钟复查血气,观察分析器发展趋势,给予相应治疗。若药物治疗无效,要及时应用IABP,改善冠状动脉灌注,保护左心功能。

2.心律失常

(1)心房颤动和扑动:心房颤动是冠状动脉搭桥术后最常见的心律失常。美国胸外科学会(STS)报道,房颤发生率为20%~30%。一般发生在术后2~3天,通常为阵发性,但可反复发作。多数心脏外科医师认为,冠状动脉搭桥术后房颤是一个较严重的问题,它对血流动力学有一定的影响。心房颤动通常由以下几个方面引起:①外科损伤;②手术引起的交感神经兴奋;③术后电解质和体液失平衡;④缺血性损伤;⑤体外循环时间过长等。

预防和处理。①心律的监测:术后心律、心率的变化,对高龄、术前有心功能不良或房颤病史等的高危患者进行重点监护。②术后尽早应用β肾上腺素能受体拮抗剂,预防性给予镁剂。若患者已出现房颤,治疗的首要任务是控制心室率,然后再进行复律治疗,尽量恢复并维持室性心律。

(2)室性心律失常:冠状动脉搭桥术后的偶发室性期前收缩通常不需要治疗。而出现室性心律失常,如室性心动过速、心室颤动,术后并不常见,一般发生在术后1~3天。产生的主要原因如下:①围术期心肌缺血和心肌梗死;②电解质紊乱,如低血钾和低血镁症;③血肾上腺素浓度过高;④术前已有左心室室壁瘤和严重的收缩功能减退。对大多数患者来说,术后室性心律失常及其诱发因素是能被纠正的。

预防和处理。①维持水、电解质及酸碱平衡:术后早期常规每4小时检查血气离子一次,根据化验结果补充离子、调整内环境。常规应用镁剂,即使血镁正常,应用镁剂不仅可有效控制室性心律失常,还可以扩张冠状动脉,增加冠状动脉血流。②给予患者充分镇静,并应用利多卡因等抗心律失常药物。

3.急性心肌梗死

由于手术技术和心肌保护技术的改善,冠状动脉搭桥术后的心肌梗死已不常见。不稳定性心绞痛患者术后心肌梗死发生率高于稳定性心绞痛患者。发生的原因可能与以下因素有关:①心肌血管重建不彻底;②术后血流动力学不稳定;③移植血管病变。

预防和处理:减少心肌耗氧,保证循环平稳,给予血流动力学支持、标准的药物治疗、纠正电解质紊乱和心律失常。术后早期给予患者保暖有利于改善外周循环并稳定循环,继而保护心肌供血,能有效防止心绞痛及降低心肌梗死再发生。对于心肌梗死继发低心排血量的患者,应尽早放置 IABP 或心室辅助装置,提供血流动力学支持,减轻心脏负荷。

4.出血

冠状动脉搭桥术后的出血发生率为 1％～5％,主要原因为外科手术因素和患者凝血机制障碍、长时间体外循环、高血压和低温等。患者引流量＞200 mL/h,持续 3～4 小时,临床上即认为有出血并发症。

预防和处理:术前对于稳定性心绞痛患者,提前一周停用抗血小板药物。对于不稳定性心绞痛患者,可改为低分子肝素抗凝。术后严格控制收缩压在 12.0～13.3 kPa(90～100 mmHg)。定时挤压引流,观察引流的色、质、量,静脉采血检查活化凝血酶原时间(ACT),使其达到基础值范围,确认肝素已完全中和。若出现大量快速出血,血压下降,应立即床旁紧急开胸止血。

5.急性肾衰竭

患者行冠状动脉搭桥术之前,若存在肾功能不全、高龄、瓣膜手术、糖尿病、严重左心室功能不全等情况,术后极易出现急性肾衰竭的并发症。它在术前血清肌酐正常患者的发生率为 1.1％,而术前血清肌酐升高患者的发生率为 16％,其中 20％的患者需行连续肾脏替代治疗学(CRRT)治疗。急性肾衰竭增加手术病死率,可高达 40％左右,并延长住院时间,增加患者负担。

预防和处理:对于有肾衰竭危险因素的患者,术前应避免使用肾毒性的药物。若术前出现血清肌酐升高者,在病情允许的情况下,可适当延迟手术时间,待血清肌酐值控制在较合适的范围内时,再行手术治疗。术前需合理限制液体入量以减少肾脏损害。术后小剂量应用多巴胺 2～3 $\mu g/(kg \cdot min)$,可扩张肾动脉,增加肾灌注。若患者出现严重的急性肾衰竭症状,应及早给予 CRRT 支持,不能等到出现血流动力学紊乱、多脏器功能衰竭时才开始应用,宜早不宜迟。

6.脑卒中

脑卒中是造成冠状动脉搭桥术后并发症和死亡的主要原因之一。据Puskas多中心调查研究,脑卒中发生率为6%~13%。临床上将脑损害分为Ⅰ型和Ⅱ型。Ⅰ型为严重的、永久的神经系统损伤,发生率为3%,病死率可达到21%。Ⅱ型为轻度脑卒中,患者出院时可恢复神经系统和肢体功能,发生率为3%,病死率为10%。

预防和处理:早期的脑卒中治疗只是支持疗法,预防才是关键。造成术后脑卒中的原因包括:①升主动脉粥样硬化;②房颤;③术前近期心肌梗死和脑血管意外;④颈动脉狭窄;⑤体外循环等。术后需每小时观察并记录瞳孔及对光反射,麻醉清醒患者,观察其四肢活动情况。出现脑卒中的患者,需给予头部冰帽降温,降低耗氧,防止或减轻脑水肿;使用甘露醇、激素、利尿剂、清蛋白、神经细胞营养剂和全身营养支持。若患者出现抽搐,应立即给予镇静剂和肌松剂抑制抽搐。定时给予患者翻身、叩背,促进痰液排除,防止肺部感染。

7.IABP 的应用

IABP 是机械辅助循环方法之一,是通过动脉系统植入一根带气囊的导管到降主动脉内做锁骨下动脉开口远端,在舒张期气囊充气,主动脉舒张压升高,冠状动脉流量增加,心肌供氧增加;在心脏收缩前气囊排气,主动脉压力下降,心脏后负荷下降,心脏射血阻力减少,心肌耗氧量下降,以此起到辅助衰竭心脏的作用。对于冠状动脉搭桥术后出现心力衰竭、心肌缺血及室性心律失常等并发症而药物不能控制者,应及早使用 IABP。但是由于 IABP 是有创植入性操作,并且使用期间需维持 ACT 在较高的水平。因此,在使用 IABP 期间易出现并发症,延长患者的住院时间。据文献报道,应用 IABP 的并发症发生率为13.5%~36%,可出现下肢缺血、球囊破裂、感染、出血、血肿、栓塞、动脉穿孔、主动脉夹层等并发症。

预防与处理。①下肢缺血:下肢缺血为多见的并发症,由于 IABP 管堵塞动脉管腔或血管内血栓脱落栓塞影响下肢供血有关。表现为 IABP 术后,患侧疼痛、肌肉萎缩、颜色苍白、末梢变凉、足背动脉消失。术前应选用搏动较好的一侧植入导管;选择合适的型号;适当抗凝;持续搏动,不能停,以防止停搏时气囊表面形成的血栓在搏动时脱落。术后每 15 分钟对比观察双侧足背或胫后动脉搏动,注意患肢皮肤的温度、颜色变化。抬高下肢,4~6 小时行功能锻炼,以促进下肢血液循环。遵医嘱给予肝素化,每 2~4 小时监测 ACT,调整 ACT 在正常值的 1.5 倍左右。给予患者翻身时,避免患侧屈膝屈髋,防止球囊管打折引起停搏。若出现机器报警,应立即处理,避免机器停搏导致患者出现生命体征变化。②球囊破裂:主要原因为在插入气囊导管时,尖锐物擦划气囊;动脉粥样硬化斑块刺破气囊;动脉内壁有突出的硬化斑块,气囊未全部退出鞘管或植入锁骨下动脉内形成打折、弯曲,该部位膜易打折破裂。术前应常规检查气囊有无破裂,避免接受尖锐、粗糙物品。了解患者血管造影是否有斑块,了解术中置 IABP 管是否困难。临床表现为反搏波形消失,导管内有血液流出。一旦发现,需立即停止反搏,拔出气囊导管,否则进入气囊内的血液凝固,气囊将无法拔出,只能通过动脉切开取出。③感染:常见于动脉切开植入导管。术后需加强无菌操作,及时更换被血、尿污染的敷料,并密切观察 IABP 置管处伤口有无红、肿、热、痛等感染征象。同时每天监测体温、血象的动态变化情况,如有异常及时报告。遵医嘱全身及切口局部应用抗生素。

(三)术后康复护理

冠状动脉搭桥术后患者,尽早进行科学的康复锻炼对术后顺利恢复有很大的帮助。有效的康复锻炼可以扩张冠状动脉,在一定程度上预防冠脉搭桥的狭窄和闭塞,促进血液循环,促进伤口愈合,促进心功能恢复,预防肺部、消化道等各器官并发症发生,使患者尽快恢复正常生活。并且,随着患者活动量的逐步增加可有效预防深静脉血栓形成,还能改善血流动力学状态。患者在由 ICU 转回病房后,病情趋于平稳,除进行必要的抗生素和相关药物治疗外,需加强康复护理。

为了有效地进行肺部扩张,应尽早恢复吹气球训练,方法同术前,可防止肺不张,减轻肺间质水肿。据报道,此项训练能明显改善缺氧和二氧化碳潴留。吹气球训练的同时,配合定时雾化吸入每天4次,每次15分钟。雾化吸入后痰液稀释,较易咳出,此时可鼓励患者咳嗽。惧怕切口疼痛是患者不愿意咳嗽的主要原因,可采取胸带固定伤口、护士协助按压伤口等方法缓解咳嗽时引起的疼痛。同时,可教会患者采取"抱胸式"咳嗽的方法,即鼓励患者深吸气后双手交叉抱于胸前,每当用力咳出时,双手用力向身体内抱胸,此方法可减轻咳嗽时震动引起的疼痛,并且患者可自行控制抱胸的时机和力度。

鼓励患者进食高蛋白、高热量饮食,既为康复训练储备能量,也可促进手术刀口的愈合。由 ICU 转回病房24～48 小时后,在患者体力允许情况下,护士协助患者在床上慢慢坐起,待适应后再缓慢移到床边,直到搀扶站起。切记,患者由于卧床时间较长,初次活动会感到乏力、头晕、四肢无力,同时还有谨防直立性低血压的发生。早期活动可搀扶离床短距离步行,72 小时后根据患者体力和心功能的恢复情况逐渐加大活动量,可沿病房走廊步行。若扩胸运动导致患者牵拉伤口引起疼痛,为防止关节僵硬,可鼓励患者多做一些柔软的伸展运动,例如,上肢缓慢抬起,举过头顶或者两手缓慢平举,以不引起疼痛为宜,逐步增加动作幅度。

鼓励患者生活自理,包括洗脸、刷牙、自己进餐和大小便等,可促进上肢功能锻炼,又在一定程度上增加了运动量。此时,嘱患者多进食蔬菜、水果等易消化饮食,排便时切勿用力,如厕时动作宜迟缓,防止血压骤升骤降发生意外。患者一旦生活自理能力恢复后,既满足了患者自我实现的需求,也增加了患者的自信心,利于患者心态的调整、病情的恢复。

在进行康复锻炼时,要求患者逐渐加大运动量,不可急于求成,应以患者能自我耐受、不过度疲劳、无心慌气短、不诱发心律失常和剧烈胸痛为度。

五、健康指导

患者术后状态平稳,复查心电图、X线胸片、心脏超声如无异常,即可出院。向患者宣讲和发放出院健康指导手册,包括指导患者饮食、功能锻炼、合理用药、定期复诊等内容。

(一)饮食指导

冠状动脉搭桥术后患者饮食宜清淡、高营养,应限制饮食中的高热量、高胆固醇食品,如肥肉、动物脂肪、动物内脏、甜食等,可多食蔬菜、水果等富含维生素和膳食纤维的食物。一天三餐要规律,切勿暴饮暴食,合理控制体重,戒烟酒。

(二)功能锻炼

散步是一种全身性运动,可加快血流速度,保持血流畅通,防止冠状动脉狭窄,降低心脏并发症与再次手术率。对于冠状动脉搭桥术的患者,这是很好的一项运动,鼓励患者出院后养成散步的好习惯,可根据自行情况和耐受程度逐渐延长散步时间、增加散步的距离。在完全恢复体力前,会感觉乏力是正常的,如果出现胸痛、气短、轻度头晕、脉搏不规则,应立即停止锻炼,及时到医院复查。

(三)用药指导

患者即将出院,很多患者会认为手术过后,症状消失或改善了就万事大吉,此时需强调出院后定时服用口服药的重要性:减轻动脉硬化程度,延缓和控制病变的进程及冠状动脉再狭窄的发生。

服用口服药应注意:清楚了解和熟悉常用药物的名称和剂量;遵照医师医嘱按时服药,禁忌自行调整服药剂量或擅自停药;按照药品的使用说明合理保存药物,防止药物在阳光下暴晒影响药效,延误治疗。

(四)定期复查

一般术后 3～6 个月回手术医院复查一次,以后 1、3、5、10 年复查一次,复查项目包括心电图、X 线胸片、心脏超声、生化系列等。

(五)维持情绪稳定

实践表明,脾气暴躁、易怒、易紧张的人很容易出现血压增高,冠脉血管张力增加而患心脏病。经历了手术的治疗后,应指导患者时刻保持愉快的心情,避免争吵和过度兴奋。让患者多听音乐,参加社会活动达到精神放松,从而提高生活质量,延长寿命。

第五节　风湿性瓣膜病

一、概述

(一)二尖瓣狭窄

二尖瓣狭窄是由于各种因素致心脏二尖瓣瓣叶及瓣环等结构出现异常,功能障碍,二尖瓣开放受限,引起血流动力学发生改变(如左心室回心血量减少、左心房压力增高等),从而影响正常心脏功能而出现一系列症状。其中,由风湿热所致的二尖瓣狭窄最为常见。风湿性心瓣膜病中大约有 40% 为不合并其他类型的单纯性二尖瓣狭窄。在我国以北方地区较常见,女性发病率较高,二尖瓣狭窄多在发病2～10年出现明显临床症状。根据瓣膜病变的程度和形态,将二尖瓣狭窄分为隔膜型和漏斗型两类。

正常二尖瓣口面积为 4～6 cm^2,当瓣口狭窄至 2 cm^2 时,左房压升高,导致左心房增大、肌束肥厚,患者首先出现劳累后呼吸困难、心悸,休息时症状不明显,当瓣膜病变进一步加重致狭窄至 1 cm^2 左右时,左房扩大超过代偿极限,导致肺循环淤血。患者低于正常活动即感到明显的呼吸困难、心悸、咳嗽。可出现咯血,表现为痰中带血或大量咯血。当瓣口狭窄至 0.8 cm^2 左右时长期肺循环压力增高,超过右心室可代偿能力,继发右心衰竭,表现为肝大、腹水、颈静脉怒张、下肢水肿等。此时患者除典型二尖瓣面容(口唇发绀、面颊潮红)外,面部、乳晕等部位也可出现色素沉着。

瓣膜狭窄病变不明显且症状轻、心功能受损轻者可暂时不手术,随诊观察。

症状明显,瓣膜病变造成明显血流动力学改变致症状明显者宜及早手术,伴心衰者在治疗控制后方可手术。单纯狭窄,瓣膜成分好者可行闭式二尖瓣交界分离术或球囊扩张术。伴左房血栓、瓣膜钙化等,需在直视下行血栓清除及人工心脏瓣膜置换术。

(二)二尖瓣关闭不全

二尖瓣关闭不全是任何二尖瓣装置自身各组成结构异常或功能障碍致瓣膜在心室射血期闭合不完全,主要病因包括风湿性病变、退行性病变和缺血性病变等,50％以上病例合并二尖瓣狭窄。

左心室收缩时,由于二尖瓣两个瓣叶闭合不完全,一部分血液由心室通过二尖瓣逆向流入左心房,使排入体循环的血流量减少,左心房血流量增多,压力升高,左心房前负荷增加,左心房扩大,左心室也逐渐扩大和肥厚。同时二尖瓣环也相应扩大,使二尖瓣关闭不全加重,左心室长期负荷加重,最终产生左心衰竭。表现为咳嗽频繁,端坐呼吸,咳白色或粉红色泡沫样痰。同时导致肺循环压力增高,最后可引起右心衰竭。表现为颈静脉怒张、肝大、腹水、下肢水肿。

二尖瓣关闭不全症状明显,心功能受影响,心脏扩大时应及时行手术治疗。手术方法分为两种:第一,二尖瓣成形术,包括瓣环重建或缩小,腱索和乳头肌修复及人工腱索和人工瓣环植入。这种术式可以最大限度地保存自身瓣膜功能,对患者术后恢复及远期预后有较大意义,但要求患者二尖瓣瓣环、腱索、乳头肌等结构和功能病变较轻。近些年来,随着手术技术及介入技术的飞速发展,经皮介入二尖瓣成形术也逐渐成为治疗二尖瓣关闭不全的一种方法。第二,二尖瓣置换术。若二尖瓣结构和功能严重损坏,如瓣膜严重增厚、钙化,腱索、乳头肌严重粘连,伴或不伴二尖瓣狭窄,不适合实施瓣膜成形的患者需行二尖瓣置换术。二尖瓣置换术后效果较好,但需严格抗凝及保护心脏功能治疗。临床常使用的人工心脏瓣膜有机械瓣膜、生物瓣膜两类。各有其优缺点,根据实际情况选用(图 6-6)。

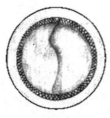 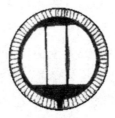

生物瓣膜　　　　　　　　机械瓣膜

图 6-6　机械瓣膜、生物瓣膜

(三)主动脉瓣狭窄

主动脉瓣狭窄(aortic stenosis,AS)指由于各种因素所致主动脉瓣膜及其附属结构病变,致使主动脉瓣开放受限。单纯主动脉瓣狭窄的病例较少,常伴有主动脉瓣关闭不全及二尖瓣病变等。

正常成人主动脉瓣口面积约为 $3.0\ cm^2$,按照狭窄的程度可将主动脉瓣狭窄分为轻度狭窄、中度狭窄和重度狭窄。由于左心室收缩力强,代偿功能好,轻度狭窄并不产生明显的血流动力学改变。当瓣膜口面积 $<1.0\ cm^2$ 时,左心室射血受阻,左室后负荷增加,长期病变的结果是左心室代偿性肥厚,单纯的狭窄左室腔常呈向心性肥厚。早期临床表现常不明显,病情加重后常出现心悸、气短、头晕、心绞痛等。心肌肥厚劳损后,心肌供血不足更加明显,常呈劳力性心绞痛。心力衰竭后左室扩大,舒张末压增高,导致左心房和肺毛细血管的压力也明显升高,患者出现咳嗽、呼吸困难等症状。在主动脉区可闻及 3～4 级粗糙的收缩期杂音,向颈部传导,伴或不伴有震颤。严重狭窄时,由于心排血量减低,导致收缩压降低,脉压缩小。继而病情发展累及右心功能致右心衰竭时,出现肝大、腹水、全身水肿表现。重症患者可因心肌供血不足发生猝死。

主动脉瓣狭窄早期常没有临床症状,有的重度主动脉瓣狭窄的患者也没有明显的症状,但有猝死和晕厥等潜在的风险,因此把握手术时机很关键,临床上呈现心绞痛、晕厥和心力衰竭的患者,病情往往迅速恶化,故应尽早实施手术治疗,切除病变的瓣膜,进行瓣膜置换术,也有少数报道用球囊扩张术,但远期效果很差,易造成瓣膜关闭不全和钙化赘生物脱落,导致栓塞并发症,因此已基本不使用此方法。

(四)主动脉瓣关闭不全

主动脉瓣关闭不全是指瓣叶变形、增厚、钙化、活动受限不能严密闭合,主动脉瓣关闭不全不常单独存在,常合并主动脉瓣狭窄。一般可由风湿热、细菌性心内膜炎、马方综合征、先天性动脉畸形、主动脉夹层动脉瘤等引起。

主动脉瓣关闭不全时,左心室在舒张期同时接受来自左心房和经主动脉瓣逆向回流的血液,收缩力相应增强,并逐渐扩大、肥厚。当病变过重,超过了左室代偿能力,则出现左室舒张末压逐渐升高,心排血量减少,左心房和肺毛细血管的压力升高,出现心慌、呼吸困难、心脏跳动剧烈、颈动脉搏动加强等症状。由于舒张压降低,冠脉供血减少,加上左心室高度肥厚,耗氧量加大,心肌缺血明显,心前区疼痛也逐渐加重,最后出现心力衰竭。听诊时可在胸骨左缘第 3 肋间闻及舒张期泼水样杂音,脉压增大。

人工瓣膜置换术是治疗主动脉瓣关闭不全的主要手段,应在心力衰竭症状出现前实施。风湿热和绝大多数其他病因引起的主动脉瓣关闭不全均宜施行瓣膜置换术,机械瓣和生物瓣均可使用。瓣膜修复术较少用,通常不能完全消除主动脉瓣反流。由升主动脉动脉瘤使瓣环扩张所致的主动脉瓣关闭不全,可行瓣环紧缩成形术(图 6-7)。

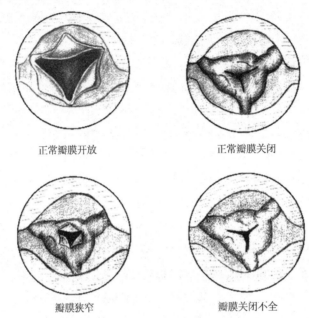

正常瓣膜开放　　　　　　　　　　正常瓣膜关闭

瓣膜狭窄　　　　　　　　　　瓣膜关闭不全

图 6-7　各型瓣膜示意图

二、术前护理

(一)一般准备

1.入院相关准备

护士应热情接待患者,介绍病区周围环境,负责医师、护士及入院须知,遵医嘱给予患者相应的护理及处置。

2.完善术前检查

向患者讲解相关检查的意义及注意事项,并协助其完成。如心尖区有隆隆样舒张期杂音伴 X 线或心电图显示左心房增大,一般可诊断为二尖瓣狭窄;心尖区典型的吹风样收缩期杂音伴有左心房和左心室扩大,可诊断二尖瓣关闭不全,超声心动图检查均可明确诊断。

3.心功能准备

根据心功能情况分级,严密观察病情,注意有无发热、关节痛等风湿活动症状,心律、心率的变化,如心律不齐,脉搏短绌,应及时记录并报告医师,给予患者强心、利尿药物治疗,调整心功能,并检查血钾、钠等,发现电解质失衡应及时纠正。

4.呼吸功能准备

避免受凉,防止呼吸道感染的发生。做好口腔清洁。并检查全身有无感染病灶,如有,应治愈后方能手术,术前一周遵医嘱给予抗生素治疗。合并气管痉挛、肺气肿及咳痰者,使用支气管扩张剂及祛痰药,必要时给予间断吸氧。并发急性左心衰竭的患者吸氧时,湿化瓶里加入适量的30%乙醇,目的是降低肺泡表面张力,改善通气,改善缺氧。做深呼吸及咳嗽训练:指导患者将两手分别放于身体两侧,上腹部、肩、臂及腹部放松,使胸廓下陷,用口逐渐深呼气,每天3次,每次做5～6遍。有效咳嗽咳痰可预防呼吸道并发症的发生,尤其是对肺炎、肺不张有预防作用。可在深呼吸后,利用腹肌动作用力咳嗽,将痰液排出。

5.练习床上大小便

患者术后拔除导尿管后仍不能下床者,要在床上进行排便。因此,术前1周应开始练习在床上排尿。成年人床上排尿比较困难,可指导患者用手掌轻压腹部,增加腹压,以利排尿。

6.消化系统准备

告知患者于术前12小时起禁食,4小时起禁水,以防因麻醉或手术引起呕吐导致窒息或吸入性肺炎。

7.术区备皮准备

目的是清除皮肤上的微生物,预防切口感染。充分清洁术野皮肤并剃除毛发,范围大于预定切口范围。

8.其他准备

备血、抗生素过敏试验。术前量身高、体重,为术中、术后用药和呼吸机潮气量的调节提供依据。

9.活动与休息

适当进行活动,增强心肺功能,嗜烟者必须戒烟。术前晚上督促患者及时休息,充分的休息对于疾病的康复起着不容忽视的作用。

(二)心理准备

患者入院时,应主动热情迎接,护士应耐心听取患者的意见,向患者及家属讲解疾病的相关知识及手术治疗的重要性和必要性,介绍手术相关注意事项。告知患者心脏瓣膜手术是在全麻的情况下进行的。另外,医院麻醉科的学术地位、临床经验都处于领先水平。针对文化程度不同的患者,负责医师应用恰当的语言交代手术情况及治疗方案,使患者深感医护人员对其病情十分了解,对手术是极为负责的。另外做过同类手术患者的信息,对术前患者的情绪影响较大,护士可有针对性地组织交流。护士还应介绍手术医师和护士情况,在患者面前树立手术医师的威信,以增加患者的安全感。并可使患者正视现实,稳定情绪,配合医疗和护理。对术后如需用深静脉置管、引流管、鼻饲管、留置尿管、呼吸机气管插管等,术前也应向患者说明,使患者醒来后不会惧怕。如需做气管插管的患者,耐心向患者解释由于个体的差异性,预后情况也各不相同,如保持良好的情绪、合理的饮食、充足的睡眠、适当的活动等,都有利于术后早日恢复。经常与患者交流与沟通,及时发现引起情绪或心理变化的诱因,对症实施心理疏导,建立良好的护患关系,以缓解和消除患者及家属的焦虑和恐惧。

(三)术前访视

开展术前访视,让患者及家属了解手术治疗的基本情况、围手术期注意事项及手术室环境和监护室环境,手术方法、麻醉方式、术后监护期间可能发生的问题,术后可能留置的各类导管、约束用具及其目的、重要性,满足患者适应需要。可在一定程度上缓解患者的压力,减轻手术所带来的应激反应,使患者主动配合麻醉和手术。

说明来访的目的,向患者介绍自己,建立良好的护患关系。告知患者进入手术室的注意事项及术中有关情况,并详细介绍手术的重要性及安全性。向患者讲解手术前的注意事项:①术前 1 天洗澡更衣,注意保暖,成人术前 6~8 小时禁食,术前 4 小时禁饮;小儿术前 4 小时禁奶制品,术前 2 小时禁饮。②术晨洗脸刷牙,但不能饮水,将义齿、手表、首饰项链等贵重物品取下。③不化妆、不涂口红,以免掩盖病情变化,影响观察。④术日晨排空大小便,身着病号服,卧床静候,手术室人员将在7:30~8:00 到床旁接患者。⑤患者告知手术室护士是否打了术前针,对药物及消毒液有无过敏史,如患者本身发热或来月经请告诉手术室护士。⑥因手术床较窄,在床上时不要随意翻身,以免坠床。⑦手术间各种手术仪器、麻醉机、监护仪发出声响时,不要紧张。⑧在手术过程中,如果有任何不适,请及时告诉医师、护士。⑨在病情及条件允许的情况下,可带领患者参观重症监护室,了解其环境,以消除术后回室后的紧张恐惧感,以防 ICU 综合征的发生。

三、术中护理

(一)手术体位

仰卧位。

(二)手术切口

一般常用胸骨正中切口。

(三)特殊用物

测瓣器、人工瓣膜、持瓣器、长无损伤镊、长持针器、55 号换瓣线、冠脉灌注器。

(四)配合要点

1.巡回护士

(1)患者进入手术间后,尚未麻醉前与之交谈,分散其注意力并鼓励其树立手术成功的信心。

(2)体外循环建立后,可降低室温,复温后升高室温。

(3)摆好患者手术体位(取平卧位),在患者右侧放一骨盆架,右上肢固定于手术床中单下,协助麻醉师行颈内静脉和桡动脉穿刺。

(4)与器械护士共同清点器械,准备好胸骨锯,配制肝素盐水和鱼精蛋白。

(5)与器械护士共同核对术中所需的瓣膜大小,密切观察转机前、中、后尿量的多少、颜色,并记录及报告医师。

(6)正确控制手术床,行二尖瓣替换时,手术床向左倾斜,开放主动脉前手术床呈头低脚高位。

2.器械护士

(1)开胸体外循环的建立:正中切口锯开胸骨,开胸器牵开胸骨,切开心包显露心脏。缝合主动脉插管荷包,插主动脉管,依次缝上腔荷包插上腔管,缝下腔荷包,插下腔管,与体外循环机管道连接,开始体外循环,再插左房吸引管。

(2)心肌保护:在阻断和切开主动脉后,向冠状动脉口内直接插入冠状动脉灌注管,左右冠状动脉灌注 4∶1 的冷氧合血心肌麻痹液,心包腔内放冰屑,间歇向心腔内注入 4 ℃的冷盐水,以维持心肌的均匀深低温状态(15 ℃左右)。

(3)手术程序:一般先替换二尖瓣,后替换主动脉瓣,但是切开左房探查二尖瓣后,必须探查主动脉瓣的病变程度和瓣环大小,再切除、缝合二尖瓣。

(4)缝瓣配合。①二尖瓣置换:切开左房,瓣膜剪下后测量瓣环大小,放置二尖瓣自动拉钩,缝合四点定点线,用 2-0 的 20 mm 换瓣线,选用 2 种颜色交替缝合,一般缝 14~16 针,每缝好一象限后用蚊式钳夹住把针剪下,瓣膜缝合完毕用试瓣器检验瓣膜的开放和关闭功能。②主动脉替换：显露主动脉瓣后切除瓣膜，缝合三点定点线，用 2-0 的 17 mm 换瓣线，选用 2 种颜色交替缝合，一般缝 10~12 针。如效果满意用 4-0 带垫片的 prolene 缝合主动脉切口，再用 3-0 带垫片的 prolene 缝合左房切口。

（5）排气方法：主动脉根部插入 Y 形排气管，然后取头低脚高位再缓慢松开主动脉阻断钳，闭合左房切口前挤肺排气后再打结。

（6）复跳和辅助循环：备好除颤板，心脏复跳后应保持心脏表面的湿润，如心率较慢应放置起搏导线，检查心脏切口有无漏血，辅助循环效果满意时，撤离体外循环。

（7）关胸：准备好纱布、骨蜡、电刀行伤口止血，放置心包和纵隔引流管，清点器械纱布无误后，逐层缝合伤口。

四、术后护理

（一）术后常规护理

1.置监护病房加强护理

完善呼吸机、心电监护仪、有创动脉血压监测、中心静脉压及肺动脉压监测。连接好胸腔引流瓶、导尿管、起搏导线和肛温探头等，保持各项监测处于良好工作状态。约束四肢至患者清醒，能合作者可解除约束。向麻醉医师和术者了解术中情况，如有无意外，如何处理，术中出入量（含胶体和晶体）、输血量、尿量、电解质平衡、血气分析和肝素中和情况等，目前特殊用药的用法和用量。

2.循环功能的维护

注意监测动态血流动力学的变化，根据病情变化调整血管活性药物，如正性肌力药（洋地黄类、米力农、多巴胺、多巴酚丁胺等）和扩张血管药物的用量，并注意药物的不良反应。术后护理应注意维护心功能，控制输液速度和量，以防发生肺水肿和左心衰竭，对于单独二尖瓣狭窄的患者尤为重要。

3.监测心率和心律的变化

术后应严密监测有无期前收缩、房颤、房扑及心动过缓等心律失常的发生。如有异常变化应及时通知医师，及时处理。

4.补充血容量，维持有效循环血量

患者因术中失血、体外循环稀释血液、术后尿量多及血管扩张药物的应用，往往会造成术后血容量不足，应及时补充有效循环血量。

5.呼吸道管理

术后常规应用呼吸机治疗，根据患者的性别、年龄及体重设定呼吸机参数，

对于术前有肺动脉高压或反复肺部感染者,应延长机械通气时间,加强呼吸道管理,保证供氧。加强人工气道的湿化、温化,保持呼吸道内湿润通畅,避免气道黏膜损伤。

拔管指征:停机24～48小时患者未出现呼吸窘迫,患者主观上舒适,心率<120次/分或增加<20次/分,呼吸<35次/分,血气分析中无酸中毒或低氧血症。

6.引流管的护理

水封瓶装置要密闭,胸管长度适宜,保持管内通畅,经常挤压,同时注意观察引流液的量、颜色、性质,如每小时引流液>100 mL,持续达3小时,可能有活动性出血,应立即报告医师。

7.泌尿系统护理

记录每小时尿量,注意观察尿的颜色、比重、酸碱度等变化。当尿量减少至每小时20 mL,持续2小时以上,可用利尿剂。若尿量仍不增加,应警惕急性肾衰竭的发生。若尿色为血红蛋白尿,应加强利尿。留置尿管的患者保持管道通畅,每天进行会阴护理两次,以防尿路感染的发生。

8.加强口腔护理

因应用机械通气24小时内88%的吸气管路被来自患者口腔部的细菌寄殖,并随某些操作(如吸痰)进入下呼吸道,成为肺部感染的原因之一,因此要加强口腔护理。建立人工气道前加强口、鼻腔的清洁,插管后每天检查口腔情况,用生理盐水棉球擦拭,每天2次。口腔护理液要根据口腔pH选择,pH高时应选用2%～3%硼酸溶液;pH低时选用2%碳酸氢钠溶液,pH中性选用1%～3%的过氧化氢溶液。对长期应用机械通气患者,应对口腔分泌物进行常规细菌培养(每周1次),根据培养结果适当选择口腔冲洗液和抗生素,及时清除呼吸道的分泌物。必要时行气管切开者,按气管切开护理常规护理。

9.持续监测深部温度

低于36.0 ℃采取保暖复温措施,一般肛温达38.0 ℃,要积极做降温处理。术后常规预防感染治疗5～7天,连续监测体温3天,无发热后可改为每天一次测量。如有发热症状改换抗生素,必要时联合用药,发热时每天3次测量体温。待体温正常后,再监测3天,如无异常,3天后可改为每天一次测量。

10.维持电解质平衡

瓣膜置换术后的患者对电解质特别是血钾的变化要求很严格,低钾易诱发心律失常,一般血清钾宜维持在4～5 mmol/L,为防止低血钾造成的室性心律失常,术后需高浓度补钾,注意补钾的原则,并及时复查血钾,以便为下一步诊疗提供依据。

11.定期测凝血酶原时间

要求凝血酶原时间维持在正常值 1.5～2 倍。置换机械瓣膜患者必须终身服用抗凝药物,注意观察患者有无出血倾向,如有血尿、鼻、牙龈出血、皮肤黏膜瘀斑以及女患者月经量增多或栓塞偏瘫等症状出现,及时通报医师。口服华法林要掌握定时定量,药量准确原则。

12.饮食护理

患者清醒后,拔除气管插管后 4～6 小时无恶心呕吐者,可分次少量饮水。术后 18～24 小时,如无腹胀、肠鸣音恢复可进流质饮食,并逐渐增加进食量和更改品种。

13.疼痛护理

切口疼痛影响呼吸的深度和幅度,不利于肺扩张,不利于患者休息,增加体力消耗。遵医嘱适当给予止痛镇静等处理,减轻患者病痛。

(二)术后并发症护理

1.出血

出血是心脏瓣膜置换术后最常见的并发症之一,多发生在术后 36 小时内。主要原因有两点:一是凝血机制紊乱,二是止血不彻底。

对于此类患者,由于凝血机制差,术前应给予肌内注射维生素 K_1,并检查凝血酶原时间及活动度。术后通过有创监测仪,监测血压,脉搏、中心静脉压、左房压的变化,注意尿量的变化,观察心包及纵隔引流的情况,计算和比较每 0.5～1 小时内引流量,若每小时＞100 mL,连续 3～4 小时,则考虑有胸内出血。若出血较多或大量出血后突然中止,应警惕并发心脏压塞,注意心脏压塞的症状和体征,如胸闷气急、心搏过速、颈静脉怒张、中心静脉压逐渐上升、动脉血压和脉压逐渐下降、面色灰白、周围发绀、尿量减少等,后期会出现奇脉。另外,注意观察有无切口渗血,鼻腔出血,气管吸引时的血痰、血尿或皮下出血等。

2.心律失常

心房颤动最为常见。早期有室上性心动过速,房性或室性期前收缩,可因创伤、应激、水、电解质紊乱所致。因此一旦出现心律失常,应首先明确病因并协助医师进行处理。可进行临时起搏或电复律等,包括给抗心律失常药如利多卡因、维拉帕米、毛花苷 C 等,根据检验结果,及时补钾。

术后早期监测内容包括心率、心律、血压、脉搏、中心静脉压、尿量的变化,随时观测电解质的变化,动脉血气的分析,完善呼吸循环恢复。进入普通病房后仍然需注意病情的观察,保证饮食及睡眠良好,提供舒适安静的环境,稳定患者的情绪。

3.低心排血量综合征

低心排血量综合征是心脏瓣膜置换术后常见严重并发症之一,也是术后造成死亡的最常见因素。心排血量的下降,需低至心指数 2.5 L/(min·m^2)时才出现一些临床症状,如心率增快,脉压变小,血压下降[收缩压低于 12.0 kPa (90 mmHg)],足背动脉脉搏细弱,中心静脉压上升,四肢末梢血管收缩,四肢末梢发冷苍白或发绀等。尿量每小时可减少至 0.5 mL/kg 以下。发生原因一般有心脏压塞、有效血容量不足、心功能不全。

术后严密监测患者各项生命体征,严格血管活性药物应用。保持心包、纵隔、胸腔引流管通畅。保证桡动脉及中心静脉置管通路通畅,根据病情合理安排晶体、胶体输液。纠正水、电解质、酸碱失调。

4.心包压塞

一旦确诊,需紧急再次开胸手术,清除血肿或血凝块,手术准备过程中,应继续反复挤压引流管,尽可能引流出部分积血。

5.有效血容量不足

根据血细胞比容(HCT)、CVP 合理搭配晶体液和胶体液比例,积极合理补液,维持水、电解质、酸碱平衡,必要时应用止血药物减少血容量丧失,参照 ACT 值,合理应用鱼精蛋白。

6.心功能不全

合理应用血管活性药物,如多巴胺、肾上腺素等,可提高心肌收缩力,增加心排血量;硝普钠、酚妥拉明等,可降低后负荷,减少心肌耗氧,增加心排血量,改善冠脉血供。并同时严格记录并控制液体出入量,必要时做 IABP 辅助循环。

7.感染

感染是心脏瓣膜置换术后较少见的并发症。术前有潜在性的感染来源或菌血症,如皮肤或鼻咽部的金葡菌感染、牙龈炎或尿路感染等应认真评估,查明并进行处理。术中牢固地对合胸骨,缩短手术时间,是预防继发纵隔感染最重要的环节。术后患者有创性插管很多,需严格遵守无菌操作原则,按规程做好管道护理。加强口腔护理,注意监测体温的变化。定时进行心脏听诊,以便及时发现新的杂音。当患者咳嗽时,应尽量加强胸骨,避免发生感染的机会。对术后长期、大量使用广谱抗生素的患者,常同时服用抗真菌药物(如酮康唑)等,以预防真菌引起的二重感染。

(三)术后康复护理

术后康复护理根据心外科手术治疗护理常规,密切观察患者体温、心率、呼吸和血压,进行心电监护,并观察胸管及心包引流管的通畅情况和引流液颜色等,术后需记录尿量,观察尿液颜色,持续心电监护。若心率＞100次/分以上,给予对症处理。若心率＜60次/分,可按医嘱给阿托品或异丙肾上腺素等。必要时用体外临时起搏器调控,适当补充血容量,尿量每小时维持在＞1 mL/kg。

患者从复苏室转入病房后开始进行床边康复护理,勤翻身,鼓励患者深呼吸及做有效的咳嗽,拍背排痰。当患者咳嗽时,用双手或枕头按着伤口深吸气后,用力咳痰。痰多伴黏稠不能咳出时,采用吸痰管将痰液吸出,保持呼吸道通畅。协助患者进行各关节屈伸运动,直至离床活动。在病情稳定情况下,鼓励并协助患者早期离床活动,教会患者测量脉搏。先平台慢步行走后再走阶梯,每次从60 m增至300 m,每天2次,每次20~30分钟,以休息状态心率为基础值,运动强度保持在基础值心率加20次/分,运动应该循序渐进,指导患者纠正术后不正确姿势。

五、健康指导

(一)生活指导

(1)术后早期是恢复手术及其造成的创伤,改善体质,稳定各系统和器官平衡的重要阶段。原则上患者应充分休息和静养,可适当进行室内和室外活动,但要量力而行,以不引起心慌气促为度。

(2)预防感冒及肺部感染,同时要保证充足的睡眠,防过度劳累。

(3)出院后,一般不限制饮食,饮食注意多样化、少量多餐,进食清淡易消化的食物,保证蛋白质、维生素的摄入。

(4)瓣膜置换术后患者存在不同程度的心理压力,指导患者要保持精神愉快,心情舒畅,生活乐观,尽量消除来自生理、心理的压力,正确认识、对待抗凝治疗,有利于病情的稳定和康复。

(5)生活要规律,早睡早起,不要过度劳累,避免酗酒与吸烟。

(二)用药指导

抗凝治疗将终身伴随心脏机械瓣膜置换术后的患者,而抗凝治疗的不足或过量都会引发严重的并发症。因此要将坚持按时按量服用抗凝药的重要性及必要性告诉患者及家属,不能擅自更改抗凝药的剂量。同时告知患者增加抗凝作用的药物,如氯霉素、阿司匹林等;减弱抗凝作用的药物,如维生素 K_1、雌激素、口服避孕药等,必须在医师指导下服用上述药物,尽量避免盲目服用活血化瘀类中药,教会患者自我监测出血征象,如有不适,及时来院就诊及监测 PT 值,以免抗凝过量引起出血或抗凝不足引起血栓形成。

(三)病情观察指导

指导患者有下述情况应尽快就医复查:身体任何部位有感染,不明原因的发热、呕吐、腹泻;有明显心慌气短,并出现水肿;咳泡沫血痰;有皮下出血、血尿、鼻血及牙龈出血、大便带血或暗黑色柏油状等出血倾向;巩膜及周身皮肤出现黄染;发生新的心律不齐、突然晕厥、偏瘫或下肢疼痛、发凉、苍白;女性怀孕或计划怀孕,经血或阴道流血量增加或不规则;严重摔伤或遭受严重创伤;某部位疼痛、红肿不适或任何其他不正常症状或体征。

(四)复查指导

心脏手术患者出院时应保管好出院诊断证明书及相关病历,复查时应携带出院通知书和其他医院所做的各项检查结果,如心电图、X 线胸片、化验检查等为参考。华法林抗凝治疗时 PT 值早期波动较大,出院后定期定点检查 PT,开始每周 1 次,逐渐延长至每个月 1 次,6 个月后病情稳定者延长至 3 个月 1 次,1 年后 3~6 个月 1 次,正确记录 PT 的测定值。

第七章 康复护理

第一节 脊髓灰质炎的康复护理

脊髓灰质炎是由脊髓灰质炎病毒引起的小儿急性传染病,多发生在<5岁小儿,尤其是婴幼儿,故又称小儿麻痹症。自从口服的脊髓灰质炎减毒活疫苗投入使用后,发病率已明显降低,许多国家已消灭本病。

一、流行病学

传染源为各型患者及病毒携带者,其中隐性感染者和无瘫痪的患者是最危险的传染源。本病以粪口感染为主要传播方式。鼻咽分泌物在病初数天可以带病毒,因而也可以通过飞沫传播,但为时短暂。人群普遍易感。感染后人体对同型病毒产生持久免疫力。四季均可发病,较集中于夏、秋季。发病年龄以6个月至5岁最高,占90%以上。

二、病因与发病机制

脊髓灰质炎病毒属于小RNA病毒科的肠道病毒,按其抗原不同,可分为Ⅰ、Ⅱ、Ⅲ型,各型间很少交叉免疫。该病毒体外存活力很强,在水和粪便中存活甚久,低温环境中能长期保存活力;高温、紫外线照射和漂白粉、过氧化氢溶液等氧化剂均能杀灭它。病毒从咽部或肠壁进入局部淋巴组织中增殖,同时向外排出病毒,此时机体免疫反应强,病毒可被消除,则形成隐性感染;如果免疫应答未能将局部病毒清除,病毒可经淋巴进入血循环,形成第一次病毒血症,进而扩散到全身淋巴组织中增殖,病毒大量增殖后再次入血,形成第二次病毒血症。如果病毒未侵犯神经系统,机体免疫系统又能清除病毒,则形成顿挫型感染。如果病毒侵入神经系统,轻者不发生瘫痪,称无瘫痪型;重者发生瘫痪,称瘫痪型。在此期间,一些因素如劳累、感染局部刺激、手术及预防接种均可使机体抵抗力降低,使病情加重,并可促进瘫痪的发生。

三、病理

病理变化以脊髓前角运动神经元损害为主,尤以颈段和腰段损害多见,其次是脑干及中枢神经系统的其他部位。神经细胞内胞质溶解,周围组织充血、水肿,血管周围炎性细胞浸润。急性后期,水肿和炎症消退,神经细胞可逐渐恢复功能。病变严重者神经细胞坏死、瘢痕形成,则可造成持久性瘫痪。其他病变为局灶性心肌炎、间质性肺炎、肝及其他脏器充血和血肿、淋巴结增生肿胀等。

四、临床表现

(一)潜伏期

一般为 5～14 天。临床表现因轻重程度不等而分为无症状型,占 90% 以上;顿挫型,占 4%～8%。瘫痪型为本病的典型表现。

(二)前驱期

主要表现为发热、食欲缺乏、乏力、多汗、咽痛、咳嗽及流涕等上呼吸道感染症状。尚可见恶心、呕吐、腹泻、腹痛等消化道症状。持续 1～4 天,多数患者体温下降,症状消失,称顿挫型。

(三)瘫痪前期

可从前驱期直接发展至本期,也可在前驱期热退后 1～6 天再次发热至本期(双峰热)开始,也可无前驱期而从本期开始。本期特点:出现高热、头痛、颈强直、脑膜刺激征阳性等中枢神经系统感染的症状及体征,同时伴有颈、背、四肢肌肉疼痛及感觉过敏。小婴儿拒抱,较大患儿体检可见以下体征。①三角架征:患儿在床上坐起时需两臂向后伸至以支撑身体呈特殊的三角架征。②吻膝试验阳性:小儿坐起后不能自如地弯颈使下颌抵膝。③头下垂征:将手置患者肩下,抬起其躯干时,头与躯干不平行。亦可有多汗、皮肤微红、烦躁不安等自主神经系统症状。此时脑脊液已出现异常,呈现细胞蛋白分离现象。若 3～5 天后热退,则无瘫痪发生;若病情继续发展,且出现反射改变(最初是浅反射,以后是深腱反射抑制),则可能发生瘫痪。

(四)瘫痪期

瘫痪大都于瘫痪前期的第 3～4 天出现,无法截然将这两期分开,特别是不出现双峰热时,前驱期直接进入瘫痪期。瘫痪随发热而加重,热退后瘫痪不再进展,无感觉障碍。可分为以下几型。

1.脊髓型

最常见。瘫痪的特点是两侧不对称的弛缓性瘫痪,多见单侧下肢。近端大肌群常较远端小肌群瘫痪出现早且重。如累及颈背肌、膈肌、肋间肌时,可出现竖头及坐起困难、呼吸运动障碍、矛盾呼吸等表现;腹肌或肠肌瘫痪则可发生顽固性便秘;膀胱肌瘫痪时则出现尿潴留或尿失禁。

2.延髓型

病毒侵犯延髓呼吸中枢、循环中枢及脑神经核,可见脑神经麻痹及呼吸、循环受损的表现。

3.脑型

较少见。表现为高热、意识障碍、嗜睡或昏迷、上神经元瘫痪等。

4.混合型

兼有以上几型的表现,常见脊髓型合并延髓型。

(五)恢复期

瘫痪肢体功能逐渐恢复,一般从肢体远端开始,继之近端大肌群,轻症 1～3 个月恢复,重症需6～18 个月恢复。

(六)后遗症期

如果神经细胞损伤严重,某些肌群的功能不能恢复,就会出现长期瘫痪。继而肌肉萎缩,肢体发生畸形,如脊柱弯曲、足内翻或外翻、足下垂等,从而影响其功能,使其不能站立、行走或出现跛行。多见于延髓型患者,呼吸肌麻痹者易继发吸入性肺炎、肺不张。尿潴留易并发泌尿系统感染;长期卧床可致压疮、肌萎缩、骨质脱钙、尿路结石和肾衰竭等。

五、功能评定

(1)一般检查:观察畸形部位、程度,肢体力线情况,肌肉有无萎缩,各种动作的特点及姿势等。

(2)肌力检查。

(3)肢体测量:包括肢体长度和周径的测量。

(4)关节活动范围测量。

(5)步态分析。

(6)日常生活能力评定。

(7)心理测试。

(8)职业能力评价和残疾评定。

六、康复治疗与护理

(一)治疗分期

可以分为急性期、恢复期、后遗症期治疗。恢复期和后遗症期的治疗方案基本相同。

(二)康复治疗与护理方案

1.急性期

以卧床休息为主,避免过早活动肢体。瘫痪肢体置于功能位,以防畸形。有肌肉疼痛者可选择适当的物理因子治疗,如热敷、红外线等。

2.恢复期和后遗症期

急性期过后尽早开始被动和主动运动,最大限度减少挛缩和畸形。主动运动应根据肌力情况,制定具有针对性的训练方案,包括等长和等张收缩、向心和离心收缩及强度和耐力训练等,肌力训练应循序渐进,劳逸结合,持之以恒。电刺激可以延缓肌肉萎缩,有利于肌肉的神经再支配。矫形器和辅助具可以保持肌肉和关节的正常力线,防止肌力不平衡发展或出现畸形。传统疗法包括中医中药、按摩和针灸等。

第二节　颅脑损伤的康复护理

一、概述

颅脑损伤(traumatic brain injury,TBI)是指由各种理化因素所致的脑部伤害。由于小儿活动多、自身保护能力差,而且头部与身体其他部分比例较成人大,因而颅脑损伤的比例较高。

许多颅脑损伤患儿都会留有不同程度的功能障碍,主要有以下几个方面。①认知功能障碍:表现为记忆、注意障碍等。②个性和行为问题:如冲动性和注意力减退等。③运动功能障碍:表现为痉挛、强直、震颤、手足徐动、阵挛等。

(一)新生儿颅脑损伤

1.病因

绝大多数是在各种原因难产时,头经过骨产道和软产道受挤压所致,还有一部分是由于难产时实施器械助产所致。

2.种类

包括头皮外伤、颅骨骨折及脑损伤。脑损伤常见有颅内出血和脑挫伤。

(二)儿童颅脑损伤

1.病因和特点

发生率仅次于四肢外伤,常见病因:交通事故、失足跌撞、高空坠落、锐器伤、钝器伤和自然灾害等。其特点是闭合性和开放性损伤皆有之。严重的颅脑损伤则会出现不同程度的神经功能障碍,在出现肢体瘫痪的同时也可伴有心理、行为异常和认知功能障碍。

2.种类

一般有头皮损伤、颅骨骨折和脑损伤。头皮损伤主要有头皮挫伤、头皮血肿(皮下血肿、帽状腱膜下血肿和骨膜下血肿)、头皮撕脱伤(不完全撕脱和完全撕脱)。颅骨骨折分为颅盖骨线性骨折、颅盖骨凹陷骨折和颅底骨折(颅前窝骨折、颅中窝骨折和颅后窝骨折)。脑损伤分为原发性脑损伤和继发性脑损伤。原发性脑损伤形成于受伤当时,主要为脑震荡和脑挫裂伤;继发性脑损伤形成于伤后一段时间后,主要为脑水肿和脑血肿。

二、功能评定

儿童在脑损伤后,其解剖学、生理学和心理学的改变与成人不同,残疾和功能障碍对儿童发育、生活和学习的影响也不同于成人,故对儿童进行功能评定时要考虑到发育上的特点。除对颅脑损伤严重程度评价外,还要对运动功能、言语功能、认知功能、大脑综合能力等进行评定,只有这样才能对患儿的康复潜能和康复目标的确立做出科学的判定,才能对患儿的预后做出科学的判断。

(一)评定内容

1.精神(心理)功能评价

包括情绪评定、心理状态评定、认知功能评定、智力测定、性格评定等。

2.躯体功能评价

包括肢体功能评定、关节功能评定、步态分析、协调与平衡的评定、原始反射与姿势反射评定、脊柱功能评定、神经电生理评定、痉挛与弛缓的评定、感觉与知觉的评定、使用辅助器具后的评定等。

3.言语功能评价

包括构音评定、失语症评定、言语失用评定、言语错乱评定、听力测定和发音功能的仪器评定等。

（二）评定注意事项

（1）检查时间不要超过患儿能集中注意力的时间。

（2）检查环境要安静,过分杂乱的环境不利于认知功能的检查。

三、常用的临床处理

小儿颅脑损伤常迅速出现严重的神经系统体征,所以,迅速对小儿颅脑损伤的严重程度作出科学判定和对原发颅脑损伤进行及时有效的处理是非常必要的。

（一）急救

急救对于提高小儿颅脑损伤后的生存率,减少并发症和后遗症是非常重要的。主要包括:①解除继续损伤的因素,以避免脑损伤进一步加重。②解除呼吸道阻塞,以保持呼吸道通畅。③控制头部出血,以避免失血性休克。④不要轻易搬动颈部,以避免因颈椎骨折错位引起高位脊髓损伤。⑤防止创口继续被污染。⑥如在医院外,需迅速转送到医院。⑦积极应对原发疾病和合并症,预防并发症的出现。

（二）常规治疗

一般包括:①止血;②保持正常循环,保持呼吸道通畅;③降低高颅压;④控制高热、烦躁、癫痫等;⑤预防感染;⑥预防应激性溃疡;⑦营养支持和应用神经营养药物;⑧手术治疗。

四、康复治疗与护理

从康复医学角度,主张早期康复治疗。目前对早期康复治疗较为一致的观点是,生命指征平稳,神经系统症状不再发展后48小时即开始康复治疗。康复治疗计划和组织要照顾到儿童的兴趣、接受力和理解力,在形式和方法上要有特殊考虑。

（一）目的

在拟订脑损伤患儿的康复计划时,应考虑到全面、有步骤的处理。

1.改善身体运动和感知功能

通过训练和游戏促进神经、肌肉感觉运动的功能发育,保持和增大关节运动范围,增强肌肉力量,改善平衡能力和运动的协调性,或建立适当的运动方式,以完成日常活动。

2.日常生活活动技能训练

通过专门训练和特殊游戏,以及借助必要的矫形器、假肢和辅助器具,尽量做到生活自理。

3.培养良好的心理素质

矫正异常情绪和行为等。

4.发展认知能力

改善对生活和学习环境的控制及适应能力,为上学或坚持学业创造生理和心理条件。

5.发展社会性活动能力

组织和参加社会性活动,培养社交技能以利于患儿回归社会。

6.对患儿家长的教育

教育患儿家长改变对待患儿的不正确态度,鼓励他们积极参与患儿的康复治疗。

脑损伤儿童是个特殊的个体,脑损伤后,儿童要比成人恢复得更好。良好的生活环境也有利于功能恢复。

(二)早期康复方法

1.良肢位保持

由于颅脑损伤患儿多需较长时间卧床,有的会因颅脑损伤而产生一些异常姿势,如果不维持合理的卧位姿势或对异常姿势不加以纠正,就会影响以后功能的恢复。良肢位能起到防止或对抗痉挛姿势出现的作用,早期保持卧床的正确体位能防止或减轻痉挛姿势的出现或加重。常用的良肢位保持主要有患侧卧位、健侧卧位,仰卧位易使骶尾部、足跟和外踝等处产生压疮,且容易引起紧张性迷路反射和紧张性颈反射所致的异常反射活动,故临床少用这种肢位。

2.按摩和神经促进技术

病情稳定后,早期可进行床上按摩,略晚可用神经促进技术。按摩可以舒通经络,改善血液循环,缓解疼痛,预防压疮,预防关节僵硬及深静脉血栓形成。神经促进技术可以使软弱无力的肌肉收缩,提高肌张力,增强患侧肢体肌肉功能,防止患侧肢体失用。

3.尽早下床活动

当神志清醒的患儿病情稳定后,尽早由床上活动过渡到坐位练习,再由坐位过渡到下床直立练习。初期最好使用起立床,逐渐增加起立床的倾斜角,使患儿逐渐适应站立体位,并应站立足够长的时间,可起到刺激内脏功能、改善通气、降低颅内压、预防并发症的发生等作用。

（三）康复训练方法

1.认知训练

目的是改善患儿的思维混乱,培养患儿形成能使人接受的和有目的的行为活动,提高患儿处理信息的能力,再建与年龄相应的思维能力。

颅脑损伤后的认知障碍常包括记忆障碍、注意障碍、学习障碍、知觉障碍、交流障碍、觉醒障碍及大脑信息处理功能障碍等。常用的认知障碍康复训练方法有以下几种。

（1）注意力训练:要有合适的训练环境,任何能分散患儿注意力的外界刺激都应该降低到患儿能自己控制的程度,而任何有利于患儿功能训练的刺激都应该能清楚地与环境影响区别开来。根据患儿现有的功能状况制订训练目标,以保证患儿能顺利地完成预定的训练任务。

可选用挑选训练和猜测训练等。如将几个钢珠混在大豆里,让患儿从中将钢珠挑出来;弄一些小把戏让患儿进行猜测等。

（2）记忆力训练:遵循信息内容由简单到复杂,信息量由少到多,反复加强的原则。开始时每次训练时间要短,信息展现时间要长,对于较长的信息内容可采取分解记忆方式,逐渐进行组合训练,在训练时注意适时对患儿进行鼓励,以增强信心。

常用方法有以下3种。①PQRST法:P表示预览(preview)要记住的内容,Q表示提问(question)与记忆内容有关的问题,R表示认真阅读(read)需要记忆的资料,S表示叙述(state)所记忆的内容,T表示通过自我检测(test)强化记忆。②头词记忆法:帮助患儿将要记住内容的词头编成容易记忆和联想的"顺口溜"等。③环境辅助记忆法:在周围环境中设立醒目的记忆辅助标示。

2.运动功能训练

应在轻松愉快的心理状态下进行,鼓励患儿主动参与训练以提高训练效果。同时,周围环境最好不能有无关的听觉和视觉刺激,以免分散患儿的注意力。活动应令人愉快、有吸引力和具有鼓励性。

（1）改善肌力训练:肌力0～1级时,主要采取被动运动、辅助按摩和低频电刺激,并指导患儿强化运动意念。肌力2～3级时,除被动运动和按摩外,可增加肌电生物反馈电刺激疗法,刺激肌肉收缩,带动关节活动。肌力4级时,主要依靠自身肌肉主动收缩来增强肌力,包括等张收缩、等长收缩和等速收缩训练。

（2）拮抗肌肉痉挛训练:常用放松训练方法,在舒适、稳定的体位下做肢体延伸下垂、旋转或摆动。注意避免加重痉挛。严重的可采取药物治疗或手术治疗。但药物治疗和手术选择一定要慎重,手术亦应在18个月的自然恢复期后,对于仍存有痉挛和严重痉挛的患儿酌情采用。

(3)平衡功能训练。①坐位平衡训练:可借助于 Bobath 球和平衡板进行。②立位平衡功能训练:初期可利用起立床,之后从有辅助到无辅助,最后到能自主改变肢位和重心。③坐位起立平衡训练:注意双脚踏实,从有辅助到无辅助,从高凳到低凳,最后达到坐下时没有跌落姿势。④步行平衡训练:方法很多,如平行杠内训练、室内行走训练、活动平板训练及室外走坡道、上下台阶等训练。

(4)日常生活能力训练:包括吃饭、穿衣、大小便能力的训练,有些患儿需要配合一些辅助器具才能完成。

(5)手的精细活动能力训练:凡是能够改善手的协调、控制和精细活动能力的训练方法都可用,如搭积木、捡豆、推球、写字、画图、打字等。

(6)神经促进技术:比较有代表性的有 Bobath 技术、PNF 技术、Rood 技术及 Brunnstrom 技术。

3.言语训练

要尽早发现患儿的言语功能障碍,全面进行言语功能评定,了解言语障碍的程度和类型,制订出有针对性的训练方案,早期介入言语训练,以便达到最佳康复效果。

原则上以一对一训练为主,早期可在病床边进行训练,一旦病情允许,应到训练室进行训练,尽量避开视听干扰,确保患儿在言语训练时注意力集中,提高训练效果。一般每天一次,每次 30 分钟。

(1)构音障碍训练:一般包括呼吸训练、发音训练、共鸣训练、发音节奏和语调训练、手势和交流手册的使用训练。

(2)失语症的语言训练:主要有听理解训练、命名训练、复述训练、阅读理解训练、书写训练(由抄写到听写,由简单到复杂)。

(3)失语症的交流促进法(promoting aphasics communication effectiveness, PACE):适用于各种类型及程度的言语障碍患儿,尤其是对重度失语症患儿。具体方法是将一叠图片正面向下扣于桌上,治疗师和患儿交替摸取,不让对方看见自己手中图片内容,然后双方用各种表达方式(如呼名、迂回语、手势语、画图、指物等)将信息传递给对方,接受方通过重复确认、反复质问和猜测等方式进行适当反馈。

(4)手势和交流手册的使用:对于经过系统言语训练仍收效甚微的严重失语患儿,进行手势语训练和交流手册使用训练是非常必要的。交流手册是将日常生活活动通过文字和图片表示出来,通过训练,让患儿能方便使用。但交流手册的使用只适用于有一定认识图画和文字的患儿。

第三节　儿童孤独症的康复护理

　　儿童孤独症又称自闭症,是 1943 年被哈佛的精神病学家肯纳(Leo Kanner)发现的,在"孤独性情感交往障碍"一文中提出了"早期婴儿孤独症"的概念。他注意到了 11 个婴儿在出生后不久就表现出不能与人们进行沟通,极度地自闭、孤独,语言能力有限,且坚持要把他们周围的东西放在固定的地方。英国精神病学家鲁特(Rutter,1968)将孤独症的主要特征归纳为以下几点:①缺乏社会兴趣和反应。②言语障碍,从无言语到言语形式奇特。③异乎寻常的动作行为,游戏形式僵硬、局限,动作刻板、重复、仪式化及强迫性行为。④起病于出生后 30 个月内。

　　肯纳和鲁特提出的孤独症特征为 ICD-10 和 DSM-Ⅵ的诊断标准制定奠定了基础。

一、流行病学资料

　　孤独症并不常见,在每一万婴儿中有 2～5 例。也有资料称该病的患病率为 0.02%～0.13%。该病发病率有明显的性别差异,男女发病比例为(4～5):1,我国报道为(6.5～9):1。

　　肯纳曾提出孤独症在社会经济条件好的家庭多见,但现有研究表明,该病与家庭经济条件和父母教养方式无关。在城乡差异上,研究结论不一致,有的报道称城市与农村患病率无显著差异,但也有研究发现城市儿童的患病率较高。

二、病因与发病机制

　　自 1943 年肯纳提出孤独症后,很多学者对其病因进行了探讨。目前关于孤独症的病因假说有如下 3 种,即心理病因说、生物病因说和认知缺陷说。

(一)心理病因说

　　早期人们把孤独症的社会交往、言语发展和行为上的症状归因于婴儿缺乏足够的父母照管而导致的情绪障碍。肯纳在最初报道时,注意到孤独症儿童与父母之间的交往存在缺陷。孤独症模仿语言、刻板行为被看作是儿童对父母的敌对反应,因为这些儿童认为父母没有满足他们的需要。因此在治疗中常帮助父母克服不良教养方式,作为治疗的手段。但目前研究表明,孤独症儿童父母养育方式和家庭互动方式的研究,没有得到严格控制的实验研究的支持。一些研究发现,孤独症儿童的家庭没有特别的异常,很多家长和其他孩子的父母一样爱孩子,并无忽视的行为。相反,亲子交往中的异常现象不是来源于父母,而是来源于儿童。父母在照料这样的婴儿时,难免会紧张焦虑,从而影响交往。目前尽管缺乏足够的证据支持孤独症的心理病因说,但这种观点却给孤独症儿童的家长造成了很大的压力。如果没有这种压力,他们也许能做得更好。

(二)生物病因说

目前有较多的研究结果提示生物学因素在孤独症发病机制中起重要作用。

1.遗传因素

鲁特1968年的研究发现孤独症儿童的同胞患病率为2%～3%,高于一般人群5～10倍。对双生子和家庭的研究表明,基因是导致孤独症的主要因素,基因表达模式非常复杂,可能涉及多个基因。这些基因缺陷包括X染色体异常,皮肤块状硬化及苯丙酮酸尿症等。

2.出生缺陷和先天神经异常

孤独症儿童通常有身体发育异常及脑电图异常,而且发生癫痫的危险较高。

3.出生前后的不利因素

有学者报道出生前后的不利因素与脑损伤和孤独症有关。有些孤独症是产科并发症的结果,有些则与产妇年龄过大、用药、早产、晚产和先兆流产有关。

(三)认知缺陷说

认知理论关注孤独症儿童在认知上的缺陷,认为认知缺陷可解释孤独症的部分或全部症状。

Hermelin和O'Connor(1970)发现,孤独症儿童在编码、排序和抽象思维上有困难,这些困难主要是由于言语发展滞后所致。Hober(1993)的研究表明,孤独症儿童对他人面部表情的信息加工不同于正常儿童,因此他们会对人作出不恰当的反应。Baron-Cohen(1995)的研究则表明,孤独症儿童缺乏"心理理论",他们不能对他人的心理状态形成表征,这种能力通常在儿童2岁时就已形成。另外,中心协同弱化理论认为,控制信息输入方面的困难导致了孤独症的障碍;执行功能缺陷理论则认为,孤独症儿童缺乏指向中心协同的强大内驱力,他们没有理解所处情境整体特征的愿望。因而他们只对零碎的信息进行加工,而不能整合。当然,更为可能的假设是认知能力的共同缺陷导致了孤独症的临床症状。未来的研究目标是搞清楚这些认知缺陷与孤独症的神经生物学因素之间的关系。

三、临床表现

大多数孤独症儿童会表现出三方面的缺陷,人们以著名研究者 Lorna Wing 的名字将这些缺陷命名为温氏三缺陷。这三方面的缺陷表现在社会性发展、言语发展和社会行为上。

(一)社会性缺陷

社会行为异常在婴儿期就可出现,表现为不能进行眼对眼的线索跟踪,不能做出对他人的表情动作,不能与他人分享。缺乏依恋行为,不黏人。对亲人和生人的反应没有很大的差别,看见陌生人也不害怕,不认生。对团体游戏活动不感兴趣,很少主动找人玩,随年龄增长,有些会在人际关系上有所进步,但仍表现出对"人"不感兴趣的特征。

(二)言语和沟通障碍

孤独症儿童的言语发展通常是滞后的,50%的孤独症儿童没有沟通性的言语;有言语的孤独症儿童,也常表现出鹦鹉式仿说、代名词反转、答非所问、声调缺乏变化等特征。他们在模仿语言时,儿童会重复他人说过的话,并且用相同的语调。如被动回答,答非所问,重复提问,话题单一。不使用眼神传达信息或感情,眼光常飘忽不定;不会用手势、表情、身体动作与妈妈或其他人交流。

(三)行为障碍

孤独症儿童有刻板的行为模式,对亲人或生人说固定的话,做固定的动作,不懂得应因人、因时、因地不同而有所变化。对待玩具或某些物品有固定的摆放或摆弄方式,对于某些物品有依赖性,经常带在身边。日常生活中有固定的仪式,往往在吃饭前后、睡觉前后、上厕所前后及出门前和刚回家时,会说固定的话,做固定的动作,这些都被称作仪式性的行为。另外,他们还有情感表达、认知和生理方面的异常表现。他们的情绪表达不恰当,可无缘由地哭或笑;孤独症儿童的智商通常低于70,属于轻、中度智力低下;还有部分患儿会出现癫痫发作,遗尿和大便失禁也常见,一小部分患儿有自残行为,如撞头、撕咬。

四、诊断标准

孤独症的诊断源于美国,其诊断标准比较成熟,现将 DSM-Ⅵ 的诊断标准介绍如下,见表 7-1。

五、康复治疗与护理

目前还没有根治孤独症的方法,好的治疗方法也只能帮助孤独症儿童掌握一些技能,弥补他们在人际沟通、认知和行为方面的缺陷,帮助家长更好地应对孩子的孤独症问题,尽力使儿童和家长有正常的生活。

表 7-1　DSM-Ⅵ的孤独症诊断标准

在下列标准中至少有 6 项,并且第一组中至少有 2 项,第二、第三组中至少分别有 1 项

　1.社会交往有质的缺损,至少有下列 2 项表现

　　(1)非言语性交流行为的应用有显著缺损,如眼神交流、脸面表情、躯体姿态及社交手势等方面

　　(2)与同龄伙伴缺乏应有的同伴关系

　　(3)缺乏自发地寻求与分享乐趣或成绩的机会(如不会显示、携带或指出感兴趣的物品或对象)

　　(4)缺乏社交或感情的互动

　2.言语交流有质的缺损,至少有下列 1 项表现

　　(1)口语发育延迟或缺如(并不伴有以其他交流方式来代替或补偿的企图,例如手势或姿态)

　　(2)虽有足够的言语能力,而不能与他人开始或维持一段交谈

　　(3)刻板地重复一些言语或奇怪的言语

　　(4)缺乏各种自发的儿童假扮游戏或社交性游戏活动

　3.重复刻板有限的行为、兴趣和活动,至少有下列 1 项表现

　　(1)沉溺于某一种或几种刻板有限的兴趣,而其注意集中的程度却异乎寻常

　　(2)固执于某些特殊的没有实际价值的常规行为或仪式动作

　　(3)刻板重复的装相行为(如手或手指扭转,或复杂的全身动作)

　　(4)持久地全神贯注于物体的某个部件

功能发育异常或延迟,至少有 1 项,而且出现在 3 岁之前

　1.社会交往

　2.社交语言的应用

　3.象征性或想象性游戏

障碍不能用 Rett 综合征和儿童瓦解性精神障碍来解释

(一)药物治疗

根据特定的精神病理学选择药物,其目的在于改善症状,并为照料和训练提供条件。如用氟哌啶醇改善活动过度、激动、攻击和刻板行为,用三环抗抑郁药(如丙咪嗪)对孤独症伴抑郁症者有效,等等。

(二)康复治疗

1.结构化教学

结构化教学是美国北卡罗莱那大学发展的孤独症及相关沟通障碍儿童的课程与教学方案(简称TEACCH方案),是以高度结构化为教学主要策略的一种教育方案,也是最具影响力的孤独症儿童教育方案之一。

该方法主要针对孤独症儿童在语言、交流、感知觉运动等方面所存在的缺陷进行教育,核心是引导孤独症儿童对环境、教育和训练内容的理解和服从。孤独症儿童拥有良好的视觉加工能力和机械记忆能力,因此该方案运用大量的视觉线索和提示,来帮助孤独症者进行工作或学习。该课程内容包括以下几点。

(1)根据孤独症儿童能力和行为的特点设计个体化的训练内容,训练内容包含儿童模仿、粗细运动、知觉能力、认知、手眼协调、语言理解、语言表达、生活自理、社交及情绪情感等各个方面。

(2)强调训练场地或家具的特别布置、玩具及其有关物品的特别摆放,即所谓教学环境的结构化。

(3)训练程序的安排和视觉提示,利用每天程序表和每次活动程序卡增加儿童对训练内容的理解。

(4)在教学方法上运用语言、身体姿势、提示标签、图表、文字等各种方法增进儿童对训练内容的理解和掌握。

(5)运用行为矫正技术增加儿童的服从和良好行为,减少异常行为。在进行TEACCH教学时,一般安排两个临床工作者处理同一个案例。一个是儿童治疗师,另一个是家长顾问。每一次治疗时,儿童治疗师直接接触儿童,并编制下一周的教学计划;家长顾问则与家长一起回顾并计划下一步的儿童治疗策略。家长要根据儿童治疗师编制的教学计划,每天用20分钟时间在家中与儿童一起进行教学。

2.行为治疗

行为治疗方案能有效地帮助孤独症儿童获得技能,减少攻击性行为。例如训练自控行为,并对自控行为加以强化,以克服攻击行为。

3.对家长的教育

家长在得知孩子患有孤独症后,就会出现焦虑、恐慌、绝望等不良情绪,这将妨碍对患儿的治疗。首先,要向家长讲明孤独症是什么样的病,说明孤独症的病因不明,与家庭环境和教育无关,消除家长的内疚情绪。其次,要在早期坚持有计划的教育和医疗方案,可取得较好的效果,鼓励家长积极参与治疗。若家长能深入参与结构化教学计划或行为训练计划,那么家庭治疗会取得最佳效果。

第四节　智力低下的康复护理

智力低下也称智力落后或精神发育迟滞,是指在发育时期内智力功能明显低于同龄正常水平,同时伴有适应行为的缺陷,是儿童时期严重的疾病和残疾之一。

一、概述

(一)流行病学

世界卫生组织报道,世界各国和各民族的发病率不低于 1%。我国的 0～14 岁儿童患病率为 1.2%,男性略多于女性。

(二)病因

智力低下是多种原因引起的发育时期脑功能异常的一种症状,一般认为重度智力低下多能找到病因,轻度智力低下常常找不到原因。除原因不明智力低下以外,智力低下的病因非常复杂,分类的种类也很多,一般分为两大类:一类为生物医学因素,约占 90%;一类为社会心理文化因素,约占 10%。

而临床上在做病因诊断时,常按先天性因素或后天性因素来分类,即按病因的作用时间进行分类,可以分为出生前、围生期和出生后三类。出生前因素占 43.7%,包括遗传性疾病、胎儿宫内发育迟缓、早产儿、多发畸形、宫内窒息、妊娠高血压综合征、各种中毒、宫内感染等;围生期因素占 14.1%,包括窒息、颅内出血、产伤,其中主要为窒息和颅内出血;出生后因素占 42.2%,包括脑炎、脑膜炎、脑病、社会文化落后、心理损伤、特殊感官缺陷、脑变性病、脑血管病、营养不良、颅脑外伤、胆红素脑病、各种中毒等。

二、诊断

智力低下的诊断标准应具备以下 3 条:智力明显低于平均水平,即智商(IQ)低于人群均值 2 个标准差,一般来说,IQ 在 70 以下;社会适应行为缺陷,低于社会所要求的标准,主要是指个人生活和履行社会职责有明显的缺陷;表现在发育年龄,一般指 18 岁以下。根据病史、体格检查、神经心理测试、实验室检查、神经电生理检查、神经影像学检查等内容可进行诊断。

三、功能评定

神经心理测试主要包括智能发育、智商及社会适应能力评价、精神行为评价等。

(一)智能发育评定

国际上广泛应用,国内标准化的智能发育测验方法有 Gesell 发育量表(4 周～3 岁)、Bayley 婴儿发育量表(2～30 个月)、丹佛发育筛查测验(DDST,0～6 岁)。

(二)智商测定

智商测定包括绘人试验、中国比奈智力量表、韦克斯勒儿童智力量表(6～16 岁)、韦克斯勒学龄前和学龄初期智力量表(4～6.5 岁)。

(三)社会适应行为能力评估

社会适应行为能力评估主要遵循两个标准:个人独立程度,满足个人和社会义务和要求的程度。常用的适应行为评估方法有儿童适应行为评定量表(3～12 岁)、婴儿至初中学生社会生活能力量表(6 个月～15 岁),用于评定儿童社会生活能力,简便易行,协助智力低下诊断,适用于大面积流行病学调查。

(四)精神、行为评价

除生长发育、智商、社会适应行为评价外,还应根据不同情况选择评价方法和工具,如注意力评估和测试、Conners 父母问卷及老师量表、Achenbach 儿童行为量表等。

四、常用临床处理方法

婴幼儿期采用病因治疗和早期干预治疗的效果较好。常用方法有以下几种。

(一)早期干预

高度警惕有高危因素的小儿发育情况和给予定期的体格和精神心理评估,是发现智力低下的有效方法。早期干预治疗和教育的效果是明显的,目的是最大限度地提高或发挥智力低下儿的潜能。

1.内容

依据发育顺序,针对发育迟滞的功能区进行早期训练,主要在以下 5 个功能区实施干预:①粗大运动;②精细动作;③适应性行为;④言语;⑤个人-社会行为。

2.方法

按实施的环境分为以下 3 种方式:①家庭方式,由训练人员到家中指导家长,再由家长对患儿进行训练。②康复中心方式,即患儿到康复中心接受训练。③家庭与中心结合方式,兼有上述 2 种方式的优点,较实用易行。

(二)病因治疗

针对一些遗传和内分泌疾病所致的智力低下,可采用替代方法或饮食控制疗法,以减轻症状和阻止病情进一步恶化,早期防止或减轻症状,常用于以下疾病:苯丙酮尿症、肝豆状核变性、半乳糖血症、同型胱氨酸尿症、地方性呆小病、颅缝早期闭合、阻塞性脑积水等。

(三)药物治疗和对症治疗

到目前为止,尚未发现能够提高智力的特效药物。近年来研究发现,脑蛋白水解物、神经生长因子、药物穴位注射加针灸治疗能够促进脑细胞功能发育,对增强智力可能有一定疗效。对伴有精神症状和行为异常的患儿,可应用适当的药物进行对症处理,这只是短时间的相应治疗,不可长期应用。应注意药物的不良反应。

(四)基因治疗

对于单基因遗传病,国外已开展基因治疗的研究,应用基因治疗单基因遗传病具有广阔的前景。随着基因工程和人类基因组计划的不断深入研究,基因治疗将成为可能。

五、康复治疗与护理

WHO 提出对智力低下的康复应采用医学、社会、教育和职业训练相结合的综合措施,使患儿的潜力和技能得到发展,残而不废,帮助他们重返家庭和主流社会。

(一)康复治疗原则

智力低下的康复强调早期发现、早期干预的重要性;根据智力残疾的程度、年龄及社区、家庭的条件安排训练、教育的目标、长期和近期计划,有计划、有步骤地进行康复。

(二)康复治疗方法

康复治疗方法有多种,应个体化,需要家长参加。

1.物理治疗

相对智力而言,智力低下患儿的运动系统发育良好,但其矫正反应、保护性伸展反应及平衡反应发育却常落后于正常儿。立位保持训练可强化平衡反应,此外,坐位平衡训练也有效。

2.作业治疗

针对精细动作,特别是手的功能训练,对改善患儿的日常生活活动能力(如进食、穿衣、洗漱、画画、劳动等)有很大帮助。

3.感觉统合训练

训练中着重前庭平衡功能、本体感觉、触觉、视觉等刺激,有利于改善患儿的适应性行为。

4.言语治疗

言语治疗有利于言语理解、言语表达及交流能力的提高。既可采用一对一的个别训练,又可采用寓教于乐的集体训练。在早期治疗中,应重视日常生活中的口腔锻炼,如强化摄食功能、加强呼吸发音的锻炼及进行活动口腔的游戏等均可视为说话前练习。言语学习阶段要增加感觉输入,通过视觉、触觉、嗅觉、味觉等所有感觉器官的充分体验而进行学习。

5.教育康复

教育是智力低下患儿的主要康复方法之一,应强调早期进行。若早期进行,可能取得较理想的康复治疗效果。教育应有学校教师、家长、临床心理治疗师相互配合进行。根据患儿的病情轻重不同,按照小儿正常的发育进程进行有目的、有计划、有步骤的教育,使患儿能够掌握与其智力水平相当的文化知识、日常生活和社会适应技能。

第五节　脊柱裂的康复护理

一、概述

脊柱裂是指身体后正中线上骨(脊椎骨)和神经(脊髓)由于发育障碍所致愈合不全的状态。它是一种骨骼、神经系统的先天性发育畸形。

脊柱裂主要分为脊柱潜在畸形而无症状的隐性脊柱裂及临床有明显症状的囊性脊柱裂。此病隐匿患者较多,故发病率难以统计。囊性脊柱裂在临床上最常见,发病率与人种有关,白种人较多发。以欧洲北部为例,发病率在 $4‰$,日本则为 $0.3‰$,我国为 $0.2‰\sim1‰$。囊性脊柱裂患儿自然病死率很高,残存患儿也多遗留严重的后遗症,如脑积水性痴呆、下身瘫痪和大小便失禁等,常常不能生活自理,成为家庭、社会负担。

二、诊断要点

根据临床表现、脊柱 X 线摄片,诊断即可确立。

（一）临床表现

1.囊性脊柱裂

出生后在背部中线有一囊性肿物，随年龄增大而增大，体积小者呈圆形，较大者可不规则，有的基底宽阔，有的有一细颈样蒂。表面皮肤可正常，或菲薄易破，或有深浅不一的皮肤凹陷，啼哭或按压囟门时，囊肿的张力可能增高；若囊壁较薄，囊腔较大，透光试验可为阳性。脊髓、脊膜膨出者均有不同程度的神经系统症状和体征，可表现为程度不等的下肢弛缓性瘫痪和膀胱、肛门括约肌功能障碍。

2.隐性脊柱裂

在背部虽没有包块，但病变区皮肤常有片状多毛区或细软毫毛，或有片状血管痣等。大多数无任何症状，少数可有腰痛、遗尿、下肢无力等。某些患者在成长过程中，排尿障碍日趋明显，直到学龄期仍有尿失禁，这是终丝在骨裂处形成粘连紧拉脊髓产生的脊髓拴系综合征。

（二）辅助检查

1.脊柱 X 线摄片

可见棘突、椎板缺损，穿刺囊腔抽到脑脊液。

2.MRI 检查

可见到膨出物内的脊髓、神经，并可见到脊髓空洞症等畸形。

三、功能评定

（一）运动障碍

脊柱裂造成的主要障碍是运动功能障碍，这种障碍与截瘫平面密切相关，所以对截瘫平面的判定是对脊柱裂患儿评价的基本点，可作为预后预测、分析肢体畸形、决定康复治疗措施的依据。

截瘫的运动障碍与支配肌肉的脊神经有一定的相互关系，是评价的重要内容。

此外，脊柱裂患儿发生下肢畸形和关节挛缩也较多见，畸形发生与瘫痪平面具有对应关系，应进行评价。第 3 腰髓平面，髋关节可以发生麻痹伴髋关节脱位；第 4 腰髓平面，髋关节可发生麻痹性髋关节半脱位及足内翻畸形；第 5 腰髓平面，产生以足内翻为多发的足各种畸形；第 1 骶髓平面，产生平足畸形；第 2 骶髓平面，产生爪状趾畸形。

（二）步行障碍

脊柱裂患儿由于脊髓及神经的损害，造成截瘫平面以下的运动功能障碍。截瘫平面不同步行的障碍程度也不同，可根据 Hoffer 步行能力分级分为 4 级。

1.无行走能力

无实际行走可能。在应用长下肢矫形器(附带骨盆带)及拐杖的前提下可做步行动作,但仅有治疗意义(如防止骨质疏松、压疮等并发症),是一种治疗性步行。平时只能借助轮椅移动。截瘫平面相当于第2胸髓至第1腰髓。

2.非功能性步行

训练时可借助下肢矫形器、拐杖等进行训练性步行。此种步行是康复治疗及防止并发症所必要的,而且行走不能长时间、长距离地进行,在日常生活中,移动时仍需使用轮椅。截瘫平面相当于第1、2腰髓。

3.家庭性步行

于室内借助矫形器可以行走,室外活动则需使用轮椅。截瘫平面为第3、4腰髓。

4.社会性步行

借助下肢矫形器可以在室内、户外进行行走活动,是功能性步行,有实用价值,其行走能力及耐力均达到较高程度,可步行参与某些社会交往活动。相应节段为第4腰髓至第3骶髓。

(三)脑功能障碍

患儿可患有脑积水或小头畸形,因脑发育不全或脑萎缩而出现脑功能障碍的征象(脑征)。主要表现为智力落后;严重脑积水患儿头围可超过正常小儿1倍以上,由于压迫脑组织而影响智力的一定的脑功能。个别严重患儿合并痉挛性脑性瘫痪,小头畸形患儿脑功能障碍常比脑积水患儿更严重。

评价时除对头颅畸形情况进行临床检查判定外,应做小儿智商测定及言语能力等的测定。

四、常用临床处理

(一)终止妊娠

妊娠16~18周抽取羊水检测甲胎蛋白,如呈阳性反应,即表明胎儿有严重脊柱裂畸形而应予以流产。

(二)囊肿切除

对囊性脊柱裂肿物上皮肤完整无神经症状、短时间内无破裂危险的,可在半岁左右手术切除。当肿物中心外皮很薄,随时有破溃危险或发现刚刚溢液而立刻就诊者,则应尽早手术。对局部已破溃感染或成为肉芽面者,必须积极用抗菌药物湿敷,争取早日形成瘢痕愈合,然后手术切除。

(三)脑积水的处理

行侧脑室-腹腔引流术,手术将脑室置一软性导管经皮下引入腹腔,使脑脊液通过导管流入腹腔,从而减轻脑组织受压及损害。

(四)脊髓拴系综合征的治疗

对出现进行性运动、感觉及排尿、排便功能障碍的患儿要考虑到脊髓拴系综合征的可能。可通过磁共振成像检查确诊。

目前治疗方法是对确诊者行手术切断紧张的脊髓马尾终丝,松解粘连的脊髓和脊神经,可望解除症状并防止病情进展。

五、康复治疗与护理

(一)康复治疗目标

康复治疗和训练的主要目标:首先训练患儿自己控制大小便,以利正常生活和学习;其次训练提高自我保护能力,防止压疮等并发症的发生;最后是采取综合康复措施补偿小儿功能缺陷,充分发挥肢体残余功能的代偿作用,使其重建运动功能,达到自己移动和行走,实现自我料理,独立生活,重返家庭和社会,参加学习、工作,享受正常人所具有的生存权利目标。

(二)康复治疗原则

(1)预防躯干、髋关节、膝关节和足部的变形与挛缩。

(2)增强未受损肌肉的肌力,借助矫形器保持发育。至2~3岁后头围多可自然停止增大,保留立位。

(3)为了生活自理和重返社会,应借助拐杖和矫形器行走,借助轮椅进行移动。

(4)对于膀胱障碍者,应指导其应用压迫法排尿、间歇导尿和自己间歇导尿,养成不同年龄段定期排尿的生活习惯。

(5)定期泌尿外科门诊随访,定期尿常规和膀胱功能检查。

(三)不同年龄期的康复治疗方法

1.新生儿期

(1)闭锁术后,立即进行物理治疗。

(2)双下肢弛缓性瘫痪,髋关节应取屈曲、外展、外旋位,保持双下肢良肢位并进行关节活动度训练。

(3)膀胱障碍者应用压迫法排尿。

2.婴儿期

(1)鼓励患儿俯卧位,目的是获得上肢与躯干的支撑。

（2）翻身、双手支撑、坐位、四爬位等发育阶段,应保持相应的姿势。

（3）四爬位时,应保持髋关节的稳定。

（4）膀胱障碍时,应接受泌尿外科医师的指导。

3.幼儿期

（1）重点是借助拐杖和矫形器进行站立与步行训练。

（2）对于膀胱障碍者,培养其良好的生活习惯,根据膀胱功能状态进行间歇性导尿,入学前应能自己间歇导尿。

（四）其他方法

（1）可采用神经发育学疗法及诱导疗法等运动疗法进行功能训练。

（2）矫形器的应用:①保持立位训练稳定的矫形器。②腰髓水平损伤,借助脊柱长下肢矫形器、骨盆带长下肢矫形器。第 3 腰髓水平以下损伤,借助短下肢矫形器,第 4 腰髓水平以下损伤借助矫形鞋。③躯干不能支撑或体弱的患儿,借助坐位保持器具和躯干矫形器,预防和改善脊柱后凸和侧弯。

第六节　排尿功能障碍的康复护理

排尿功能障碍是康复护理中常见的问题,这里主要介绍神经源性膀胱功能失调的康复护理。神经源性膀胱是指控制膀胱的中枢或周围神经双侧损伤而导致的排尿功能障碍,有潴留型障碍和失禁型障碍。

一、功能评定

通过询问、观察患者的排尿情况,结合一些检查来评定排尿功能。主要有以下内容。

（一）排尿次数和量

次数和量有无异常,能否自主支配,有无排尿困难、疼痛等。

（二）辅助排尿情况

有无间歇导尿、留置导尿等辅助措施。

（三）排尿习惯

如患者排尿体位姿势,入厕能否自理等。

（四）残余尿量的测定

残余尿量的测定是对膀胱功能的判断。一般在采取膀胱功能训练方法诱导自行排尿后,立即进行导尿,并记录尿量。残余尿量>150 mL 的说明膀胱功能差;残余尿量<80 mL 的视为膀胱功能满意;残余尿量在 80～150 mL 之间的为膀胱功能中等。

(五)其他检查

常规尿液分析、尿培养。必要时做膀胱内压力容积测定、膀胱造影、测定尿流率、尿道压力分布、括约肌肌电图、尿流动力学、B 超或 X 线联合检查等。

二、康复治疗与护理

排尿障碍的康复目标主要为控制或消除感染,保持或改善上尿路功能,使膀胱贮尿期保持低压并适当排空,尽量不使用导尿管和造瘘,同时能更好地适应社会生活和职业需要。

(一)潴留型障碍

此类排尿障碍主要表现为膀胱内潴留尿液而不能自主排出。康复护理目标是促进膀胱排空功能。

1.增加膀胱内压与促进膀胱收缩

(1)增加膀胱内压训练。①手法增压(Crede 法):患者取坐位,先用指腹对膀胱进行深部按摩,再手握拳置于脐下 3 cm 处用力向骶尾部方向滚动加压,同时患者身体前倾,直至尿流出为止。加压时须缓慢轻柔,避免使用暴力和在耻骨上直接加压,以免损伤膀胱和尿液反流到肾。②屏气增压(Valsalva 法):患者取坐位,身体前倾,腹部放松,快速呼吸 3～4 次后深吸气,再屏住呼吸 10～12 秒,用力向下做排尿动作,将腹压传到膀胱、直肠和骨盆底部,同时使大腿屈曲贴近腹部,防止腹部膨出,增加腹部压力,促使尿液排出。增加膀胱内压训练只可用于逼尿肌活动功能下降伴有括约肌活动功能降低或括约肌机制功能不全者,括约肌反射亢进和逼尿肌-括约肌协调失调时禁忌做膀胱按压。

(2)排尿反射训练。①发现或诱发"触发点"叩击下腹部的膀胱区,找到一个敏感的刺激点。训练到可以够成原始放射,周期性排尿。一般在导尿前 20 分钟叩击 10～20 分钟。扣击频率 50～100 次/分,扣击次数100～500 次。叩击时宜轻而快,避免重叩,以免引起膀胱尿道功能失调。②其他方法:摩擦大腿内侧,牵拉阴毛,挤压阴茎龟头(或阴唇),以手指扩张肛门等,听流水声、喝热饮、洗温水浴等均有辅助性效果。

(3)使用药物:逼尿肌松弛者用胆碱能制剂,膀胱痉挛者用抗胆碱能药物,括约肌松弛者还可考虑采用 α 肾上腺素能药物和 β 受体激动剂。

(4)电刺激:直接作用于膀胱及骶神经运动支,用于逼尿肌活动减弱者。

2.减低膀胱出口处阻力

通过手术解除尿道梗阻、降低尿道内括约肌张力、切开尿道外括约肌等以减低膀胱出口处阻力。

3.间歇性清洁导尿

间歇性清洁导尿是指可由非医务人员(患者、亲属或陪护者)进行的不留置导尿管的导尿方法。这种方法能使膀胱有周期性的扩张与排空,促使膀胱功能的恢复。还可以降低感染率,减少患者对医务人员的依赖性,提高患者的生活独立性。

(1)适应证:不能自主排尿或自主排尿不充分(残余尿超过 100 mL)的脊髓损伤或其他神经瘫痪,神志清楚并主动配合患者。

(2)禁忌证:尿道严重损伤或感染,以及尿道内压疮;患者神志不清或不配合;接受大量输液;全身感染或免疫力极度低下;有显著出血倾向;前列腺显著肥大或肿瘤。

(3)用物:10 号导尿管(浸泡在 0.1%苯扎溴铵溶液中)、香皂或沐浴露、液状石蜡或开塞露、生理盐水、便盆。

(4)具体方法:①便盆置于会阴下,用香皂或沐浴露清洗会阴部。操作者清洗双手。②用生理盐水溶液冲洗导尿管。③用液状石蜡或开塞露润滑导尿管前端,手持导尿管轻缓插入尿道,直到尿液流出。男性患者插管时注意尿道口朝腹部方向,以避免尿道峡部的损伤。④导出尿液 350~400 mL 后将导尿管拔出,用清水清洗后放入无黏膜刺激的医用消毒液或生理盐水溶液内保存。

(5)注意事项。①准确记录每次导尿的时间和尿量。每次导尿前,应先让患者试行排尿。一旦开始自主排尿,则需测定残余尿量。两次导尿之间如能自动排尿 100 mL 以上,残余尿量 300 mL 以下时,则每 6 小时导尿 1 次,3~4 次/天;如 2 次导尿之间能自动排尿 200 mL 以上,残余尿量200 mL 以下时,则每 8 小时导尿 1 次,1~2 次/天;如残余尿量少于 80 mL 或为膀胱容量 20%以下时,则应停止清洁导尿。②患者建立定时、定量饮水和定时排尿的制度,以便合理选择导尿时机。每天摄入液体量应严格限制在 2 000 mL 以内,保持尿量 800~1 000 mL/d。每次饮水量以 400~450 mL 为宜,饮水和排尿的时间间隔一般在1~2 小时。③也可以使用一次性导尿管。反复使用的导尿管虽不强调严格消毒,但仍要充分地清洗和合理保存。④插入动作轻柔,不可暴力,以避免尿道损伤。

4.留置导尿

对于无法进行间歇性清洁导尿的患者,需行留置导尿。要注意保持导尿管的正确方向,加强对留置导尿管的护理,以防感染。

5.尿流改道

手术耻骨上造瘘或回肠代膀胱。

6.心理护理

向患者进行耐心细致的心理工作,对于患者的问题给予鼓励性的回答,帮助患者建立信心,积极参加康复训练。

(二)失禁型障碍

此类排尿障碍主要表现为排尿失去控制,尿液不自主地流出。康复护理目标是促进膀胱贮尿功能。

1.抑制膀胱收缩、减少压力刺激感觉传入与增加膀胱容量

(1)使用药物:应用抗胆碱能制剂减少膀胱收缩力。

(2)手术:通过手术阻断神经传导或选择性骶神经根切断。

(3)尿意习惯训练:每天规定患者排尿时间,以建立规律性排尿的习惯。一般白天每 3 小时排尿 1 次,夜间 2 次,也可视具体情况恰当调整。对于功能障碍或年老体弱无法如厕者,应尽量提供便器,定向力差者应给予帮助。

2.增加膀胱出口阻力

(1)使用药物:使用肾上腺素能药物和 β 受体激动剂增加尿道压力。

(2)手术治疗:植入人工括约肌。

(3)膀胱括约肌控制力训练:常用盆底肌练习法。指导患者收缩耻骨、尾骨周围的肌肉(会阴及肛门括约肌),但不收缩下肢、腹部及臀部肌肉。每次持续10 秒,重复 10 次,每天 5～10 次,这种训练方法可减少漏尿的发生。

3.设法接尿

可以使用外部集尿器装置。男性可用长颈尿壶接尿或用一个阴茎套套在阴茎上,另一端剪开个小口,用胶管连接,通过胶管将尿液排出。注意每天清洗阴茎及更换阴茎套,以防引起局部感染;女性可用固定于阴唇周围的乳胶制品或尿垫,也可以用女式尿壶紧贴外阴接取尿液。

4.留置导尿

采用定时开放导尿管,让膀胱适当地充盈和排空的方法,促进膀胱肌张力的恢复。日间视饮水量的多少,每 4～6 小时开放导尿管 1 次,入睡后持续开放。待病情有一定恢复后,可嘱患者在开放导尿管时做排尿动作,每天训练几次,直至拔管后患者可自行排尿。注意加强对留置导尿管的护理,以防感染。

5.皮肤护理

协助患者保持皮肤清洁干燥,及时用温水清洗会阴部,衣物应该勤洗勤换,避免尿液刺激皮肤,除去不良异味,预防感染和压疮的发生。

6.心理护理

失禁型障碍患者因为尿液刺激和尿液异味等问题,常常感到自卑和忧郁,心理压力大。因此护理人员应尊重、理解、关心患者,随时提供必要的帮助。

参 考 文 献

[1] 张鸿敏.现代临床护理实践[M].长春:吉林科学技术出版社,2019.

[2] 孙晖,王东梅.康复护理[M].北京:人民卫生出版社,2018.

[3] 李虎.临床骨科康复与护理[M].北京:金盾出版社,2018.

[4] 程萃华,张卫军,王忆春.临床护理基础与实践[M].长春:吉林科学技术出版社,2019.

[5] 杜仕秀.临床普外科疾病护理[M].长春:吉林科学技术出版社.2019.

[6] 魏晓莉.医学护理技术与护理常规[M].长春:吉林科学技术出版社,2019.

[7] 陈若冰.内科护理[M].北京:高等教育出版社,2017.

[8] 林梅,田丽,王莹.内科常见疾病护理常规[M].北京:人民卫生出版社,2018.

[9] 尚少梅,李小寒.基础护理学实践与学习指导[M].北京:人民卫生出版社,2018.

[10] 王娟花,王露蓉.基础护理技术[M].西安:西安交通大学出版社,2018.

[11] 甄莉.普通外科护理健康教育[M].北京:科学出版社,2018.

[12] 张红霞.现代护理临床操作规范[M].昆明:云南科技出版社,2018.

[13] 黄丽,李宇,许娟.基础护理学[M].武汉:华中科技大学出版社,2018.

[14] 莫红.脑瘫儿童家庭康复护理[M].北京:中国中医药出版社,2019.

[15] 于卫华.护理常规[M].合肥:中国科学技术大学出版社,2017.

[16] 王芳.护理健康教育[M].北京:中国中医药出版社,2017.

[17] 叶志霞,李丽.肝胆胰外科护理常规[M].上海:上海科学技术文献出版社,2017.

[18] 艾翠翠.现代疾病护理要点[M].长春:吉林科学技术出版社,2019.

[19] 陈肖敏,王元姣.康复护理临床路径[M].北京:人民卫生出版社,2019.

[20] 马金梅,潘琼.康复护理[M].上海:同济大学出版社,2019.

[21] 王绍利.临床护理新进展[M].长春:吉林科学技术出版社,2019.

[22] 胡卓弟.实用临床护理技术[M].长春:吉林科学技术出版社,2019.

[23] 季诚,罗仕蓉.基础护理技术[M].北京:科学出版社,2018.

[24] 魏力,付丽,马红梅.外科常见疾病护理常规[M].北京:人民卫生出版社,2018.

[25] 周秉霞.实用护理技术规范[M].长春:吉林科学技术出版社,2019.

[26] 官洪莲.临床护理指南[M].长春:吉林科学技术出版社,2019.

[27] 吴欣娟,张晓静.实用临床护理操作手册[M].北京:中国协和医科大学出版社,2018.

[28] 祁晓民.康复护理[M].北京/西安:世界图书出版公司,2018.

[29] 马雯雯.现代外科护理新编[M].长春:吉林科学技术出版社,2019.

[30] 毛红云,李红波.临床常见疾病的护理常规与健康教育[M].武汉:华中科技大学出版社,2017.

[31] 侯金荣.老年病护理管理学[M].长春:吉林科学技术出版社,2019.

[32] 刘爱平,袁春霞.内科护理[M].长沙:中南大学出版社,2019.

[33] 张旭光.现代护理技术与要点[M].长春:吉林科学技术出版社,2019.

[34] 王洪飞.内科护理[M].北京:科学出版社,2017.

[35] 李艳丽.实用护理操作与规范[M].长春:吉林科学技术出版社,2019.

[36] 徐姝一.临床护理新思维[M].北京:科学技术文献出版社,2018.

[37] 曾素兰.护理文化创新[J].中国护理管理,2019,19(S1):156-158.

[38] 侯振华,刘彦慧,张春梅,等.姑息护理概念分析[J].护理研究,2019,33(15):2582-2585.

[39] 张钰欣,卓春梅,曹志媛,等.护理风险管理在普外科病房中的应用效果分析[J].中国实用医药,2018,13(17):172-173.

[40] 杜娟,姜美霞.心内科护理风险分析及防范措施[J].糖尿病天地,2019,16(5):234,226.